Löwe/Hildmann
Hörmessungen

Heidelberger Sonderpädagogische Schriften
Band 16

Herausgeber
Ministerialrat Dr. W. Katein
Prof. H.Kratzmeier, Dipl.-Psych.

Armin Löwe
Agnes Hildmann

Hörmessungen bei Kindern

Eine Einführung für die klinische, pädagogische und pädiatrische Praxis sowie für die Arbeit in Kinderhörzentren

3., völlig neubearbeitete und erweiterte Auflage

Edition Schindele

Prof. em. Armin LÖWE,
Görresstraße 76 a,
D-69126 Heidelberg

Dr. med. Agnes HILDMANN,
Leitende Ärztin
der Abteilung Pädaudiologie und Phoniatrie
der Vestischen Kinderklinik,
Lloydstraße 5,
D-45711 Datteln

Die Deutsche Bibliothek- CIP-Einheitsaufnahme

Löwe, Armin:

Hörmessungen bei Kindern: eine Einführung für die klinische, pädagogische und pädiatrische Praxis sowie für die Arbeit in Kinderhörzentren/Armin Löwe; Agnes Hildmann. -3., völlig neubearb. und erw. Aufl. – Heidelberg: Ed. Schindele, 1994

(Heidelberger sonderpädagogische Schriften; Bd. 16)
ISBN 3-89149-196-4
NE: Hildmann, Agnes:; GT

ISBN 3-89149-196-4 3. Auflage 1994
ISBN 3-89149-105-0 2. Auflage 1985
ISBN 3-88070-374-4 1. Auflage 1983 G. Schindele Verlag

Gesamtherstellung: HVA Grafische Betriebe, Heidelberg

Herrn Professor
Dr.med. Dr.med. dent. Ernst Lehnhardt,
dem Begründer und Ärztlichen Leiter
des Cochlear Implant Centrums Hannover,
in dankbarer Würdigung
seiner großartigen Pionierarbeit
auf dem Gebiet
der Cochlear Implant Versorgung
zuvor gehörlos gewesener Kinder
gewidmet

Inhaltsverzeichnis

Vorwort

»Hörmessungen bei Kindern«, die vor 35 und mehr Jahren von vielen der damals führenden Vertreter der HNO-Medizin und der Hörgeschädigtenpädagogik noch als ein Ding der Unmöglichkeit angesehen wurden, sind im Laufe der vergangenen drei Jahrzehnte zu einem bedeutenden Spezialgebiet der Audiologie geworden, das nur noch wenige Fachleute zu überblicken vermögen. Dazu trägt nicht zuletzt bei, daß an ihrer Durchführung heute Vertreter sehr unterschiedlicher Disziplinen beteiligt sind. Exemplarisch seien Phoniater und Pädaudiologen, Pädiater und Pädagogen sowie Hörgeräte-Akustiker genannt. Von diesen Berufsgruppen bemüht sich allerdings nicht jede mit der gleichen Fragestellung um »Hörmessungen bei Kindern«.

Dies hatte u.a. zur Folge, daß sich innerhalb der Pädaudiologie, die sich als die Wissenschaft vom Hören, bezogen auf das Kindes- und Jugendalter, versteht, zwei große Teilbereiche entwickelt haben, nämlich eine mehr otologisch orientierte Pädaudiologie (clinical audiology) und eine mehr pädagogisch orientierte Pädaudiologie (educational audiology).

Hauptanliegen der pädagogischen Audiologie ist es, alle für die Erziehung und Bildung hörgeschädigter Kinder wichtigen physiologischen, psychologischen, physikalischen, phonetischen und technischen Erkenntnisse der Audiologie zusammenzufassen und für ihren pädagogischen Auftrag nutzbar zu machen. Ihr Hauptziel ist die Erfassung, die apparative Versorgung, die auditiv-verbale Erziehung und die optimale Schulung aller hörgeschädigten Kinder sowie ihre spätere soziale und berufliche Integration. Durch Ausnützung der selbst hochgradig hörgeschädigten Kindern im Regelfall noch verbliebenen Hörreste will sie die möglichen Folgen einer Hörschädigung mindern, wenn nicht sogar verhindern.

Ihrem vorrangigen Anliegen, nämlich der möglichst schon im Säuglingsalter einsetzenden interaktionalen Hör-Spracherziehung aller hörgeschädigten Kinder, kann die Pädaudiologie in angemessener Weise nur auf der Grundlage der heute möglichen und darum aber auch zu verwirklichenden Früherfassung und Früherkennung aller Hörschäden bei Kindern gerecht werden. Der diagnostische Bereich steht darum aber auch in einem untrennbaren Zusammenhang mit dem pädagogischen Bereich. Zwischen beiden bestehen enge Wechselbeziehungen. Hierauf haben sowohl medizinische als auch pädagogische Audiologen immer wieder hingewiesen. So hat sich neben der klinisch-medizinischen Audiometrie im Laufe der Zeit auch eine mehr pädagogisch orientierte Audiometrie entwickelt, die wohl manche Verfahren mit der klinisch-medizinischen Audiometrie gemeinsam hat, sich aber in ihrer Fragestellung von ihr in manchen Punkten unterscheidet.

Während über die klinisch-medizinische Audiometrie bereits seit längerer Zeit mehrere hervorragende Lehrbücher vorliegen (Hans KIETZ/Hans ZANGEMEISTER 1953; Bernhard LANGENBECK 1952, 1956, 1963, 1970; Karl-Heinz HAHLBROCK 1957, 1970; Peter PLATH 1969, 1971, 1976, 1981, 1992; Ernst LEHNHARDT 1970, 1978, 1987; Gerhard BÖHME/Karin WELZL-MÜLLER 1984, 1988, 1992; u.a.), ist eine Abhandlung über die Praxis der »Hörmessungen bei Kindern« erstmals 1974 erschienen. Es handelte sich um den 1981 auch in spanischer Sprache (»Audiometría en el Niño«) erschienenen Vorläufer dieses Buches, um die in einem heute nicht mehr bestehenden Berliner Verlag herausgekommene »Kinderaudiometrie«.

Die Kinderaudiometrie ist ein noch junges Spezialgebiet, das in den beiden letzten Jahrzehnten eine rasante Weiterentwicklung erfahren hat. Darum war bereits zu Beginn der achtziger Jahre eine umfassende Neubearbeitung des genannten Buches erforderlich. Sie ist 1983 unter dem Titel »Hörmessungen bei Kindern« im G. Schindele Verlag erschienen. Schon 1985 war dank der großen Nachfrage eine zweite, verbesserte und erweiterte Auflage in der Heidelberger Verlagsanstalt/Edition Schindele notwendig. Sie ist seit mehreren Jahren vergriffen. Es darf dies als ein Zeichen dafür angesehen werden, daß für eine Abhandlung über dieses Thema offensichtlich ein großes Bedürfnis bestanden hat. Da diese Nachfrage noch immer anhält, hat mich der Verlag um die Bearbeitung einer Neuauflage gebeten. Dieser Bitte bin ich gern nachgekommen, habe es diesmals jedoch für wünschenswert angesehen, die Praxis der Hörmessungen bei Kindern interdisziplinär, d.h. sowohl aus medizinischer als auch aus pädagogischer Sicht vorzustellen. Zu meiner großen Freude ist es mir gelungen, für die Bearbeitung der im allgemeinen nur in klinischen Einrichtungen durchgeführten objektiven Hörprüfungen bei Kindern – dazu gehört heute, wenn auch nicht im eigentlichen Sinne des Wortes, auch die in vielen pädiatrischen Praxen zum Einsatz gelangende Impedanzmessung – eine auf diesem Gebiet besonders erfahrene Medizinerin zu gewinnen. Es ist dies die in der Fachwelt für ihre beispielhafte diagnostische Arbeit vor allem bei mehrfachbehinderten hörgeschädigten Kindern im hohen Ansehen stehende Leitende Ärztin der Abteilung Phoniatrie und Pädaudiologie der Vestischen Kinderklinik in Datteln (bei Recklinghausen im Ruhrgebiet), Frau Dr.med. Agnes HILDMANN. Die ausschließlich von ihr bearbeiteten Kapitel dieses Buches sind namentlich gekennzeichnet.

Zusammen mit Frau Dr. HILDMANN würde ich mich aufrichtig freuen, wenn auch diese dritte, wesentlich erweiterte und verbesserte Auflage der »Hörmessungen bei Kindern«, die einen Überblick über die wichtigsten heute in der Kinderaudiometrie zum Einsatz gelangenden Verfahren zu geben versucht, bei einer neuen Generation von Medizinern und Pädagogen sowie von Hörgeräte-Akustikern mit dazu beitragen könnte, die noch nicht vollauf zufriedenstellende Früherfassung und Früherkennung hörgeschädigter und von einer Hörschädigung bedrohter Kinder so verbessern zu helfen, daß möglichst alle diese Kinder, falls notwendig, bereits im Laufe ihres ersten Lebensjahres mit angemessenen individuellen Hörhilfen versorgt werden können und ihren Eltern zur Durchführung einer frühen Hör-Spracherziehung verholfen wird.

Bei der Vorbereitung des Manuskriptes für die dritte Auflage dieses Buches habe ich von befreundeter Seite manche Hilfe erfahren. Nur drei Kollegen seien namentlich genannt. So danke ich Professor Heinrich KRATZMEIER, Neckargemünd, nicht nur für die kritische Durchsicht des Manuskriptes, sondern auch für die erneute Aufnahme dieses Buches in die von ihm herausgegebenen »Heidelberger Sonderpädagogischen Schriften«. Dank schulde ich aber auch Oberstudienrat Peter BILLICH von der Pädagogischen Hochschule in Heidelberg, ohne dessen Rat und Hilfe mir eine computergerechte Bearbeitung des Manuskripts kaum möglich gewesen wäre, sowie Fachschulrat Moritz SCHILLER, Neckargemünd, für die Anfertigung vieler Abbildungen. Bilder sagen oft mehr als viele Worte und klären die Situation. Nicht zuletzt gilt mein Dank aber auch Dr.med. Agnes HILDMANN für zahlreiche wertvolle Hinweise und Anregungen.

Heidelberg, im Dezember 1993 Armin LÖWE

1. Die Aufgabenstellung der frühkindlichen Audiometrie

Erfolge in der interaktionalen Hör-Spracherziehung eines hörgeschädigten Kindes, auch hörgerichtete Spracherziehung oder auditiv-verbale Therapie genannt, sind im allgemeinen um so größer, je früher damit begonnen werden kann. Das haben neben anderen Pädaudiologen schon vor vielen Jahren Ciwa GRIFFITHS (1967), Leo CONNOR (1970), Ciwa GRIFFITHS und Judith EBBIN (1978) sowie Arpad GÖTZE (1980) und in der jüngsten Vergangenheit vor allem Gottfried DILLER (1990) nachgewiesen. Aus den Erkenntnissen, die sie und andere bei der hörgerichteten Spracherziehung einer großen Zahl von hörgeschädigten Säuglingen und Kleinkindern gewonnen haben, kann sowohl aus medizinischer als auch aus pädagogischer Sicht nur der eine Schluß gezogen werden: eine frühkindliche Hörbeeinträchtigung muß so früh wie möglich erkannt und die trotz Bestehens eines Hörverlustes noch vorhandene Hörfähigkeit, wie gering sie im Einzelfall auch sein mag, muß so genau wie möglich bestimmt und für die Sprachentwicklung nutzbar gemacht werden.

Der Grundgedanke der pädaudiologischen Frühförderung eines hörgeschädigten Kindes besteht darin, durch rechtzeitige, d.h. möglichst schon während der ersten sechs Lebensmonate einsetzende präventive Maßnahmen Entwicklungsstörungen weitgehend zu verhindern. Durch gezielte pädagogische Maßnahmen, über die neben anderen Autoren vor allem Yvonne CSÁNYI (1992), Armin LÖWE (1962, 1964, 1966, 1970, 1991), Johannes MICHELS (1973) Susanne SCHMID-GIOVANNINI (1976, 1985, 1986, 1987) und Antonius van UDEN (1980) in deutschsprachigen Buchveröffentlichungen berichtet haben, sollen beim hörgeschädigten Kleinkind dieselben Jahre für die Sprachanbildung genützt werden, in denen sich beim normal hörenden Säugling und Kleinkind die Sprachentwicklung vollzieht.

Eine so verstandene pädagogische Prophylaxe hat die Früherfassung hörgeschädigter Säuglinge und Kleinkinder zur Voraussetzung. Solange diese nicht verwirklicht ist, wird alles pädagogische Bemühen um eine präventive, korrektive und kompensatorische Erziehung zu spät kommen und nur Stückwerk bleiben können. Wer als Arzt oder Pädagoge um die Zusammenhänge zwischen Hören und Sprechenlernen bzw. zwischen Nicht-Hören und Nicht-Sprechenlernen weiß, bei dem muß, wie es Alfred BRAUN (1969) einmal formuliert hat,

»eine pädagogische Unruhe dadurch zustandekommen, daß man den Mangel an frühkindlichen Hörerfahrungen mitbeobachten muß, von dem man weiß, welche Folgen er für die Entwicklung des resthörigen Kindes hat.«

Wie wichtig die möglichst vollständige Beachtung aller mit einer Hörbeeinträchtigung medizinisch zusammenhängenden Fragen auch sein mag, es ist heute nicht mehr zu verantworten, eine pädagogische Förderung eines hörgeschädigten Kindes erst dann einsetzen zu lassen, wenn diese Fragen vollständig beantwortet sind. Schon Ian TAYLOR (1964), als Neuropädiater und Audiologe ein bedeutender Differentialdiagnostiker für hörgeschädigte Kinder, konnte aufzeigen, daß es zuweilen längere Zeit dauern kann, bevor z.B. bei einem mehrfachbehinderten hörgeschädigten Kind eine abschließende medizinische Diagnose erbracht werden kann. Auch Arno SCHULZE (1972) hat in einer Monographie über Hör-Spracherziehung bei geistigbehinderten Kindern auf die pädagogische Unvertretbarkeit einer abwartenden Einstellung hingewiesen. Aus pädaudiologischer Sicht darf es im Interesse einer umfassenden Förderung eines hörgeschädigten Kindes eine zeitliche Trennung von medizinischen und pädagogischen Maßnahmen vom Zeitpunkt eines begründeten Verdachtes auf Vorliegen einer die Sprachentwicklung nachhaltig beeinträchtigenden Hörschädigung an überhaupt nicht geben.

Diese von uns schon seit langer Zeit erhobene Forderung wird seit einigen Jahren durch folgende und andere Aussagen namhafter Wissenschaftler aus dem Bereich der Neurophysiologie und der Neurolinguistik gestützt:

»Man kann bei der ungeheuren Plastizität des frühkindlichen Gehirns davon ausgehen, daß bei frühzeitiger Übung auch über ein Restgehör noch eine große Menge sprachlicher Information übertragen werden kann. Man kann erwarten, daß die in der Hirnrinde vorbereiteten Strukturen für Sprachanalyse und Sprachproduktion ihre Funktion in weitem Umfang aufnehmen.« (KLINKE 1990, 79)

»Da die Reifung des zentralen Nervensystems ganz entscheidend davon abhängt, was angeboten wird, bin ich der Meinung, daß ein hörgeschädigtes Kind auch mit einem relativ mäßigem Gehör noch sehr viel anfangen kann. (...) Dazu ist es notwendig, daß man in einer sehr frühen Phase der kritischen Periode Fördermaßnahmen einsetzt. (...) Innerhalb der ersten zwei Jahre muß das Wesentliche geschehen sein.« (KLINKE 1990, 188)

»Wenn man bis zum Zeitpunkt der endgültigen Diagnose wartet, dann sind die kritischen Phasen mit Sicherheit abgeschlossen.« (KLINKE 1990, 191)

Diese Ansicht wird auch von Neurolinguisten geteilt. Annemarie Karpf nimmt hierzu wie folgt Stellung:

»Forschungsergebnisse weisen darauf hin, daß das Zentralnervensystem innerhalb sensitiver Phasen durchaus in der Lage ist, auch aus rudimentären Höreindrücken sprachlich verwertbare Codiersysteme zu entwickeln (DILLER 1988). Als kritische

> Phase gilt die Zeit bis zum 18. Lebensmonat, bis dahin ist auch durch Cochlearreizung eine Verbesserung der Hörleistung möglich. (...) Ausschlaggebend für den Erfolg ist jedoch die Konzentration auf Lautsprache noch vor der Stabilisierung der sensorischen Systeme. Probleme entstehen meist nur durch akuten Inputmangel in der kritischen Phase.« (1990, 92)

Eine pädaudiologische Behandung eines hörgeschädigten Kindes schon vom Säuglingsalter an ist ohne eine enge Kooperation zwischen otologischer und pädagogischer Audiologie nicht denkbar. Sie läßt sich, worauf vor allem Peter PLATH (1968) schon früh hingewiesen hat, am wirkungsvollsten in einer klinischen Einrichtung für Hör- und Sprachstörungen verwirklichen. Diese ist der geeignete Ort für die Durchführung sowohl medizinischer als auch pädagogischer und psychologischer Untersuchungen.

2. Hörprüfverfahren bei Kindern unterscheiden sich in vielerlei Hinsicht

Nicht nur für die Audiometrie im allgemeinen, sondern auch für die Audiometrie bei Kindern im besonderen sind im Laufe der vergangenen Jahrzehnte so viele neue Hörprüfverfahren angeboten worden, daß es selbst Fachleuten zuweilen schwer fällt, sie noch alle zu überblicken und in ihrer Bedeutung zu erkennen. Dies wird leichter, wenn man sich zunächst einmal nach den Ordnungsprinzipien fragt, die in der Kinderaudiometrie von Bedeutung sind.

2.1 Die Vorgehensweise entsprechend dem Entwicklungsalter

Die Hörprüfverfahren, mit deren Hilfe die Hörfähigkeit von Kindern festgestellt werden kann, lassen sich, wenn man die Möglichkeit der Prüfung vorgeburtlicher Hörreaktionen einmal unberücksichtigt läßt, in vier Entwicklungsstufen einteilen.

Die erste Entwicklungsstufe dauert von der Geburt bis zu dem Zeitpunkt, von dem an das sonst gesunde Kind sitzen kann. Das ist im allgemeinen gegen Ende des sechsten Lebensmonats der Fall (Zeitpunkt der U 5 Vorsorgeuntersuchung beim Kinderarzt). Während dieser Zeit ist man bei subjektiven Hörprüfungen in der Regel darauf angewiesen, die Reaktionen des Kindes auf die ihm dargebotenen akustischen Reize zu beobachten. Es kann sich dabei um Augenblinzeln, um Veränderungen im Gesichtsausdruck oder im Verhalten, um Bewegungen des Körpers usw. handeln. Diese Reaktionen, auf die noch eingegangen wird, sind nicht immer eindeutig und darum zuweilen nicht leicht zu interpretieren. Aus diesem Grunde sollten vor allem subjektive Hörprüfungen auf dieser frühen Stufe nur von wirklich erfahrenen Untersuchern durchgeführt werden.

Die zweite Entwicklungsstufe setzt bei Säuglingen mit normaler Entwicklung etwa im sechsten Lebensmonat ein (Zeitpunkt der U 5). In diesem Alter können die meisten von ihnen sitzen und ihren Kopf in vertikaler Stellung halten. Bis zu dieser Zeit hat sich auch das Sehvermögen entwickelt, so daß es für ein Kind interessant wird, seinen Kopf einer Schallquelle zuzuwenden. Sein Hörvermögen gibt ihm Aufschluß über die Richtung, aus der der Schallreiz zu vernehmen war. Ein Säugling von etwa sechs Monaten wendet seinen Kopf sofort einer ihm biologisch oder sozial interessant erscheinenden Schallquelle zu, sofern sich das Geräusch aus dem Umgebungslärm genügend deutlich abhebt und die Aufmerksamkeit des Kindes nicht von anderen Vorgängen in seiner Umgebung abgelenkt wird.

Frühestens im Alter von 30 Monaten ist ein körperlich und geistig normal entwickeltes Kind dazu fähig, bei einer Hörprüfung aktiv mitzuwirken. Es kann nun angeleitet werden, jeweils dann einen kleinen spielerischen Auftrag auszuführen, wenn es einen akustischen Reiz wahrgenommen hat. Von diesem Zeitpunkt an beginnt *die dritte Entwicklungsstufe.* Mit Hilfe der sogenannten Spielaudiometrie wird es nunmehr möglich, sofern das Kind Kopfhörer akzeptiert, seine Hörschwelle, getrennt für beide Ohren, zu bestimmen (Zeitpunkt der U 7 und der U 8).

Die vierte Entwicklungsstufe erreichen viele Kinder erst zu Beginn des Schulpflichtalters (Zeitpunkt der U 9). Sie beginnt, wenn die Kinder an Stelle einer von ihnen gern ausgeführten Spielhandlung über längere Zeit hinweg einen wahrgenommenen akustischen Reiz ausschließlich mit einem vorher mit ihnen vereinbarten Signal zu beantworten vermögen. Hierbei kann es sich z.B. bei der Tonaudiometrie um das Heben eines Armes, das Nicken des Kopfes oder auch ein bloßes Ja-Sagen handeln, während bei der Sprachaudiometrie vom Kind dieser Entwicklungsstufe erwartet wird, daß es entweder die von ihm wahrgenommenen Wörter nachspricht oder doch wenigstens auf die diesen entsprechenden Bilder oder Gegenstände zeigt.

2.2 Unterschiedliche Vorgehensweise je nach Zielsetzung

Hörprüfungen bei Kindern unterscheiden sich nicht nur hinsichtlich des Alters und der Entwicklung der zu untersuchenden Kinder, sondern auch im Hinblick auf ihre Zielsetzung, die eine doppelte ist:

- Aus der großen Zahl aller Kinder bzw. aus einer größeren Gruppe von Kindern, z.B. der Kinder mit einem erhöhten Risiko auf Vorliegen einer Schwerhörigkeit, sollen diejenigen ermittelt werden, die nicht normal reagieren und bei denen infolgedessen ein Verdacht auf Vorliegen einer Hörbeeinträchtigung besteht. Da diese Kinder schnell und mit einfachen Mitteln ausgesiebt oder ausgesondert werden sollen, bedient man sich für diesen Zweck besonderer Hörprüfverfahren, die als *Aussonderungsuntersuchungen* oder auch als Sieb- bzw. Screening Tests bezeichnet werden.

- Alle diejenigen Kinder, die mit Hilfe eines Aussonderungsverfahrens als einer Hörbeeinträchtigung verdächtig ausgesondert worden sind oder bei denen auch ohne eine solche Untersuchung ein dringender Verdacht auf eine Hörschädigung vorliegt, müssen eingehend untersucht werden, damit bestimmt werden kann, ob der Verdacht zu Recht besteht oder nicht. Die Prüfverfahren, derer man sich für diesen Zweck bedient, faßt man unter der Sammelbezeichnung *Bestimmungsuntersuchungen* zusammen.

Ob man eine Aussonderungs- oder eine Bestimmungsuntersuchung durchführt, mit jedem dieser beiden Verfahren wird in der Regel dann eine zufriedenstellende und aussagefähige Hörprüfung leichter möglich sein, wenn diese in einem freundlichen Raum und, dies gilt vor allem für kleine Kinder, im Beisein von Mutter oder Vater des Kindes durchgeführt wird. Das Kind darf keinen Grund zu der Befürchtung haben, in einer fremden Umgebung allein zurückgelassen zu werden. Ein verängstigtes Kind reagiert nicht normal. Der Untersuchungsraum muß auch frei von Störlärm sein, und auch sonst muß eine ruhige und friedliche Atmosphäre herrschen. Da Säuglinge und Kleinkinder auf jede Änderung in ihrer Umgebung reagieren und dieses Verhalten bei der Höruntersuchung vorsätzlich ausgenützt wird, muß vermieden werden, daß andere Schallereignisse als die bewußt dargebotenen akustischen Testreize wahrgenommen werden und unerwünschte Störungen eintreten können. Anderenfalls besteht nur eine geringe Wahrscheinlichkeit, daß ein Säugling oder Kleinkind wie erwünscht auf die Testreize reagiert. Ein geeigneter Untersuchungsraum, der zudem auch im Hinblick auf seine Ausstattung visuell reizarm sein sollte, ist darum eine wichtige Voraussetzung für Hörprüfungen bei kleinen Kindern. Was darüber hinaus im einzelnen noch zu beachten ist, wird bei der Schilderung der einzelnen Hörprüfverfahren besprochen.

2.3 Verwendung unterschiedlicher Testreize

Sowohl bei Aussonderungs- als auch bei Bestimmungsuntersuchungen können verschiedenartige Testreize Verwendung finden. So gibt es Verfahren, die das Hörvermögen eines Kindes mit reinen oder mit gewobbelten Tönen prüfen. Diesen Verfahren stehen Methoden gegenüber, die sich mit Hilfe altersgemäßer Sprache um Aussagen über das Sprachgehör eines Kindes bemühen. Manche dieser Verfahren lassen sich erst bei Kindern von der dritten Entwicklungsstufe an aufwärts einsetzen. Je nach Art der dabei verwendeten Testreize teilt man sie in Verfahren der *Tonaudiometrie* und in Verfahren der *Sprachaudiometrie* ein.

2.4 Schwellennahe und überschwellige Hörprüfverfahren

Die in der Kinderaudiometrie am häufigsten benützten Verfahren sind die Bestimmung der Hörreaktionsschwelle mit Hilfe der Verhaltens-Beobachtungs-Audiometrie und der Hörschwelle mit Hilfe der Spielaudiometrie. Dabei wird als Hörschwelle diejenige Lautstärke verstanden, bei der ein Ton für den jeweiligen Prüfling gerade eben wahrnehmbar wird, d.h. die Schwelle vom Unhörbaren zum Hörbaren überschreitet. Verständlicherweise liegt diese Schwelle bei einem hörbeeinträchtigten Kind bei höheren Lautstärken als bei einem Kind mit uneingeschränkter Hörfähigkeit. Die Hörschwelle wird sowohl mit tiefen als auch mit mittleren und hohen Tönen gemessen und kann bei jedem einzelnen Prüfton an einer anderen Stelle liegen. Sie kann auch für jedes Ohr unterschiedlich verlaufen.

Neben der *Schwellenaudiometrie* gibt es auch noch einige bei Kindern einsetzbare Verfahren der *überschwelligen Audiometrie.* Auch bei ihr wird mit reinen oder mit gewobbelten Tönen geprüft. Bei der überschwelligen Audiometrie geht es vor allem um die Bestimmung derjenigen Lautstärke, von der an ein Ton als unangenehm laut bzw. als unbehaglich empfunden wird. Man spricht in diesem Zusammenhang auch von der Bestimmung der Unbehaglichkeitsschwelle.

Eine wichtige Ergänzung der überschwelligen Verfahren der Tonaudiometrie ist die Sprachaudiometrie, die ebenfalls mit überschwelligen Lautstärken arbeitet.

2.5 Subjektive, objektive und Semiobjektive Hörprüfverfahren

Hörprüfverfahren bei Kindern werden weiterhin eingeteilt in solche Verfahren, die eine Mitarbeit des Kindes erforderlich machen, und in solche Verfahren, die nicht dem Willen unterworfene Reaktionen eines Kindes auf Schallreize registrieren. Dies gilt sowohl für Aussonderungs- als auch für Bestimmungsuntersuchungen.

Diejenigen Verfahren, die eine Mitarbeit des Prüflings voraussetzen, nennt man *subjektive Verfahren.* Bei ihnen gibt der Prüfling durch Hinwendereaktionen oder durch ein mit ihm vereinbartes Zeichen zu erkennen, daß er einen bestimmten Schallreiz wahrgenommen hat. Mit anderen Worten: der Übergang vom sensorischen System (Hören) zum effektorischen System (Zeichengeben) vollzieht sich unter bereitwilliger Mitarbeit des Kindes.

Im Gegensatz hierzu bezeichnen manche Audiologen die Verfahren, die ohne aktive Mitarbeit des Prüflings durchgeführt werden, als *objektive Verfahren.* Namhafte Vertreter sowohl der klinischen als auch der pädagogischen Audiologie haben gegen eine so weit gefaßte Interpretation der objektiven Audiometrie gewichtige Bedenken angemeldet. So sehen sowohl Ladislaus Fisch (1969) als auch Alfons Mathis (1971) bei den objektiven audiometrischen Verfahren nicht nur die relative Unabhängigkeit der Methode von der Mitarbeit des Prüflings als das entscheidende Merkmal an. Für sie ist auch die relative Unabhängigkeit der objektiven Verfahren vom Prüfer entscheidend. Mathis führt zur Begründung seiner Definition der objektiven Methoden an, daß man bei der Audiometrie – ähnlich wie bei psychologischen Untersuchungen – eine Registrierphase, eine Auswertungsphase und eine Interpretationsphase unterscheidet. Eine wirklich objektive Audiometrie müsse in allen drei Phasen sowohl vom Prüfling als auch vom Prüfer unabhängig sein. So weist Mathis darauf hin, daß manche der als objektiv bezeichneten Verfahren nur bedingt als objektive Verfahren bezeichnet werden dürfen, da lediglich die Registrierphase objektiv sei, nicht aber die beiden anderen Phasen. Die Auswertung und Interpretation der Befunde erfolge meist ohne Computer durch den Prüfer allein auf der Grundlage seines Wissens und seiner subjektiven Erfahrungen. Es liegt darum nahe, diese Verfahren zur besseren Abgrenzung sowohl gegenüber den eindeutig subjektiven Verfahren als auch zu den unumstritten objektiven Verfahren als semi-objektive Hörprüfverfahren zu bezeichnen.

2.6 Unterschiedliche Art der Durchführung

Die Art der Durchführung eines Hörprüfverfahrens bei Kindern im Vorschulalter und teilweise auch noch im Grundschulalter hängt von verschiedenen Faktoren ab, von denen hier nur das Alter des Kindes, seine Reife, seine Konzentrationsfähigkeit, seine Bereitschaft zur Mitarbeit und seine Befindlichkeit genannt sein sollen. Im großen und ganzen kann man jedoch sagen, daß es für Kinder im Vorschulalter zwei sich deutlich voneinander abhebende Gruppen von subjektiven Hörprüfverfahren gibt.

Verfahren der ersten Gruppe kommen bei Kindern etwa vom vollendeten sechsten Lebensmonat an aufwärts bis zum Alter von etwa drei Jahren zur Anwendung. Bei ihnen wird versucht, das zu prüfende Kind durch die von ihm wahrgenommenen akustischen Reize aus einer es nur leicht beanspruchenden Spielsituation abzulenken. Hörprüfverfahren dieser Art bezeichnet man auch als *Ablenkungsaudiometrie.* Da es hierbei die Hauptaufgabe der Untersucher ist, das Verhalten des Kindes auf die dargebotenen Testreize genau zu beobachten und zu registrieren, ist für diese Verfahren auch die Bezeichnung *Verhaltens-Beobachtungs-Audiometrie* gebräuchlich.

Kinder, die das dritte Lebensjahr vollendet haben, vereinzelt aber auch schon jüngere Kinder, können bereits aktiv an einer Höruntersuchung mitwirken, sofern es gelingt, sie auf spielerische Weise zum Verständnis der von ihnen zu bewältigenden Aufgaben zu führen. Jeweils dann, wenn sie z.B. einen Ton wahrgenommen haben, sollen sie eine bestimmte kleine Spielhandlung durchführen. Hörprüfverfahren dieser Art – hierzu zählt vor allem die sogenannte *Spielaudiometrie* – bezeichnet man deshalb auch als *Aufgabenaudiometrie.*

Nach diesen Ausführungen wird das folgende Übersichtsschema verständlich, das allerdings nur den Standort einiger weniger Verfahren der Kinderaudiometrie aufzeigen kann. Sie – sowie weitere Verfahren der Kinderaudiometrie – werden in den Kapiteln 4 und 5 näher vorgestellt.

		Aussonderungs-untersuchungen	**Bestimmung-untersuchungen**
0,0 – 0,7 Jahre	Verhaltens-Beobachtungs-Audiometrie	Neugeborenen –Audiometrie Säuglingsaudiometrie	Neugeborenen – Audiometrie Kinderbett – Audiometrie nach BIESALSKI
0,5 – 3,0 Jahre		Aussonderungsuntersuchung nach EWING & EWING BOEL – Kontakttest nach STENSLAND-JUNKER Aussonderungsuntersuchung mit Freifeld-Audiometer	Bestimmungsuntersuchung nach EWING & EWING COR – Audiometrie nach SUZUKI
2,6 – 8,0 Jahre	Aufgaben-Audiometrie	Aussonderungsuntersuchung nach EWING & EWING Heidelberger Hörprüf-Bild-Test verkürzte Spielaudiometrie	Spielaudiometrie nach BARR altersgemäße Verfahren der Sprachaudiometrie
6,0 Jahre und älter		Heidelberger Hörprüf-Bild-Test verkürzte Tonaudiometrie	Tonaudiometrie/altersgemäße Verfahren der Sprachaudiometrie

Abb. 1: Übersicht über die wichtigsten subjektiven Verfahren der Kinderaudiometrie

Akustisches Verhalten von Säuglingen und Kleinkindern im Alter von 0 bis 24 Monaten (nach Downs)		
Alter	1. Reaktion auf reine Töne	Zu erwartende Reaktion
0 – 6 Wochen	bei 78 dB (Variationsbreite 72/84 dB)	Augenblinzeln, Moro-Reflex, Augenbewegen oder langsames Öffnen der Augen
6 Wochen – 4 Monate	bei 70 dB (60/80 dB)	Augenblinzeln, Beruhigen, rudimentäre Kopfbewegungen
4 – 7 Monate	bei 51 dB (40/60 dB)	Lauschen, Kopfbewegungen auf seitlicher Ebene, beginnende Lokalisation seitlich tiefer liegender Schallreize
7 – 9 Monate	bei 45 dB (30/60 dB)	direkte Lokalisation von Schallreizen auf seitlicher Ebene und darunter, indirekte Lokalisation höher liegender Schallquellen
9 – 13 Monate	bei 38 dB (20/50 dB)	direkte Lokalisation von Schallreizen auf seitlicher Ebene und darunter
13 – 16 Monate	bei 32 dB (22/42 dB)	direkte Lokalisation auf allen Ebenen
16 – 21 Monate	bei 25 dB (15/35 dB)	direkte Lokalisation auf allen Ebenen
21 – 24 Monate	bei 26 dB (16/36 dB)	direkte Lokalisation auf allen Ebenen

Abb. 2: Übersicht über das akustische Verhalten bei Säuglingen und Kleinkindern

3. Die Hauptschwierigkeiten bei Hörprüfverfahren im Säuglings- und Kleinkindalter

Die Hauptschwierigkeit bei der Durchführung von subjektiven Hörprüfungen bei Säuglingen und zum Teil auch noch bei Kleinkindern bis etwa zum vollendeten dritten Lebensjahr ergibt sich aus dem Unvermögen aller Säuglinge und vieler Kleinkinder, bei einer solchen Untersuchung willentlich mitzuwirken. Man ist deshalb weitgehend auf die Verhaltensbeobachtung angewiesen. Jede Änderung im Verhalten des Kindes als Reaktion auf die Wahrnehmung eines akustischen Testreizes muß erkannt und interpretiert werden. Man spricht deshalb auch von *Verhaltens-Beobachtungs-Audiometrie.*

Eine weitere Schwierigkeit ergibt sich aus der Tatsache, daß Hörprüfungen von Säuglingen und von Kleinkindern vielfach aus dem freien Schallfeld, d.h. ohne daß das Kind Kopfhörer trägt, erfolgen müssen. Hierfür sind tragbare Freifeldaudiometer mit einem eingebauten Lautsprecher oder auch stationäre Audiometer mit einem oder zwei an bestimmten Stellen des Untersuchungsraumes (z.B. in einem Säuglingsbett oder rechts und links vom Spieltisch) angebrachten Lautsprechern erforderlich. Diese Audiometer benötigen folglich keine Kopfhörer, die sich manche Säuglinge und oft auch noch manche Kleinkinder bis zum Alter von etwa 30 Monaten nicht oder nur ungern aufsetzen lassen.

Wie vorteilhaft für Hörprüfungen bei Kindern der genannten Altersstufe tragbare oder stationäre Audiometer auch sein mögen, man kann mit ihrer Hilfe oft nicht mit so niedrigen Intensitäten prüfen, wie man sie zur exakten Bestimmung der Hörschwelle benötigt; im Gegenteil, man muß dem Kind, wenn es reagieren soll, häufig ganz bewußt Schallreize mit überschwelligen Intensitäten anbieten (bei normal hörenden Säuglingen im Alter von sieben Monaten z.B. etwa 35 dB über der Hörschwelle). Man darf nämlich nicht übersehen, daß die Hörreaktionsschwelle eines Säuglings, auch eines guthörenden, das Spiegelbild seiner sich vor allem während des ersten Lebensjahres vollziehenden Hörbahnreifung ist. Und bei Kindern im zweiten und dritten Lebensjahr gilt es zu bedenken, daß sie selbst bei ruhigem Spiel fast ständig einen Geräuschpegel von wenigstens 30 dB Lautstärke erzeugen. Man kann darum auch bei diesen Kindern noch keine sichere Hörschwelle, sondern lediglich ihre Hörreaktionsschwelle ermitteln.

Sofern bei der Verhaltens-Beobachtungs-Audiometrie aus den dargelegten Gründen auf den Einsatz von Kopfhörern verzichtet werden muß und die Testreize nur über Lautsprecher angeboten werden können, ist es auch nicht in jedem einzelnen Fall möglich, verläßliche Aussagen darüber zu machen, auf welchem Ohr das Kind besser hört. Dies ist mit subjektiven Verfahren erst dann möglich, wenn jedes Ohr für sich über Kopfhörer geprüft und erforderlichenfalls das Gegenohr vertäubt werden kann.

Kinder reagieren nicht auf alle Arten von akustischen Testreizen gleich gut. Hieraus können sich weitere Schwierigkeiten ergeben. So finden sich in der einschlägigen Fachliteratur unterschiedliche Aussagen darüber, ob Säuglinge und Kleinkinder z.B. auf reine Töne ebenso gut reagieren wie etwa auf Wobbeltöne.

Schließlich ist es nicht immer leicht, die Reaktionen von Säuglingen und Kleinkindern zuverlässig zu erfassen. Obwohl es heute mit der Verhaltensbeobachtung bei der Kleinkindaudiometrie in den meisten Fällen mit hinreichender Sicherheit gelingt, eine zumindest vorläufige Diagnose im Hinblick auf die Frage zu stellen, ob eine Hörbeeinträchtigung vorliegt oder nicht, welches Ausmaß sie hat und welche Behandlung sie verlangt, befriedigt diese Art der Kinderaudiometrie nicht immer vollauf. Um sie zu verfeinern, bedient man sich in zunehmendem Maße der Videotechnik. Wie Jacob OVERGAARD (1967), Armin LÖWE (KATER/LÖWE 1971) und David TWEEDIE (1975) schon vor 20 und mehr Jahren aufgezeigt haben, können mit ihrer Hilfe die oftmals nur sehr flüchtigen Reaktionen auf Schallreize auf Videoband aufgezeichnet werden, so daß sie danach beliebig oft für beliebig viele Gutachter in Bild und Ton zur Urteilsfindung zur Verfügung stehen. Auf diese Weise hat die Verhaltens-Beobachtungs-Audiometrie überall dort, wo sie so durchgeführt wird, eine willkommene Objektivierung erfahren.

4. Die Aussonderungsuntersuchungen (Screening Tests)

4.1 Vier Wege zur Früherkennung von Hörschäden

Da eine nicht rechtzeitig erkannte und behandelte Hörschädigung einerseits schwerwiegende Auswirkungen auf die sprachliche und damit aber auch auf die emotionale, kognitive, psychomotorische und soziale Entwicklung eines davon betroffenen Kindes haben kann, andererseits aber diese Auswirkungen vermieden oder doch wenigstens erheblich reduziert werden können, wenn die frühe Hör-Spracherziehung dieser bereits im Säuglingsalter gleich nach der Erstdiagnose apparativ zu versorgenden Kinder eingeleitet wird (das jüngste Kind, das bisher in Deutschland mit Hörgeräten versorgt worden ist, war zu diesem Zeitpunkt gerade 14 Tage alt), ist es im wahren Sinne des Wortes notwendig, alles zu tun, um Hörschäden bei Säuglingen so früh wie möglich als solche zu erkennen. Hierfür bieten sich gegenwärtig folgende vier Wege an:

- Früherkennung durch Verhaltensbeobachtung
- Früherkennung durch Untersuchung aller Neugeborenen
- Früherkennung durch Untersuchung aller audiologischen Risikokinder
- Früherkennung durch Untersuchung aller Säuglinge

Ferner ist an eine gründliche Schulung aller Kinderärzte zu denken, die im Rahmen der Vorsorgeuntersuchungen bei Säuglingen und Kleinkindern u.a. auch deren Hörfähigkeit zu überprüfen und zu beurteilen haben. Hilfen hierfür bietet das Buch *»Hörprüfungen in der kinderärztlichen Praxis«* (LÖWE 1989).

Gezielte Hinweise, wie sie bei ihren Kindern im Säuglingsalter altersspezifische Hörreaktionen erkennen können, benötigen aber auch alle jungen Mütter. Für sie war das von der Aktion Sorgenkind des Zweiten Deutschen Fernsehens herausgegebene »Hör- und Sehheft« gedacht.

4.1.1 Früherkennung durch Verhaltensbeobachtung

Ein Hörverlust ist im allgemeinen nicht sichtbar und darum nicht leicht zu erkennen. In der Regel ist es die Mutter des Kindes, der sich als dessen engster Bezugsperson zuerst der Verdacht auf das mögliche Vorliegen einer Hörschädigung aufdrängt. Nur in Ausnahmefällen haben Außenstehende oder sogar Fachleute den ersten Verdacht.

Um einen Säugling als hörbeeinträchtigt erkennen zu können, ist es nötig, daß sowohl seine Eltern als auch die Ärzte, denen er zur Beurteilung vorgestellt wird, wissen, wie sich bei einem Säugling die Hörfähigkeit entwickelt. Es ist allgemein bekannt, daß ein neugeborenes Kind nur auf laute Schallreize eindeutig reagiert. So veranlaßt ein lauter Schallreiz einen Neugeborenen, der keinen starken Hörverlust hat, zu ruckartigen Bewegungen seiner Arme und Beine (MORO-Reflex). Wenn dasselbe Kind etwa drei Monate alt ist, kann es vermehrt auch leisere Schallreize in seiner Umgebung wahrnehmen. Ist es etwa sechs Monate alt, kann es sich bereits einer Schallquelle zuwenden. Im Alter von neun Monaten wird es sich nicht nur nach der Seite hinwenden, von der es den Schallreiz wahrgenommen hat, es kann jetzt auch schon Schallreize lokalisieren, die seitlich ober- oder unterhalb seiner Ohren erzeugt worden sind.

Aus derartigen Verhaltensweisen läßt sich in der Regel auf das Vorliegen einer wahrscheinlich normalen Hörfähigkeit schließen. Ein Kind, das Schallreize in seiner Umgebung nicht beachtet und sich im Alter von sechs oder sieben Monaten noch nicht spontan einer für es bedeutungsvollen Schallquelle zuwendet, ist hörauffällig und muß ohne weiteren Zeitverlust einer eingehenden audiologischen Untersuchung zugeführt werden. Eine Hilfe für die Beurteilung, ob ein Säugling oder Kleinkind auf akustische Reize altersgemäß reagiert, gibt die Übersicht über das akustische Verhalten. In dieser von Marion DOWNS (1967) zusammengestellten Übersicht (Abbildung 2) ist vom vierten Lebensmonat an aufwärts jeweils von Schallokalisation die Rede. Deren Genese wurde außer von Irene EWING (1957) vor allem von Kevin MURPHY (1962) erforscht, der hierbei insgesamt elf Entwicklungsstufen unterscheidet.

Eine weitere Hilfe für das Erkennen von Hörschäden im Säuglingsalter ist das Wissen um die Entwicklung der vorsprachlichen stimmlichen Äußerungen sowie um das erste Sprechen bei Kindern mit normalem Gehör. Alle Säuglinge, also auch gehörlose und hochgradig schwerhörige, pflegen im frühen Säuglingsalter zu schreien und zu lallen. Wenn ein Säugling etwa sechs Monate alt ist, lernt er, daß er es ist, der da schreit und lallt. Nun beginnt er mit seiner Stimme und mit vielen verschiedenen Konsonant-Vokal-Konsonant-Verbindungen zu experimentieren (2. Lallphase). Ist ein Säugling jedoch hochgradig hörgeschädigt und kann er darum sein eigenes Schreien und seine eigenen stimmlichen Äußerungen nicht selbst wahrnehmen, werden fortan seine stimmlichen Äußerungen immer seltener. Es kommt zu einer Verstummung. Das Versiegen oder weitgehende Fehlen des Stimmgebrauchs nach Vollendung des ersten Lebenshalbjahres ist darum ebenfalls ein Hinweis auf eine möglicherweise vorliegende Hörbeeinträchtigung.

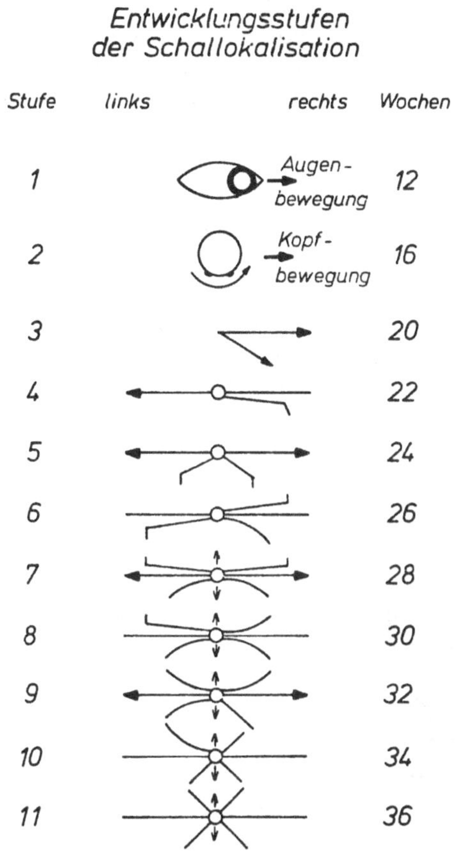

Abb. 3: Die Genese (Entwicklung) der Schallokalisation nach Kevin MURPHY

Wenn ein Kind etwa ein Jahr alt ist, wartet es gewöhnlich mit seinem ersten gesprochenen Wort auf. Im Laufe des zweiten Lebensjahres lernt es von Monat zu Monat mehr zu verstehen, als es selbst sprechen kann. Von einem zweijährigen Kind darf man erwarten, daß es wenigstens 20 Wörter sprechen kann. Ein dreijähriges Kind kann bereits etwa 1000 Wörter sprechen und äußert sich in kleinen Sätzen. Zeigt ein Kind Abweichungen von der hier nur andeutungsweise aufgezeigten Entwicklung, dann ist es denkbar, daß diese durch eine mangelhafte Hörfähigkeit verursacht sind. Eine solche als Ursache für eventuell zu beobachtende Entwicklungsabweichungen auszuschließen, ist auf dieser Stufe eine wichtige Aufgabe einer sorgfältig durchzuführenden Aussonderungsuntersuchung.

Eine weitere Hilfe für die Beurteilung, ob ein Säugling normal hört, sind die von verschiedenen Kinderpsychologen aufgestellten Entwicklungstabellen. In Anlehnung an Ruth Griffiths (1954) und andere Autoren seien die folgenden Entwicklungsstufen im Hinblick auf das Hören und das damit im engen Zusammenhang stehende Sprechen und Sprachverständnis genannt:

Entwicklungstabelle für Hören und Sprechen bei Säuglingen

0; 0 bis 0; 3 Jahre

- Änderung des Verhaltens bei plötzlichem lauten Geräusch (0; 1)
- Beruhigung bei Zuspruch von seiten der Mutter (0; 1)
- Anzeichen erster Unterschiede im Stimmgebrauch (0; 1)
- Lauschen auf den Ton eines Glöckchens (0; 2)
- Suchen der Schallquelle vertrauter Geräusche mit Augenbewegungen (0; 2 bis 0; 3)
- Beginn der Lallperiode (0; 2 bis 0; 3)

0; 4 bis 0; 6 Jahre

- Leichte Kopfbewegung in Richtung auf eine Schallquelle (0; 4)
- Lachen mit Stimme (0; 4)
- Bewußtes Lokalisieren seitlich tiefer liegender Schallquellen mit Kopfbewegungen (0; 5)
- Lauschen auf einen Stimmgabelton (0; 5)
- Aufhören mit Schreien beim Ertönen von Musik (0; 5)
- Aufnehmen von stimmlichem Kontakt mit Erwachsenen (0; 6)

0; 7 bis 0; 9 Jahre

- »Babbeln« von vier und mehr verständlichen Lauten, darunter erste Zweisilber (0; 7)
- Reaktion auf Zuruf (0; 7)
- Gebrauch der Stimme, um Beachtung zu finden (0; 8)
- Bewußtes Lokalisieren seitlich höher liegender Schallquellen mit Kopfbewegungen (0; 7 bis 0; 8)
- Beachten der Unterhaltung Erwachsener (0; 8)
- Lauschen auf das Ticken einer an das Ohr gehaltenen Taschenuhr (0; 9)

0;10 bis 1; 0 Jahre

- Verstehen von Verboten (»Nein-nein«) (0;10)
- Beachten leisen Singens aus 1 m Entfernung durch bewußte Lokalisation (0;10)

- Stimmliche Reaktion auf Musik (0;11)
- Reaktion auf leise Zusprache aus 1 m Entfernung (0;11)
- Verständliches Sprechen von zwei und mehr Wörtern (0;11)
- Babbelmonologe als Ausdruck der Zufriedenheit während des Alleinseins (0;12)

4.1.2 Früherkennung durch Untersuchung aller Neugeborenen

Während noch bis in die siebziger Jahre von Kinderaudiologen die Forderung nach Aussonderungsuntersuchungen bei allen Neugeborenen erhoben worden ist, wurde auf den unter Beteiligung nahezu aller bedeutenden Kinderaudiologen der Welt stattgefundenen internationalen Konferenzen zur Früherfassung (early identification [George MENCHER 1976]), zur Früherkennung (early diagnosis [Sanford GERBER/G. MENCHER 1978]) und zur Frühbehandlung von Hörschäden bei Kindern (early management [G. MENCHER/S. GERBER 1980]) übereinstimmend festgestellt, daß es noch kein zuverlässiges Verfahren gäbe, das die Kriterien einer Aussonderungsuntersuchung, nämlich wenig Kosten zu verursachen, schnell und leicht durchführbar und dennoch zuverlässig zu sein, erfülle und darum ohne Vorbehalte für Aussonderungsuntersuchungen bei allen Neugeborenen empfohlen werden könne.

Diese Feststellung war für viele Forscher Anlaß, ihre diesbezüglichen Arbeiten zu intensivieren. Die hierbei in den vergangenen Jahren erzielten großen Fortschritte berechtigen zu der Hoffnung, daß schon in naher Zukunft in allen Entbindungskliniken sowie in allen Intensivstationen von Kinderkliniken leicht bedienbare, nur geringe Anschaffungskosten verursachende und zuverlässige Informationen liefernde Geräte für die Überprüfung der Hörreaktionen bei allen Neugeborenen zur Verfügung stehen dürften. Um welche Geräte es sich hierbei handeln wird, wird von Agnes HILDMANN im Kapitel 4.4 näher ausgeführt.

4.1.3 Früherkennung durch Untersuchung aller audiologischen Risikokinder

Nach neueren Erhebungen finden sich unter 1000 Kleinkindern etwa ein bis zwei Kinder, deren mittlerer Hörverlust auf dem besser hörenden Ohr 50 dB und mehr beträgt und somit verheerende Auswirkungen vor allem auf deren Sprachentwicklung haben kann. Diese Angabe stützt sich u.a. auf die folgenden Berichte:

- In einer 1979 von der Europäischen Gemeinschaft vorgelegten Studie heißt es, daß sich in den damaligen Mitgliedsländern der Gemeinschaft unter 1000

Kindern des Geburtsjahrgangs 1969 0,9 Kinder mit Hörverlusten von mehr als 50 dB befunden haben. (CEC 1979, 182).

- Nach A. PARVING (1985) gab es in Dänemark unter 1000 Kindern 1,4 Kinder mit Höreinbußen von mehr als 35 dB.
- Für Israel meldete M. FEINMESSER (1982) 1,7 Kinder mit Höreinbußen von mehr als 40 dB unter 1000 Kindern.
- M. DOWNS (1978) fand in den USA 1,2 Kinder mit Höreinbußen von mehr als 30 dB unter 1000 Kindern im Alter von einem Jahr.
- Noch höher liegt die allerdings schon vor mehr als 20 Jahren im Vereinigten Königreich von C. PECKHAM (1972) ermittelte Zahl, nämlich 2,6 Kinder unter 1000 Kindern.

Da in allen genannten Zahlen postnatal erworbene Hörschäden bereits eingeschlossen sind, die bei einer Untersuchung Neugeborener noch nicht identifiziert werden können, darf angenommen werden, daß bei einer Überprüfung aller Neugeborenen nur höchstens ein hochgradig hörgeschädigtes Kind unter 1000 Neugeborenen entdeckt werden kann, und daß deshalb eine routinemäßige Untersuchung aller Neugeborenen auf eventuelles Vorliegen einer Hörbeeinträchtigung zum gegenwärtigen Zeitpunkt trotz ihrer Wichtigkeit für jedes einzelne davon betroffene Kind aus ökonomischen Gründen nur schwer realisierbar sein dürfte.

Ganz anders stellt sich jedoch die Situation dar, wenn die vorbeugende Aussonderungsuntersuchung auf die Gruppe der audiologischen Risikokinder eingeschränkt wird. Neugeborene mit erhöhtem Risiko für Schwerhörigkeit lassen sich sowohl durch Beobachtung ihrer vorgeburtlichen Entwicklung als auch durch geburtliche und nachgeburtliche Untersuchungen ermitteln. Vorrangig ist hier an folgende Kinder zu denken (Peter BIESALSKI 1984; C. PECKHAM 1986; Peter PLATH 1984; Patrick ZOROWKA 1993):

Pränatale Risikofaktoren

- Erbliche Hörschäden in der Familie
- Blutsverwandtschaft der Eltern
- Rötelnerkrankung, Cytomegalovirus-Infektion oder andere Infektionskrankheiten (z.B. Herpes, Toxoplasmose, Syphilis) während der Schwangerschaft
- Mißbildungen im Kopf- und Halsbereich (z.B. Dysmorphiezeichen mit und ohne syndromale Konstellation, Gaumenspalten, Mißbildungen des äußeren Ohres)
- Unklare Syndrome

- Chromosomenaberrationen
- Ototoxische Drogen, von der Mutter während der Schwangerschaft eingenommen (Medikamente, Nikotin, Alkohol, Rauschgift)

Perinatale Risikofaktoren

- Geburtsgewicht von weniger als 1500 g
- schwere peri- oder postnatale Asphyxie (Sauerstoffmangel) mit längeren Wiederbelebungsmaßnahmen (APGAR 1-3)
- Neugeborene und Frühgeborene mit austauschpflichtiger Hyperbilirubinämie (Serumbilirubinspiegel > 20mg%)
- Neonatale Sepsis/Meningitis

Postnatale Risikofaktoren

- Meningitis
- Trauma
- schwere Mumps- und Maserninfektion im Säuglingsalter
- ototoxische Medikamente
- Lärmbelastung

Nicht allen Nichtmedizinern ist der Begriff APGAR vertraut. Virginia APGAR ist der Name einer amerikanischen Narkoseärztin. Sie hat ein Punkteschema entworfen, mit dessen Hilfe heute alle Neugeborenen unmittelbar nach der Geburt beurteilt werden. Bei diesem Schema werden die Pulsfrequenz, die Atmung, die Festigkeit der Muskulatur, die Reflexe und die Hautfarbe beurteilt. Je nach Güte bekommt jedes dieser Merkmale Punkte, und zwar zwei Punkte, wenn sie gut vorhanden sind, einen Punkt, wenn sie nicht gut sind, und keinen Punkt, wenn sie fehlen. Da fünf Merkmale beurteilt werden, bedeutet APGAR 10 ein völlig gesundes Kind ohne Störungen und APGAR 0, weil keines dieser Merkmale vorhanden ist, praktisch den Tod des Kindes.

Ein sehr eng gefaßtes, leicht einprägbares und doch wirksames Risikoregister hat Marion DOWNS (1976) vorgeschlagen:

- *A*lle Säuglinge, in deren Familie bei nahen Verwandten frühkindliche Hörschäden vorgekommen sind
- *B*ilirubinwerte von 20 mg oder mehr
- *C*ongenitale Röteln während der Schwangerschaft
- *D*efekte an Ohr, Nase oder im Rachen
- *E*in Geburtsgewicht von weniger als 1500 g

Daß auch ein so stark reduziertes ABC-Risikoregister durchaus noch seinen Zweck erfüllen kann, hat eine von A. HIRSCH und Arne KANKKUNEN (1974) in Göteburg durchgeführte vergleichende Untersuchung bewiesen. Sie brachten in einer Frauenklinik ein erweitertes und in einer anderen ein verkürztes Risikoregister zur Anwendung. Aufgrund der unterschiedlichen Register mußten in der einen Klinik rund 8 %, in der anderen dagegen nur etwa 4 % der Neugeborenen untersucht werden. Die Früherkennungsrate wurde dadurch jedoch nicht wesentlich beeinträchtigt. Bei beiden Untersuchungen wurden rund 90 % aller Säuglinge mit frühkindlichen Hörschäden erfaßt. Diese sowie die auch in Kliniken in Nordamerika (Marion DOWNS 1976) und in Israel (M. FEINMESSER/Lilly TELL 1976) gemachten Erfahrungen legen es nahe, alle Säuglinge, die zu einer der obengenannten Risikogruppen gehören, unmittelbar nach der Geburt und dann erneut im Alter von drei, sechs, neun und zwölf Monaten eingehend auf altersspezifische Hörreaktionen zu prüfen bzw. zu beobachten.

Angesichts des in vielen Ländern der nördlichen Hemisphäre zu beobachtenden starken Rückgangs prä-, peri- und postnatal erworbener Hörschäden und der dadurch bewirkten starken prozentualen Zunahme genetisch bedingter Hörschäden, von denen viele progredient verlaufen sollen und somit bei der Geburt oft noch nicht manifest sind, müssen Risikoregister von Zeit zu Zeit im Hinblick auf ihre Zusammensetzung neu bedacht werden. So gelten erst seit wenigen Jahre auch die Kinder als audiologische Risikokinder, deren Mütter während der Schwangerschaft ohne ärztliche Kontrolle ototoxische Medikamente oder Drogen eingenommen haben.

Eine Überprüfung der Hörreaktionen audiologischer Risikokinder bereits während der ersten Lebenstage kann sinnvollerweise nur in einer Entbindungsklinik durchgeführt werden, denn nur dort oder auf den Intensivstationen von Kinderkliniken sind diese Kinder anzutreffen. Voraussetzung für die Untersuchung ist allerdings das Vorhandensein eines geeigneten Raumes, der erforderlichen Prüfgeräte sowie in deren Handhabung geschulten Personals.

Wie »ergiebig« eine gründliche Überprüfung aller audiologischen Risikokinder sein kann, haben zuletzt die Ergebnisse einer von Patrick ZOROWKA an zwei Universitätskliniken in Mainz durchgeführten Untersuchung gezeigt. Bei insgesamt 367 Risikokindern wurde von ihm bei 23 Kindern (= 6,3 % aller untersuchten Risikokinder) in einer umfassenden weiterführenden Diagnostik eine Schwerhörigkeit nachgewiesen, die pädaudiologische Habilitationsmaßnahmen erforderte. (1993, 95)

Wenn auch alle unmittelbar nach der Geburt bereits bekannten audiologischen Risikokinder möglichst noch vor ihrer Entlassung aus der Klinik überprüft werden sollen, so kann diese Maßnahme keinesfalls als ausreichend angesehen werden. Jedes dieser Kinder muß während seines ersten Lebensjahres in vierteljährlichen Abständen erneut getestet werden. Nur so läßt sich gewährleisten, daß auch Fälle progredienter Hörschädigung rechtzeitig erfaßt, apparativ versorgt und vor einer möglicherweise völligen Ertaubung sprachlich noch optimal gefördert werden können.

4.1.4 Früherkennung durch Untersuchung aller Säuglinge

Es wurde bereits darauf hingewiesen, daß zum gegenwärtigen Zeitpunkt einer routinemäßigen Überprüfung der Hörreaktionen aller Neugeborenen vor allem ökonomische Hindernisse im Wege stehen. Zu einer ganz anderen Beurteilung gelangt man jedoch, wenn es um die Durchführung von Aussonderungsuntersuchungen (Screening Tests) bei allen Säuglingen im sechsten oder siebten Lebensmonat geht. Auf vorbeugende Hörprüfungen bei Kindern dieser Altersstufe kann heute angesichts der Tatsache, daß sich diese von kundigem Personal leicht und schnell vornehmen lassen, nur einen geringen finanziellen Aufwand verursachen und – bei korrekter und gewissenhafter Anwendung – dennoch einen hohen Grad an Zuverlässigkeit besitzen, überhaupt nicht mehr verzichtet werden. Sie werden darum in Deutschland auch schon in vielen kinderärztlichen Praxen im Rahmen der U 5 (dann allerdings schon im sechsten statt in dem hierfür weitaus besser geeigneten siebten oder achten Lebensmonat) durchgeführt.

Während die Neugeborenenaudiometrie selbstverständlich nur die Diagnose eines bei der Geburt bereits vorliegenden Hörschadens erlaubt, lassen sich mit den im siebten Monat durchzuführenden Aussonderungsuntersuchungen auch schon die Kinder aufspüren, deren Schwerhörigkeit erst im Laufe der ersten Lebensmonate entstanden ist. Und können mit der herkömmlichen Neugeborenenaudiometrie in der Regel nur hochgradige Höreinbußen entdeckt werden (anders verhält es sich, wenn, wo schon vorhanden, mit modernen Screening-Verfahren wie z.B. mit den evozierten otoakustischen Emissionen und/oder dem Gerät »Algo-1 Plus« gearbeitet werden kann), so lassen sich bei sieben Monate alten Kindern auch schon mittelgradige Schwerhörigkeiten aufspüren. Aussonderungsuntersuchungen erlauben allerdings immer nur eine Grobunterscheidung zwischen normaler Hörfähigkeit und Hörauffälligkeit. Dagegen wollen Bestimmungsuntersuchungen (Diagnostische Tests) eine vorliegende Hörbeeinträchtigung nach Art, Grad und Lokalisation möglichst umfassend abklären.

4.1.5 Kriterien für Aussonderungsuntersuchungen

Bevor Aussonderungsuntersuchungen näher behandelt werden, soll zunächst unabhängig davon, ob sie zur Ermittlung von Hörschäden oder von anderen Behinderungen oder Krankheiten beitragen sollen, nach den Kriterien gefragt werden, die derartige Untersuchungen rechtfertigen.

- Ist die Behinderung wirklich so schwerwiegend, daß sie eine Aussonderungsuntersuchung rechtfertigt?
- Tritt sie so häufig auf, daß sich der Aufwand auch lohnt?
- Kann sie auf der Grundlage ganz bestimmter klinischer Symptome diagnostiziert werden?
- Gibt es für die jeweilige Behinderung auch eine angemessene und erfolgverheißende Therapie?
- Kann die Therapie zur Milderung oder sogar zur gänzlichen Behebung der von der Behinderung ausgehenden Folgen beitragen?

Mit anderen Worten: Aussonderungsuntersuchungen sind nur dann wirklich gerechtfertigt, wenn die durch sie möglich werdende Früherkennung und Frühbehandlung gut begründete Vorteile aufweist.

Im Hinblick auf Aussonderungsuntersuchungen zur Ermittlung von Hörschäden bei Säuglingen gibt es gut fundierte Antworten auf diese Fragen.

- So führen nicht früh erkannte Hörschäden nicht nur zu einer signifikanten Beeinträchtigung der Sprachentwicklung, sondern auch zur Beeinträchtigung der emotionalen, kognitiven und sozialen Entwicklung davon betroffener Kinder.
- Es finden sich ein bis zwei hochgradig schwerhörige Kinder unter 1000 Neugeborenen. Unter audiologischen Risikokindern beträgt der Anteil der Kinder mit Hörschäden sogar bis 5 %. Damit kommen Hörschäden bei Säuglingen weitaus häufiger vor als andere Krankheiten, für die es bereits seit langer Zeit Aussonderungsuntersuchungen gibt, z.B. für Phenylketonurie.
- Die Symptome einer Hörschädigung sind klar definiert und können klinisch beurteilt werden.
- Es bestehen umfassende Möglichkeiten für frühe konservative, chirurgische, prothetische und pädagogische Maßnahmen.
- Einige otologische Erkrankungen lassen sich konservativ oder chirurgisch beheben. Die Versorgung mit Hörgeräten oder mit einem Cochlear Implantat leistet einen hervorragenden Beitrag zur Sprachentwicklung.
- Nur die Früherkennung und die Früherfassung bieten die Chance einer Frühbehandlung bereits während der kritischen Periode für die Sprachentwicklung. Kann sie nicht genützt werden, weil z.B. eine Hörschädigung erst im Laufe des zweiten Lebensjahres erkannt worden ist, führt dies in vielen Fällen zu irreversiblen Kommunikationsstörungen und zu bleibenden Defiziten in der emotionalen, kognitiven und sozialen Entwicklung der zu spät erfaßten Kinder.

4.2 Aussonderungsuntersuchungen mit subjektiven Verfahren

4.2.1 Aussonderungsuntersuchungen bei Neugeborenen mit Hilfe der Verhaltensbeobachtung

Aussonderungsuntersuchungen bei Neugeborenen werden seit rund 20 Jahren im Rahmen von Forschungsprogrammen u.a. in Kliniken in Frankreich (VEIT 1969), Israel (ALTMANN u.a. 1976; FEINMESSER/TELL 1976), Italien (ROSSI/GUIDOTTI 1976), Kanada (ALEXANDER u.a. 1976; MENCHER u.a. 1981), Schweden (HIRSCH/KANKKUNEN 1974), Ungarn (GÖTZE 1980), den USA (DOWNS 1976; GERBER u.a. 1976; PELTZMAN 1979) und auch in Deutschland (PLATH 1982; UTTENWEILER 1981) durchgeführt. Während in einigen Kliniken die Hörreaktionen aller Neugeborenen überprüft wurden, geschah dies in den meisten Kliniken, aus denen Berichte vorliegen, nur bei den Säuglingen mit einem Risiko für Schwerhörigkeit. Aber auch im Hinblick auf die dabei zum Einsatz gekommenen Verfahren gab es Unterschiede. So kamen in den europäischen Kliniken vornehmlich solche Verfahren zur Anwendung, bei denen die durch Schallreize hervorgerufenen unwillkürlich-motorischen Reflexe durch den Untersucher beobachtet und registriert werden mußten, während in Nordamerika und auch im Vereinigten Königreich vermehrt objektive Verfahren erprobt wurden.

Bei den erstgenannten Aussonderungsverfahren für Neugeborene (sowie für Säuglinge während der ersten drei Lebensmonate) ist es die Aufgabe des Untersuchers, durch Schalleinwirkung ausgelöste, vom Prüfling nicht steuerbare Reflexe zu beobachten. Da es sich um die Auslösung unwillkürlicher-motorischer Reflexe handelt, bedarf es – im Gegensatz zu vegetativen Reflexen – im allgemeinen keiner apparativen Registrierung. Dic reflexartigen Reaktionen müssen vom Untersucher erkannt und interpretiert werden.

Um diese Aussonderungsverfahren zu verstehen, muß man sich einige physiologische Gegebenheiten bewußt machen. Ist eine Reizerregung stark genug, geht im Zentralnervensystem eine Aktivitätsänderung vor sich. Diese Änderung läßt sich indirekt durch Beobachtung ihrer Auswirkung auf andere Organsysteme nachweisen. So zeigen sich beim Neugeborenen eine Reihe von Reflexen als Reaktion auf akustische Reize, und zwar bei normalhörenden und auch sonst gesunden Kindern bei Intensitäten von etwa 75 bis 90 dB. RELKE und FREY (1966) haben diese reflexartigen Reaktionen zu sechs Reflextypen zusammengefaßt:

- *Atmungsreflex:* zunächst kommt es zu einem stark vertieften Atemzug (Ausdruck einer starken Erregung), dem ein Atemstillstand (Ausdruck einer starken Hemmung) folgt. Nach fünf bis zehn Sekunden folgt wieder normale Atmung.

- *Auropalpebralreflex* (APR): die geöffneten Lider werden schnell und deutlich geschlossen.
- *Bewegungsreflex:* das ruhig liegende Kind führt plötzlich ruckartige Bewegungen der Extremitäten aus.
- *Schreireflex:* zunächst Gesichtsausdruck des Unbehagens (herabgezogene Mundwinkel, vertikale Stirnfalten); unmittelbar danach setzt kräftiges Schreien ein.
- *Überraschungsreflex:* es kommt zu einem kurzzeitigen Aufhören von Schreien und Körperbewegungen. Der Beobachter gewinnt den Eindruck, als ob das Kind fragen würde: »Was ist denn los ?«
- *Weckreflex:* die Atmung wird schneller und flacher, das Kind bewegt sich. Es erwacht und öffnet die Augen.

Bei der Beurteilung der Reaktionen muß man sich allerdings hüten, die Kinder als statische Systeme anzusehen. Sie zeigen im Gegenteil in ihrem Wachzustand ständig Veränderungen. Hieraus ergeben sich für die subjektive Neugeborenen- und Säuglingsaudiometrie zwei wichtige Folgerungen, auf die zuerst John BENCH (1970) hingewiesen hat. So ist es nötig, die spontanen Veränderungen in der Bewegungsaktivität der Säuglinge zu beachten, da sie sonst als Reaktion auf einen Schallreiz interpretiert werden könnten. Ferner ist es nötig, bei der Beurteilung der Reaktion die Prä-Stimulus-Aktivität zu berücksichtigen, für die das von WILDER (1958) aufgestellte biologische Ausgangsgesetz gilt. Dieses Gesetz besagt, daß das Ausmaß der Verhaltensänderung von dem Zustand des Individuums vor der Stimulation abhängig ist, und zwar derart, daß das Aktivitätsniveau um so höher steigt, je niedriger der Prä-Stimulus-Zustand gewesen ist, und daß sich umgekehrt das Aktivitätsniveau um so mehr abschwächt, je höher es im Prä-Stimulus-Stadium war. Das aber bedeutet, daß die Reaktion vom Aktivitätsniveau im Prä-Stimulus-Stadium abhängig ist und positiv (verstärkend) oder negativ (abschwächend) ausfallen kann. Es besagt dies aber auch, daß es ein Zwischenstadium in der Prä-Stimulus-Aktivität geben kann, das zu keiner sichtbaren Aktivitätsänderung führt. In diesem Fall sind Prä-Stimulus- und Post-Stimulus-Zustand identisch. Ein Untersucher, der das biologische Ausgangsgesetz nicht in seine Beurteilungskriterien einbezieht, läuft Gefahr, in den Fällen, in denen keine Reaktion auf Schallreize zu beobachten ist, vorzeitig falsche Schlüsse zu ziehen. Bevor in einem solchen Fall ein Verdacht auf eine Hörbeeinträchtigung geäußert werden darf, bedarf es wenigstens zweier Kontrolluntersuchungen mit dem gleichen Ergebnis.

Aus dem Gesagten ergibt sich, daß man Neugeborenen Schallreize (aus dem freien Schallfeld) mit einer Intensität von mehr als 60 dB anbieten muß, um eine sichtbare Reaktion hervorzurufen. Marion DOWNS hat bei ihren Untersuchungen (Abbildung 2) eine Variationsbreite zwischen 72 und 84 dB festgestellt. So wird verständlich, daß bei Aussonderungsuntersuchungen von Neugeborenen, sofern nicht über Knochenleitung geprüft wird, im allgemeinen Intensitäten von mehr als 80 dB angeboten werden. Es ist dies ein Schalldruckpegel, auf den alle Neugeborenen mit normalem Gehör durchgängig eindeutige Reaktionen zeigen, sofern die Zeitwahl richtig getroffen wird. Besonders günstig ist es, die Säuglinge rund 45 Minuten vor dem Füttern zu testen. Um diese Zeit schlafen sie nicht mehr so fest wie unmittelbar nach der Nahrungsaufnahme; sie sind aber auch noch nicht in einer so unruhigen Verfassung wie unmittelbar vor dem Füttern.

Mit Recht darf eingewendet werden, daß die angegebenen hohen Intensitäten eine Schwachstelle dieser Prüfverfahren sind. So kann z.B. ein Säugling mit einem Hörverlust von etwa 65 dB und einem Lautheitsausgleich bei 75 dB auf einen Testreiz von 80 dB reagieren und wird infolgedessen möglicherweise nicht ausgesondert werden. Mit anderen Worten: nicht nur Neugeborene mit leicht- und mittelgradigen, sondern auch mit hochgradigen Schwerhörigkeiten können bei derartigen Tests zuweilen positive Reaktionen zeigen. Eine weitere Schwachstelle dieser Verfahren besteht darin, daß die Reaktionen des Säuglings von wenigstens zwei Beobachtern unabhängig voneinander, aber dennoch übereinstimmend beurteilt werden sollen. Als minimale Reaktionen des Säuglings gelten Augenbewegungen und die Bewegung wenigstens eines Körpergliedes innerhalb von $2\frac{1}{2}$ Sekunden nach Beginn der Reizdarbietung. Diese Reaktionen müssen wenigstens einmal reproduzierbar sein.

Fast alle herkömmlichen tragbaren Freifeldaudiometer, die speziell für Aussonderungsuntersuchungen bei Neugeborenen und Säuglingen entwickelt worden sind, benützen als Teststimulus einen Schallreiz, der im Frequenzbereich von etwa 2800 bis 3200 Hz liegt. Da Kinder mit angeborenen oder bei Geburt erworbenen Hörschäden in der Regel in diesem Frequenzbereich stärker geschädigt sind als in den unteren Frequenzen, verspricht eine Aussonderung mit diesem hohen Schallreiz am ehesten Erfolg.

Während subjektive Aussonderungsuntersuchungen bei Neugeborenen lange Zeit nur mit tragbaren Freifeldaudiometern durchgeführt worden sind, haben Peter BIESALSKI und Günter STANGE sowie ihr Mitarbeiter V. UTTENWEILER (1981) die Hörreaktionen von Neugeborenen und Säuglingen auch über die Knochenleitung untersucht. Bekanntlich liegt bei einem Säugling die für ihn mögliche Reaktionsschwelle für Hören über Luftleitung aufgrund seiner sich noch in der Entwicklung befindlichen Reifung bei etwa 70 bis 80 dB.

Darum waren bei dieser Art der Hörprüfung, um Reaktionen zu bekommen, Lautstärken von 70 bis 90 dB notwendig. Das Feststellen von Hörreaktionen Neugeborener über Knochenleitung wird dagegen nach UTTENWEILER den anatomischen und physiologischen Gegebenheiten Neugeborener eher gerecht. So konnte er in einer vergleichenden Untersuchung nachweisen, daß bei der Prüfung über Knochenleitung Hörreaktionen bei normalhörenden Neugeborenen in der Regel bei etwa 40 dB Lautstärke beobachtet werden konnten, während dies mit Sinustönen (über Kopfhörer) erst bei 60 dB und mit Wobbeltönen (über Handlautsprecher) erst bei etwa 60 bis 70 dB der Fall war.

Erfahrene Untersucher wissen, daß sie zuweilen bei Säuglingen, die in den ersten Lebenswochen keinen Hörreflex gezeigt haben, später normales Hörvermögen feststellen konnten. Das besagt, daß selbst ein völliges Ausbleiben von Hörreaktionen bei einer ersten Aussonderungs- oder Bestimmungsuntersuchung noch nicht den Schluß erlaubt, daß das betreffende Kind wirklich hörgeschädigt ist. Ein solcher Schluß ist erst nach gewissenhaft durchgeführten weiteren audiologischen und otologischen Untersuchungen zulässig.

Eine Aussonderungsuntersuchung auf der Grundlage der Beobachtung unwillkürlich-motorischer Reflexe bei Neugeborenen und Säuglingen ist ein Verfahren mit beschränkter Aussagefähigkeit. Eine positive Hörreaktion besagt nicht in jedem Fall, daß wirklich eine normale Hörfähigkeit vorliegt. Darum sollten auch die Kinder, bei denen bald nach der Geburt eine positive Hörreaktion festgestellt werden konnte, nach Vollendung des sechsten Lebensmonats erneut eingehend auf altersspezifische Hörreaktionen geprüft bzw. beobachtet werden. Erfahrungsgemäß sind diese vom siebten Lebensmonat an aufwärts leichter und sicherer festzustellen als im ersten Lebenshalbjahr. Dies hat u.a. Karin STENSLAND-JUNKER (1972) (Abbildung 4) nachgewiesen. Ihre Ergebnisse stimmen aber auch mit denen von TAKAGI (1970) überein, der Säuglinge mit einem Neometer untersucht hat und festellen konnte:

> »Die Reaktion ... bei Säuglingen unter sechs Monaten schien ziemlich schwach zu sein, während bei Säuglingen im Alter von mehr als sieben Monaten in 93 % der Fälle eine zufriedenstellende Antwort erfolgte.«

Diese Mitteilung bestätigt auch die folgende Erfahrung von Ian TAYLOR (1964):

> »In den ersten Lebensmonaten kann sich ein Säugling gewöhnlich nur einer Reizquelle zuwenden. Da das Sehen dem Hören in der Entwicklung im allgemeinen voraus ist, kommt das Beachten visueller Reize während der ersten Lebensmonate in der Regel einem Ignorieren akustischer Reize gleich. Im Alter von sieben Monaten ist ein Säugling nicht mehr so sehr vom visuellen System abhängig und kann folglich akustische Reize beantworten, sofern er nicht visuell stimuliert wird. Im Verlaufe

der Reifeprozesse des Nervensysstems lernt das Gehirn widerstrebende Reize zu bewältigen, so daß es zu einer Integration der verschiedenen Modalitäten kommt.«

4.2.2 Aussonderungsuntersuchungen bei Neugeborenen mit automatisierten Verfahren

Da die mit Hilfe der Verhaltensbeobachtung bei Neugeborenen durchgeführten Aussonderungsuntersuchungen nicht immer und überall zufriedenstellende Ergebnisse erbracht haben, wurden in den vergangenen 20 Jahren manche Verfahren entwickelt, die eine automatische Aufzeichnung der Reaktionen auf Schallreize ermöglichen. Hier ist vor allem an das »Crib-o-gram« (SIMMONS und RUSS 1974, SIMMONS 1976) und an die »Auditory Response Cradle« (BENNETT 1975) zu denken.

Das »Crib-o-gram«: Bei dem Crib-o-gram handelt es sich um ein automatisches Testsystem, das sich aus folgenden Bestandteilen zusammensetzt:

(1) aus einem auf der Matratze eines Kindesbettes liegenden flachen Registriergerät, das jede Bewegung des Kindes in ihrer Intensität an

(2) einen Schreiber weiterleitet; aus

(3) einem automatischen Zeiteinsteller und

(4) einem Lautsprecher, der jeweils zwei Sekunden lang einen Testreiz von etwa 3000 Hz (mit einer Bandbreite von 700 Hz) mit einer Intensität von 92 dB abgibt.

Der Testvorgang beginnt damit, daß der Schreiber automatisch eingeschaltet wird und zunächst zehn Sekunden lang die normale Bewegungsaktivität des Säuglings aufzeichnet. Dann wird automatisch der Testreiz abgegeben. Nach sechs weiteren Sekunden schaltet sich der Schreiber wieder aus. Dieser Vorgang wiederholt sich mehrmals in den dem Zeiteinsteller eingegebenen zeitlichen Zwischenräumen, die nur zwei Sekunden, aber auch 24 Stunden betragen können. Vor allem in Intensivstationen von Kinderkliniken soll sich dieses – in der Anschaffung allerdings sehr teure – Gerät beim Aufspüren hörauffälliger Säuglinge bewährt haben.

Die »Auditory Response Cradle« (ARC) wurde von BENNETT entwickelt und kontrolliert, ähnlich wie das »Crib-o-gram«, motorische und physiologische Reaktionen auf Schallreize. Der Säugling liegt hierfür in einer Wiege, die mit einem Mikroprozessor verbunden ist. Mit Hilfe der ARC können vier Reaktionen auf Schallreize registriert werden, nämlich Kopfbewegungen, Schreckreflexe, Körperbewegungen und Atembewegungen. Als Testreiz wird ein Breitbandgeräusch (2600 – 4300 Hz) fünf Sekunden lang mit einer Intensität von 85 dB über Kopfhörer abgegeben.

4.2.3 Der Ewing-Ablenkungstest zur Aussonderung hörauffälliger Säuglinge und Kleinkinder im Alter von 7 bis 18 Monaten

Vorsorgeuntersuchungen zur Feststellung der Hörreaktion bei allen audiologischen Risikokindern während der ersten Lebenstage oder -wochen können bei sorgfältiger Anwendung nach Erfahrungsberichten, die hierüber vorliegen, zur Früherfassung und Früherkennung vieler bei Geburt bereits vorliegender Hörbeeinträchtigungen führen. Dennoch reichen sie noch nicht aus, denn sie können weder die genetisch bedingten Fälle von progredienter Schwerhörigkeit noch die möglicherweise durch Infektionskrankheiten im Säuglingsalter erworbenen Höreinbußen aufspüren. Darum sind erneute Vorsorgeuntersuchungen zur Überprüfung der Hörfähigkeit bei allen Säuglingen im Alter von sechs oder sieben Monaten notwendig. Sie sollten weder früher noch viel später erfolgen, denn in diesem Alter sind, wie aufgezeigt worden ist, erstmals nahezu alle Kinder mit normalen Gehör zur spontanen Schallokalisation fähig.

Dieser Ablenkungstest zur Aussonderung hörauffälliger Säuglinge und Kleinkinder wurde erstmals 1944 von Alexander und Irene EWING beschrieben. Von ihnen selbst und von ihren Nachfolgern im »Department Audiology, Education of the Deaf, and Speech Pathology« der Universität Manchester wurde er wiederholt modifiziert, zuletzt von Ivan TUCKER und Michael NOLAN (1984) sowie von Barry MCCORMICK (1988). Heute gilt er, weltweit gesehen, als das verbreitetste Testverfahren seiner Art.

Der EWING-Test basiert auf dem Prinzip, daß sich Säuglinge umdrehen, um Schallreize zu lokalisieren, die ihnen aus 1 m Entfernung auf Höhe ihrer Ohren angeboten werden, sofern sie ihre Neugierde erregen und in einem Augenblick zur Darbietung gelangen, in dem ihre Aufmerksamkeit nicht anderweitig in Anspruch genommen ist. Für die Durchführung des Tests werden zwei Personen benötigt. Eine Person hält sich außerhalb des Gesichtsfeldes des Kindes auf und bietet von dort aus die Schallreize an (siehe Seite 49). Die andere hat dagegen Blickkontakt mit dem Kind, kontrolliert seine Aufmerksamkeit und beobachtet seine Reaktionen auf Schallreize.

Über den EWING-Test liegen sowohl positive als auch negative Erfahrungsberichte vor. Manche Berichte sprechen von einer hohen Erfassungsquote. Das bedeutet, daß mit diesem Test nahezu alle Kinder ausgesondert worden sind, die später als hörgeschädigt diagnostiziert wurden. Dem stehen Berichte gegenüber, die retrospektiv feststellen, daß ein beträchtlicher Teil der Kinder, bei denen später eine Hörschädigung festgestellt wurde, mit dem EWING-Test nicht als hörauffällig ausgesondert worden ist. Derartige Widersprüche finden ihre Erklärung darin, daß bei der Anwendung des Tests nicht alle dabei zu beachtenden Gesichtspunkte mit der gebotenen Sorgfalt berücksichtigt worden sind. Das hat u.a. eine vergleichende Untersuchung gezeigt, über die McCormick (1988) berichtet. Er stellte fest, daß bei großzügiger Handhabung des Tests nur etwa 20 % der später als hörbeeinträchtigt erkannten Kinder bereits im ersten Lebensjahr ausgesondert wurden. Bei strikter Befolgung aller zu beachtenden Gesichtspunkte erhöhte sich die Erfassungsquote innerhalb kurzer Zeit auf über 70 %. Als Hauptursache für das anfänglich unzureichende Erfassungsergebnis wurden folgende Schwachstellen ermittelt: ungenügende Sorgfalt bei der Vermeidung unerwünschter visueller Hinweise, unangemessene Lautstärke und unzureichende Kontrolle der Aufmerksamkeit des Kindes vor und während der Darbietung der Schallreize. Diese Schwachstellen zu erkennen und Wege zu ihrer Vermeidung aufzuzeigen, ist eine wichtige Aufgabe bei der – für jedes Testverfahren notwendigen – gründlichen Schulung der Testpersonen. Diese müssen aber auch wissen, welche Bedingungen notwendig sind, damit ein Aussonderungstest wirklich verläßliche Ergebnisse bringen kann.

4.2.3.1 Die notwendigen Bedingungen für die Anwendung des Ewing-Tests

Das Alter des Kindes

Um die Anforderungen des Tests erfüllen zu können, muß ein Säugling aufrecht sitzen und seinen Kopf mühelos nach beiden Seiten drehen können. Diese Voraussetzungen erfüllt er kaum vor seinem sechsten Lebensmonat. Darum kann der Ewing-Test – wie auch andere subjektive Aussonderungstests, z.B. der BOEL-Test (siehe Seite 62 – erst ab dem sechsten Lebensmonat zum Einsatz gelangen. Als ideales Testalter gelten der siebte und achte Lebensmonat (Abbildung 4). Um bei einem als hörauffällig ausgesonderten und danach als hörgeschädigt diagnostizierten Säugling alle für seine Entwicklungs-Habilitation notwendigen Maßnahmen möglichst noch vor Vollendung des ersten Lebensjahres einleiten zu können, sollte der Test in jedem Fall spätestens im Laufe des achten Lebensmonats zum Einsatz gelangen. Lediglich bei Frühgeburten kann gegebenenfalls an eine Verschiebung des Testtermins um ein bis zwei Monate gedacht werden. Sollten Eltern eines solchen Kindes allerdings signalisieren, daß aufgrund ihrer Beobachtungen keine sicheren Hörreaktionen zu erkennen sind, dann ist Gefahr im Verzuge. Dann sollte das Kind sofort getestet werden. Bei einem unbefriedigenden Ergebnis ist unverzüglich an eine Überweisung des Kindes an eine kinderaudiologische Klinik zu denken. Für diese Empfehlung gibt es gute Gründe. So kommen bei Frühgeburten Hörschäden weitaus häufiger vor als bei termingerecht geborenen Kindern. Außerdem lassen sich manche zu früh geborene Kinder durchaus schon im Alter von sieben bis acht Monaten zuverlässig testen. Sollte sich jedoch herausstellen, daß ein solches Kind in seiner Entwicklung noch zurück ist und darum die erwartete Reaktion auf Schallreize nicht zeigen kann, so wird es in dem Gespräch mit seinen Eltern vor allem um das Hören gehen. Äußern Eltern Bedenken, dann darf man davon ausgehen, daß ein solcher Verdacht im allgemeinen ein sehr zuverlässiger Hinweis auf das Vorliegen einer Hörstörung ist.

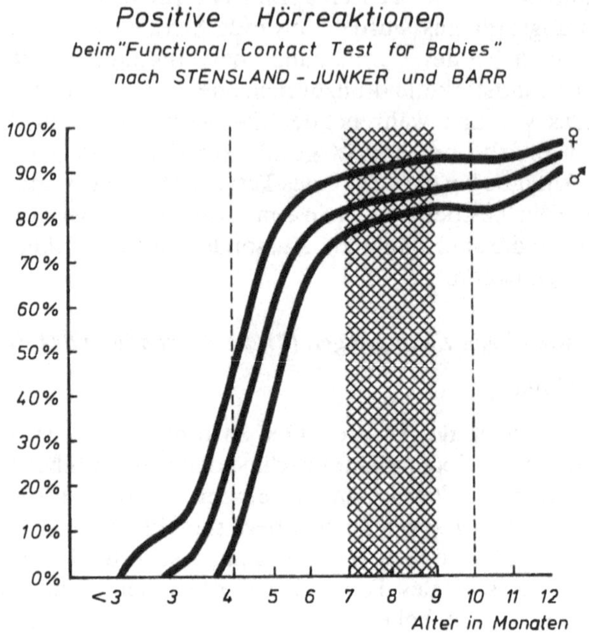

Abb. 4: Das ideale Alter für die Überprüfung der Hörreaktionen bei Säuglingen mit dem EWING- und dem BOEL-Test ist der siebte Lebensmonat

Wie noch aufgezeigt wird, eignet sich der EWING-Ablenkungstest oft auch für ältere Kinder als Ergänzung anderer Untersuchungstechniken. Seine Hauptanwendung findet er jedoch bei Kindern im Alter von 7 bis 18 Monaten.

Der Untersuchungsraum

Der Untersuchungsraum muß groß genug und frei von Störschall sein. Als Mindestgröße ist an eine freie Grundfläche von 4 m x 4 m zu denken. Der Störschallpegel sollte zum Zeitpunkt der Untersuchung nicht mehr als 35/40 dB<A> betragen. Wichtig ist ferner, daß der Untersuchungsraum visuell möglichst reizarm ausgestattet ist. Er soll sich ferner durch eine ruhige Atmosphäre auszeichnen.

Das Testpersonal

Für die Durchführung des EWING-Tests sowie anderer, mit ihm vergleichbarer Tests (mit Ausnahme des BOEL-Tests) werden zwei mit seiner Handhabung gut vertraute Testpersonen benötigt. Über deren Aufgaben wird weiter unten berichtet.

Grundausstattung des Untersuchungsraumes

- Ein stabiler Kindergartentisch mit einer Flanellstoffauflage, welche die vom Kind beim Spielen erzeugten Störgeräusche etwas dämpfen soll.
- Ein stabiler Stuhl für die Begleitperson des Kindes, auf deren Schoß der Säugling Platz nimmt.
- Falls erwünscht auch ein Stuhl für die das Kind beschäftigende Testperson (sie sitzt oder kniet gegenüber vom Kind).
- Einige einfache Spielgegenstände, mit denen die genannte Testperson die Aufmerksamkeit des Kindes vorübergehend auf kleine Spielhandlungen lenken kann.
- Einige Instrumente, mit deren Hilfe tief-, mittel- und hochfrequente Geräusche bzw. Wobbeltöne verschiedener Frequenzen erzeugt werden können. Hier ist u.a. an die Manchester-Hochton-Rassel, den MEG-Wobbler und gegebenenfalls auch an ein einfaches tragbares Freifeldaudiometer zu denken (diese Geräte wie auch der nachfolgend genannte Schallpegelmesser werden im Kapitel 10 mit Angabe der Lieferfirmen kurz besprochen).
- Ein einfacher Schallpegelmesser.

Der Ablauf der Testsituation

wird hier eingehend besprochen, weil er sich von der Verhaltens-Beobachtungs-Audiometrie, über die im Kapitel 5.1 berichtet wird, nur dadurch unterscheidet, daß bei dieser andere Testreize zum Einsatz gelangen. Er wird darum dort nicht noch einmal geschildert.

Der Säugling sitzt aufrecht und mit Blickrichtung nach vorn auf dem Schoß seiner Begleitperson. Diese wird vor Beginn des Tests darauf aufmerksam gemacht, daß sie keinesfalls durch eine Blickwendung oder Körperbewegung auf einen der dargebotenen Schallreize reagieren darf, da sie dadurch eine Blickwendung des Kindes auslösen und somit den Test verfälschen könnte. Die vom Kind erwartete Hinwendereaktion muß spontan erfolgen. Beide Testpersonen müssen sorgfältig darauf achten, daß die Begleitperson die ihr gegebenen Hinweise auch wirklich beachtet.

Die eine Testperson hat ihren Platz vor dem Kind. Am besten ist es, wenn sie ihm gegenüber am Tisch kniet, wie dies auf der Abbildung 5 zu sehen ist. Aufgabe dieser Testperson ist es, die Aufmerksamkeit des Kindes auf eine Spielhandlung zu lenken und diese so zu steuern, daß der Säugling in dem Augenblick, in dem ein Schallreiz dargeboten werden soll, weder akustisch noch optisch abgelenkt ist. Aufgabe der zweiten Testperson ist es dagegen, außerhalb des Gesichtsfeldes des Kindes zu bleiben und von dort aus jeweils dann einen Testreiz darzubieten, wenn der hierfür geeignete Zeitpunkt gekommen ist. Nach diesen sehr allgemeinen Hinweisen soll die Aufgabenverteilung nunmehr näher beschrieben werden.

4.2.3.2 Die Testperson vor dem Kind

Diese Person ist für den Ablauf des Tests verantwortlich und muß darum eng mit der sich hinter dem Kind befindlichen zweiten Testperson zusammenarbeiten. Für eine gelegentlich notwendig werdende mündliche Verständigung (von vorn nach hinten) ist die folgende Regel strikt zu beachten: die Testperson vor dem Kind darf keinerlei Blickkontakt zu der hinter dem Kind haben oder auf andere Art und Weise andeuten, daß sich jemand hinter dem Kind aufhält. Darum soll aber auch die Testperson hinter dem Kind während des Testvorgangs nach Möglichkeit nicht sprechen. Sie wird jeweils dann einen Schallreiz darbieten, wenn sie bemerkt, daß sich eine Aktivität, mit der die Person vor dem Kind dessen Aufmerksamkeit beansprucht hat, ihrem Ende nähert. Diese Aktivität soll aus einer ganz einfachen Handlung bestehen. So kann man z.B. einen kleinen Plastikkreisel durch eine Fingerdrehung in Bewegung setzen und auf der Tischfläche tanzen lassen. Wenn seine Drehbewegungen langsam ausklingen, wird man ihn mit beiden Händen zudecken. Wenn die Aufmerksamkeit des Säuglings dann nach etwa zwei Sekunden abzugleiten beginnt, wird man sie in abgeschwächter Form weiter aufrecht zu erhalten versuchen, indem man z.B. den einen oder anderen Finger hochstreckt oder mit dem unter den Händen verborgenen Gegenstand leicht auf den Tisch klopft. Damit soll bewirkt werden, daß die Aufmerksamkeit des Kindes auch weiterhin auf die Tischfläche gerichtet bleibt und nicht auf das Gesicht der vor ihm sitzenden oder knienden Testperson übergeht. Wie man sich diesen Testvorgang vorzustellen hat, ist auf den Abbildungen 5 bis 12 zu sehen.

Die geschilderte Vorgehensweise will bezwecken, daß die Testperson die Augen des Säuglings beobachten kann, ohne sich dabei in die Gefahr eines Blickkontaktes mit dem Kind zu begeben, durch den die Aufmerksamkeit des Säuglings so überbeansprucht werden könnte, daß er ihm leise dargebotene Testreize ignoriert.

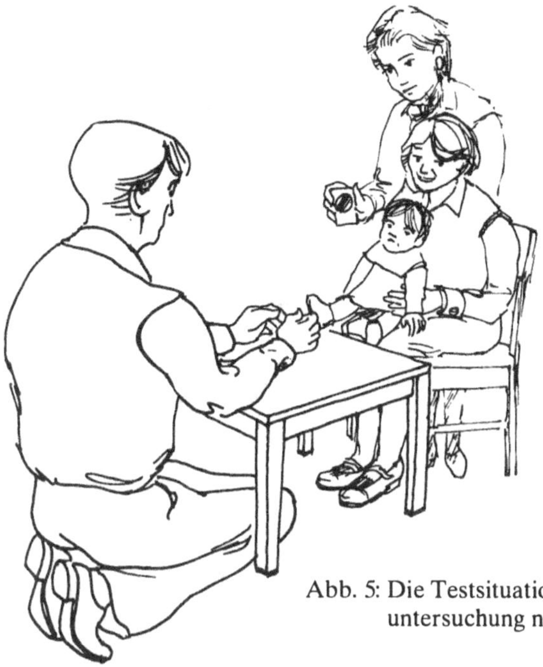

Abb. 5: Die Testsituation bei der Aussonderungsuntersuchung nach EWING bei einem Säugling

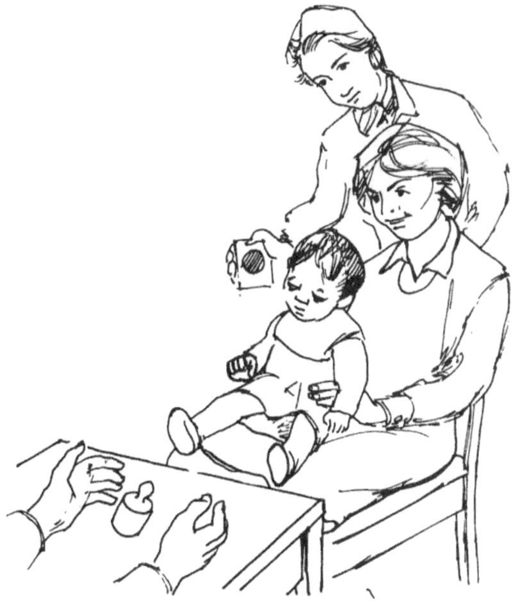

Abb. 6: Die Aufmerksamkeit des Kindes wird auf einen Gegenstand gelenkt

Abb. 7: Die Aufmerksamkeit des Kindes läßt nach

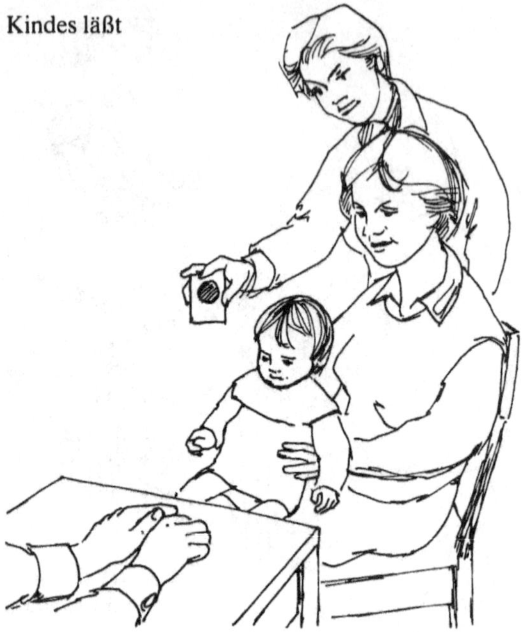

Abb. 8: Die Aufmerksamkeit des Kindes wird durch einfache Fingerbewegungen verlängert

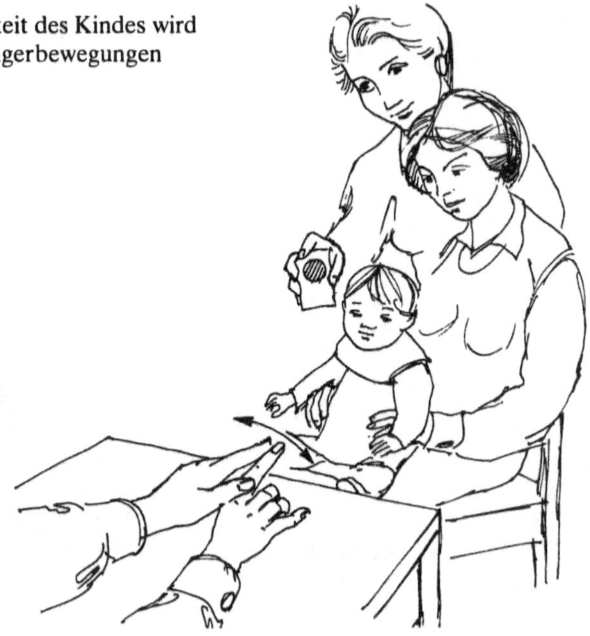

Abb. 9: Spontane Hinwendereaktion des Kindes nach Wahrnehmung eines Schallreizes

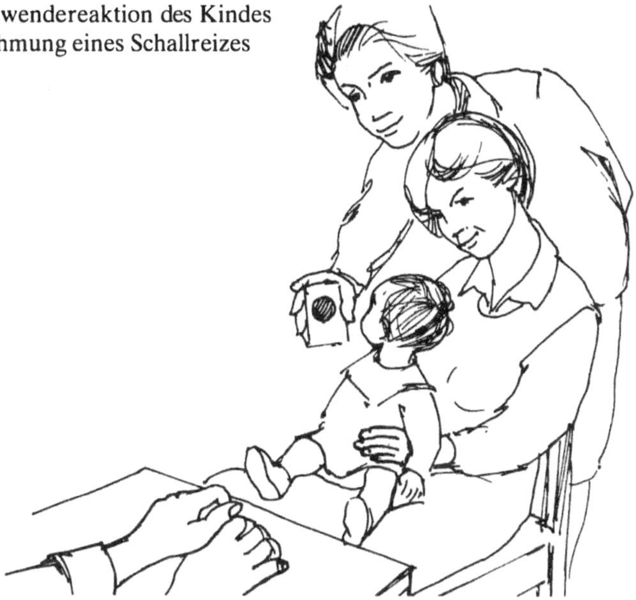

Abb. 10: Die Hinwendereaktion wird durch ein Lächeln oder ein anerkennendes Wort »belohnt«

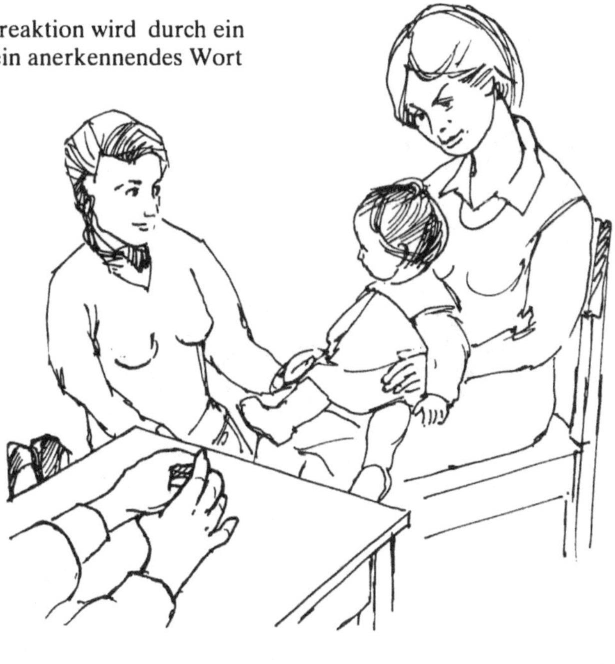

Abb. 11: Bevor ein neuer Schallreiz dargeboten werden kann, muß die Aufmerksamkeit des Kindes wieder nach vorn gerichtet sein

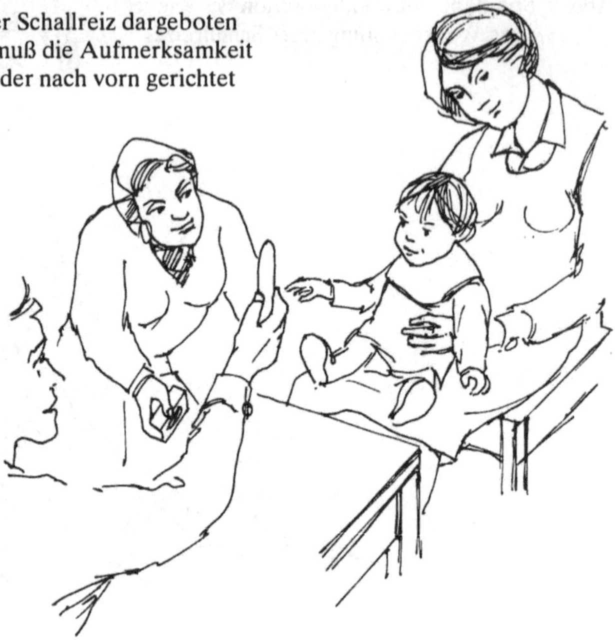

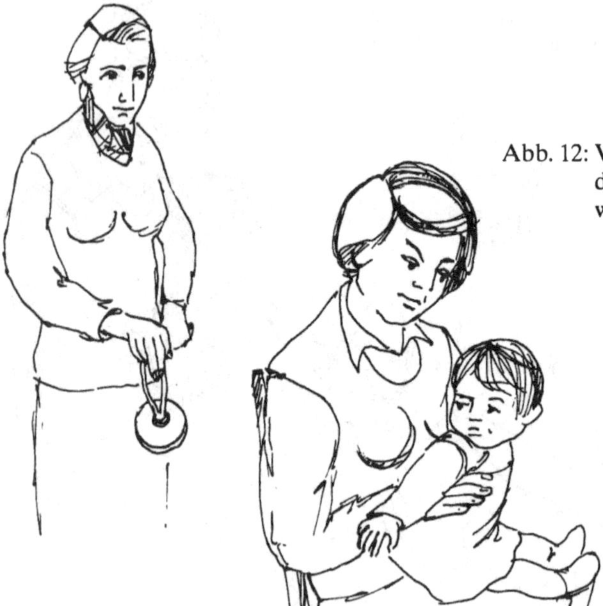

Abb. 12: Von dieser Stelle aus muß der Schallreiz dargeboten werden

Da die Gefahr besteht, daß eine noch wenig erfahrene Testperson die Ablenkung übertreibt, sei an einigen Beispielen noch aufgezeigt, wie es nicht gemacht werden soll:

1. Auf dem Tisch sollen zu keiner Zeit mehrere Spielgegenstände liegen. Auf der Tischfläche darf wirklich nichts anderes zu sehen sein als der Gegenstand, mit dem die Aufmerksamkeit des Kindes eingefangen werden soll.

2. Manche Testpersonen, die vor dem Kind sitzen oder knien, zeigen diesem z.B. ein kleines STEIFF-Tier oder einen kleinen Ball. Diese Gegenstände verstecken sie dann plötzlich hinter ihrem Rücken oder unter der Tischfläche. Dieses Vorgehen führt notwendigerweise zu einem Augenkontakt zwischen Kind und Testperson. Da dieser unerwünscht ist, bleibt der Testperson nichts anderes übrig, als nach unten zu blicken. Das aber hindert sie daran, die Reaktion bzw. Nicht-Reaktion des Säuglings auf einen jetzt dargebotenen Schallreiz zu beobachten. Nun ist jedoch die Testperson vor dem Kind die Person, die allein die Bedeutung einer jeden Hinwendereaktion der Augen oder des Kopfes beurteilen kann. Das kann sie aber nur dann, wenn sie das Gesicht und vor allem die Augen des Kindes auch wirklich sehen kann. Die oben beschriebene Vorgehensweise, mit der die Aufmerksamkeit des Säuglings auf die Tischfläche gelenkt wird, und dies dann auch noch in abgeschwächter Form durch Fingerbewegungen oder durch Klopfen, räumt der Testperson die Möglichkeit ein, die Reaktion des Säuglings zuverlässig zu beurteilen.

3. Es wurde bereits gesagt, daß die Testperson vor dem Kind keinen Blickkontakt mit der hinter dem Kind haben soll. Sie darf aber auch keinen Kontakt mit Gesten aufnehmen. Dazu gehört auch, daß sie dann, wenn die Testperson hinter dem Kind einen Schallreiz darbietet, nicht etwa durch Heben ihres Zeigefingers dem Säugling signalisiert, daß es jetzt etwas zu hören gibt. Das kann sehr bald als ein Hinweis verstanden werden, daß es sich jetzt umblicken soll. Möglicherweise wird es dies bald auch dann tun, wenn es überhaupt nichts gehört hat. Das aber würde zu einer Verfälschung des Testergebnisses führen müssen.

4. Dem Kind muß genügend Zeit gelassen werden, auf einen wahrgenommenen Testreiz reagieren zu können. Darum muß eine Überbeanspruchung seiner optischen Aufmerksamkeit vermieden werden. Es muß jeder Spielaktivität eine längere Ausklingphase folgen. So soll z.B. der gezeigte Spielgegenstand zunächst nur etwa zwei Sekunden mit den Händen verdeckt werden, bevor dann für etwa fünf bis zehn Sekunden einfache Fingerbewegungen folgen. Während diese ablaufen, wird die zweite Testperson einen Schallreiz darbieten, auf den das Kind, dessen optische Aufmerksamkeit jetzt nur noch leicht beansprucht wird, durch Hinwenden zur

Schallquelle reagieren soll. Wenn die Testperson vor dem Kind dessen volle Aufmerksamkeit zu schnell wieder in Anspruch nimmt, wird die Testdauer nicht nur unnötig verlängert, es kann dies auch zu einem vorzeitigen Abbruch des Tests führen.

4.2.3.3 Die Testperson hinter dem Kind

Die Validität des EWING-Tests hängt nicht nur vom richtigen Verhalten der Testperson vor dem Kind ab, sie ist auch davon abhängig, ob die Testperson hinter dem Kind die richtigen Schallreize zur richtigen Zeit am richtigen Ort darbietet.

Der richtige Ort

Die Schallreize sollen auf Höhe der Ohren des Kindes aus einer Entfernung von 1 m so dargeboten werden, daß sie nicht in das seitliche Gesichtsfeld des Kindes fallen. Wie dies zu verstehen ist, zeigt die Abbildung 13. Mit anderen Worten: es muß streng darauf geachtet werden, daß weder die Schallquelle, so z.B. die in der Hand gehaltene Hochton-Rassel, noch die Hände und Füße der Testperson in das periphere Gesichtsfeld des zu testenden Kindes gelangen. Als Faustregel kann gelten: die Schallquelle soll niemals die nach rechts oder links verlängert gedachte Lehne des Stuhles, auf dem die Begleitperson mit dem Kind sitzt, übertreten.

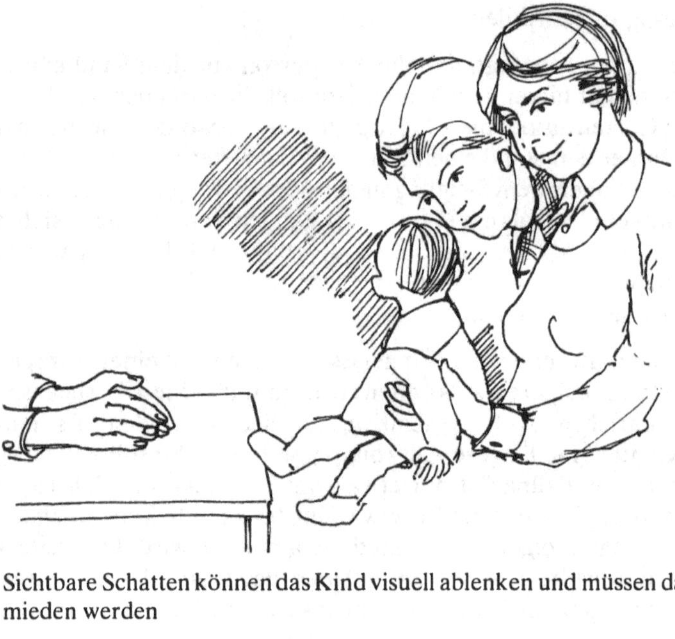

Abb. 13: Sichtbare Schatten können das Kind visuell ablenken und müssen darum vermieden werden

Visuelle Hinweise auf die Testperson hinter dem Kind darf es nicht geben. Sie sind dennoch eine häufige Fehlerquelle und können den gesamten Test wertlos machen. Bei der Anordnung der Testsituation sollte, noch bevor das erste Kind zum Testen erscheint, sehr genau darauf geachtet werden, daß der Tester hinter dem Kind von seinem Platz aus keinen Schatten nach vorn wirft. Eventuell muß ein hinter seinem Rücken befindliches Fenster abgedunkelt oder eine hinter ihm hängende Lampe ausgeschaltet werden. Ein Raum, in dem es am Vormittag keinen störenden Schatten gibt, kann am Nachmittag, wenn die Sonne in einer anderen Himmelsrichtung steht, eine ganz andere Anordnung verlangen. Es muß aber auch garantiert sein, daß z.B. die Testperson beim Wechseln von der Seite des rechten Ohres zur Seite des linken Ohres des Kindes nicht auf knarrenden Dielen gehen muß, daß ihre Kleidung keine Reibegeräusche erzeugt, daß ihre Schuhe keine störenden Geräusche abgeben, daß Armreife nicht klimpern, usw. Wichtig ist ferner, daß von ihr auch keine starken Gerüche (Nikotin, Knoblauch, Parfüm, Gesichtswasser usw.) ausgehen.

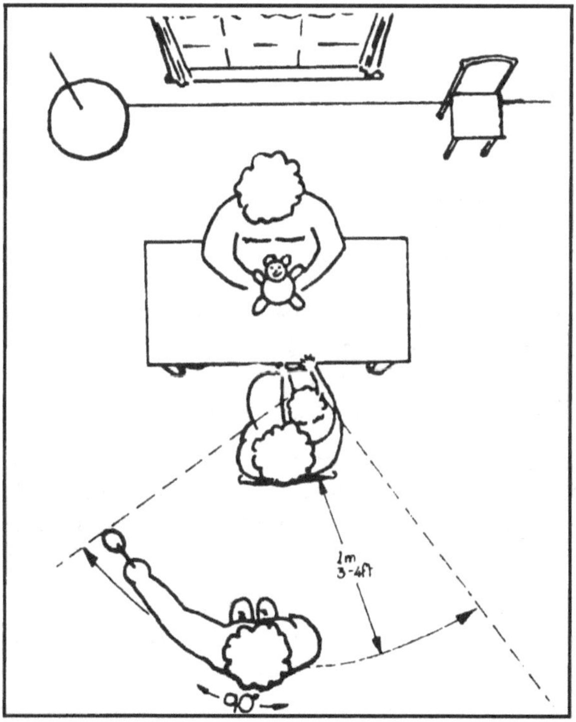

Abb. 14: Vor allem Fenster und Lampen können unerwünschte Schatten verursachen. Das darf man bei der Wahl des Testplatzes nicht unberücksichtigt lassen.

Schließlich muß noch darauf geachtet werden, daß sich in dem Testraum keine Gegenstände befinden, in denen sich die Testperson hinter dem Kind spiegeln und darum von Kind entdeckt werden könnte. Hier ist z.B. an Fernsehbildschirme, Spiegel, Fenster, Schränke mit Glastüren sowie an tief hängende, verglaste Bilder zu denken. Diese Gegenstände müssen entweder abgedeckt oder – noch besser – an anderer Stelle plaziert werden.

Zuguterletzt sei noch einmal darauf hingewiesen, daß der Tester hinter dem Kind nicht mit dem vor dem Kind sprechen darf.

Der richtige Zeitpunkt

Der Schallreiz sollte, nachdem der Tester vor dem Kind den von ihm benützten Gegenstand mit seinen Händen verdeckt hat, nicht länger als eine Sekunde dargeboten werden. Wenn der Säugling keine sofortige Reaktion zeigt, sollte der Reiz während der Zeit, in der die vordere Testperson mit ihren Fingern spielt, noch einmal für etwa fünf Sekunden dargeboten werden. Übrigens sollte keinesfalls vor Beginn der eigentlichen Tests irgendein Testreiz als eine Art »Probereiz« dargeboten werden, denn das verringert die Möglichkeit, vom Kind später eine positive Reaktion darauf zu erhalten, hat doch der Reiz nunmehr seinen Neuigkeitswert verloren.

Der richtige Schallreiz

Bei einem Hörtest zur Aussonderung hörauffälliger Säuglinge und Kleinkinder sind nur minimale Lautstärken (etwa 35 dB<A>) zulässig. Um diese auch wirklich einhalten zu können, ist das Vorhandensein eines einfachen Lautstärkemessers eine wesentliche Hilfe. Manchen Untersuchern fällt es erfahrungsgemäß schwer, die Schallreize sehr leise darzubieten. Wenn ein Kind nicht gleich reagiert, neigen sie dazu, die Lautstärke zu erhöhen. Damit kann jedoch das Testergebnis verfälscht werden. Eine vorherige Schulung des Testpersonals mit Hilfe eines Lautstärkemessers ist darum ganz wichtig.

Bei einem Aussonderungstest sollen die Reaktionen eines Säuglings sowohl auf hohe als auch auf tiefe Frequenzen festgestellt werden. Falls hierfür kein tragbares Freifeldaudiometer zur Verfügung steht, ist die Anwendung folgender Testreize zu empfehlen:

1. Für die Überprüfung der Hörfähigkeit im Bereich der hohen Frequenzen die Manchester Hochton-Rassel sowie der wiederholt in rhythmischer Abfolge gesprochene stimmlose »s«-Laut.

2. Für die Überprüfung der Hörfähigkeit im Bereich der tiefen Töne das sehr leise Summen der Melodie eines Kinderliedes sowie das sehr leise Sprechen der Lautfolge »buh-uh-uh-uh«.

Bei der Darbietung dieser frequenzabhängigen Testreize ist darauf zu achten, daß sie wirklich nur mit einer Lautstärke von etwa 35 dB<A>, aus 1 m Entfernung gemessen, erzeugt werden. Damit allerdings ein Säugling auf Testreize mit so geringer Lautstärke reagieren kann, ist es erforderlich, daß der Testraum weitgehend von Innenlärm frei und von Außenlärm abgeschirmt ist.

Früher verwendete Schallreize

In der ursprünglichen Fassung des Ewing-Tests waren für Säuglinge und Kleinkinder im Alter von 7 bis 18 Monaten u.a. auch die beiden folgenden Testpunkte vorgesehen:

- das Knistern mit Seidenpapier und
- das sanfte Entlangführen eines kleinen Löffels am Rand und am Boden einer dünnwandigen Tasse.

Diese beiden Testreize dürfen heute auf keinen Fall mehr benützt werden, obwohl sie in manchen Lehrbüchern noch immer empfohlen werden (Wolfhart Niemeyer 1979), da sie nicht, wie die obengenannten anderen Schallreize, auf ein eng umrissenes tief- bzw. hochfrequentes Spektrum begrenzt werden können. Ihre Anwendung wurde früher vor allem damit begründet, daß Säuglinge darauf besonders gut reagierten, und zwar auch dann, wenn sie andere Testreize weitgehend ignorierten. Dieser vermeintliche Vorteil verliert jedoch angesichts der Tatsache, daß damit keine frequenzspezifischen Schallreize erzeugt werden können, seinen Wert.

Ein tragbares Freifeldaudiometer

Falls ein tragbares Freifeldaudiometer, zuweilen auch als pädiatrisches Audiometer bezeichnet, zur Verfügung steht, mit dem sogenannte Wobbeltöne erzeugt werden können, kann man damit hohe und tiefe Töne in einer genau einstellbaren Lautstärke anbieten. Ein solches Gerät kann die genannten konventionellen Schallreize weitgehend ersetzen.

Mit einem tragbaren Freifeldaudiometer sollte man die Reaktionen des Kindes auf die Frequenzen von 500, 2000 und 4000 Hz überprüfen. Wenn ein Säugling auf die ihm für beide Ohren aus einer Entfernung von jeweils 50 cm mit 35 dB<A> dargebotenen Töne reagiert hat, darf man davon ausgehen, daß er über eine normale Hörfähigkeit verfügt. Die Frequenz von 2000 Hz überprüft das Gehör im mittleren Frequenzbereich, die bei der Überprüfung mit den genannten konventionellen Schallreizen, die sich auf tief- und hochfrequente Reize beschränken, unberücksichtigt bleibt.

Tragbare Freifeldaudiometer werden von mehreren Firmen hergestellt. Da es sich hierbei verständlicherweise nicht um identische Geräte handelt, können hier nur allgemeine Hinweise gegeben werden. Es sei darum auf die dem jeweiligen Gerät beigegebene Bedienungsanleitung verwiesen. Im allgemeinen werden die einstellbaren Lautstärken dann erzielt, wenn die erzeugten Töne aus 0,5 m Entfernung vom Ohr des Kindes abgegeben werden. Bei der Hörprüfung hält man das Audiometer auf Höhe der Ohren des Kindes, aber mit einem nach hinten versetzten Winkel von etwa 45°.

Hier sei aber auch auf den von der kalifornischen Firma ECKSTEIN Bros. angebotenen »Noise Stik (Model EB-22)« hingewiesen, der sich als »Neonatal Hearing Screener« versteht. Mit diesem sehr handlichen kleinen Audiometer kann ein Testreiz im Frequenzbereich von etwa 2000 bis 4000 Hz mit jeweils höchster Intensität bei rund 3000 Hz mit 60 dB bzw. mit 90 dB abgegeben werden. Diese Intensitäten beziehen sich auf eine Entfernung von 15 cm vom jeweils zu prüfenden Ohr. Folgt man der im Kapitel 10.3 gegebenen Empfehlung, lassen sich bei Anwendung des »Noise Stik« durch Vergrößerung bzw. Verringerung des Abstandes Testreize von 36 dB bis zu 96 dB anbieten. Mit anderen Worten: der »Noise Stik« eignet sich nicht nur für Aussonderungs-, sondern auch für Bestimmungsuntersuchungen nach den Prinzipien der Verhaltens-Beobachtung.

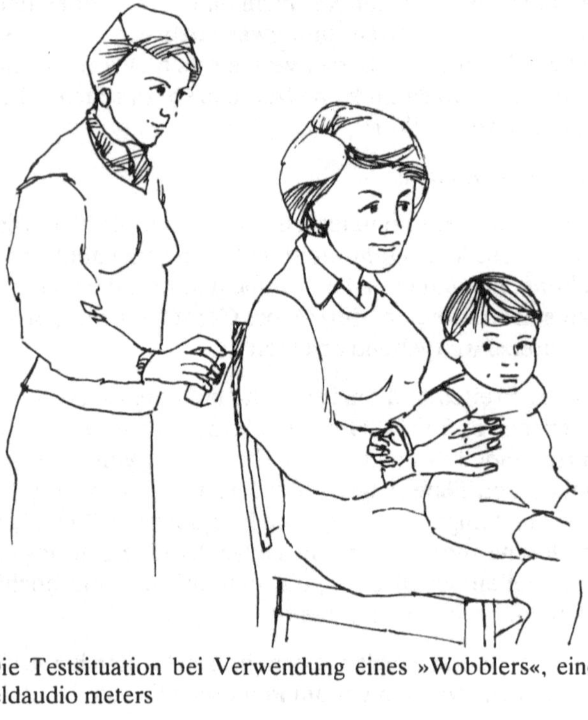

Abb. 15: Die Testsituation bei Verwendung eines »Wobblers«, eines kleinen Freifeldaudio meters

In sehr ruhigen Testräumen kann man mit einem tragbaren Freifeldaudiometer einen Schallreiz von 4000 Hz selbst mit einer Lautstärke von nur 25/30 dB anbieten. Er hebt sich, wie Kontrollmessungen gezeigt haben, von einem etwa gleichstarken, sich jedoch in der Regel nur aus tieffrequenten Geräuschen zusammensetzenden Störschallpegel ab und kann darum wahrgenommen werden. In der kinderärztlichen Praxis wird dagegen in den meisten Fällen eine Lautstärke von 35/40 dB gewählt werden müssen, um einem zu prüfenden Kind mit normalem Gehör die Wahrnehmung eines hochfrequenten Testreizes zu ermöglichen. Bei manchen Kleinaudiometern kann es bei der Bedienung des Tongebers zu einem Klick-Geräusch kommen. Wenn dies der Fall ist, ist darauf zu achten, daß das Umschalten z.B. durch Abwenden vom Kind jeweils so erfolgt, daß dieses wirklich nur den Testton wahrnehmen kann.

Auch wenn ein Säugling auf die drei angeführten Frequenzen des pädiatrischen Audiometers reagiert hat, ist es ratsam, auch noch mit der Hochton-Rassel, dem »s«-Laut, dem Summen einer Melodie und der Lautfolge »buh-uh-uh-uh« zu prüfen. Dies gilt vor allem dann, wenn, was immer wieder einmal vorkommt, ein Säugling sich nur sehr wenig für die Wobbeltöne zu interessieren scheint.

4.2.3.4 Kriterien für »Hörtest bestanden«

Der EWING-Test zur Aussonderung hörauffälliger Säuglinge und Kleinkinder gilt dann als »bestanden«, wenn das getestete Kind alle ihm mit minimaler Lautstärke angebotenen Schallreize eindeutig durch Kopfbewegungen von etwa 90° beantwortet hat. Es muß sowohl auf die hohen als auch auf die tiefen Schallreize zuverlässig reagiert haben. Hat ein Säugling wiederholt auf einen Schallreiz nicht wie erwartet reagiert, und sei es auch nur auf einer Seite, dann hat er den Test nicht bestanden, dann ist er als hörauffällig ausgesondert und muß einer gründlichen diagnostischen Untersuchung zugeführt werden. Bloße Augenbewegungen in Richtung auf die Schallquelle oder andere Anzeichen einer möglichen Reaktion gelten nicht als Beweis für eine unbeeinträchtigte Hörfähigkeit. Wenn ein Kind keinen – durch eine eindeutige Hinwendereaktion – unmißverständlichen Beweis dafür erbracht hat, daß es über eine für eine normale Sprachentwicklung ausreichende Hörfähigkeit verfügt, muß geklärt werden, warum es dazu nicht fähig ist.

Es muß keinesfalls immer eine beeinträchtigte Hörfähigkeit vorliegen, wenn ein Kind nicht wie erwartet reagiert hat. Die Ursache hierfür kann auch eine allgemeine Entwicklungsverzögerung, eine vorübergehende Unpäßlichkeit etwa während des Zahnens, eine geistige oder körperliche Behinderung sein. Verhaltensabweichungen, die derartige Ursachen haben, müssen so früh wie möglich abgeklärt werden. In diesem Zusammenhang sei erwähnt, daß immer dann, wenn Zweifel bestehen, ob ein Kind überhaupt in der Lage ist, seinen Kopf nach rechts und nach links zu wenden, dies noch vor Beginn des EWING-Tests geprüft werden muß. Zu diesem Zweck nimmt man z.B. einen farbigen Holzstab, hält ihn im Abstand von etwa 50 cm in Augenhöhe des Kindes und führt ihn abwechselnd nach der einen und nach der anderen Seite. Dabei stellt man fest, ob das Kind diesen Bewegungen mit seinem Kopf folgen kann. Ist es dazu nicht fähig, kann der EWING-Test für Kinder dieser frühen Altersstufe (noch) nicht verwendet werden. Gleiches gilt auch für andere, für diese Altersstufe vorgesehene subjektive Aussonderungstests. Sollte allerdings bei einem dieser zu Kopfbewegungen (noch) nicht fähigen Kinder ein begründeter Verdacht auf Vorliegen einer Hörstörung bestehen, ist es unverzüglich einer klinischen Hörprüfung zuzuführen.

Für das Bestehen des Aussonderungstests können auch kombinierte Reaktionen auf hohe und tiefe Schallreize akzeptiert werden, d.h. Reaktionen auf eine Kombination der genannten konventionellen Schallreize und gewobbelter Audiometertöne. Bedingung hierfür ist allerdings, daß die Reaktionen auf Lautstärken von nicht mehr als 35/40 dB erfolgt sind.

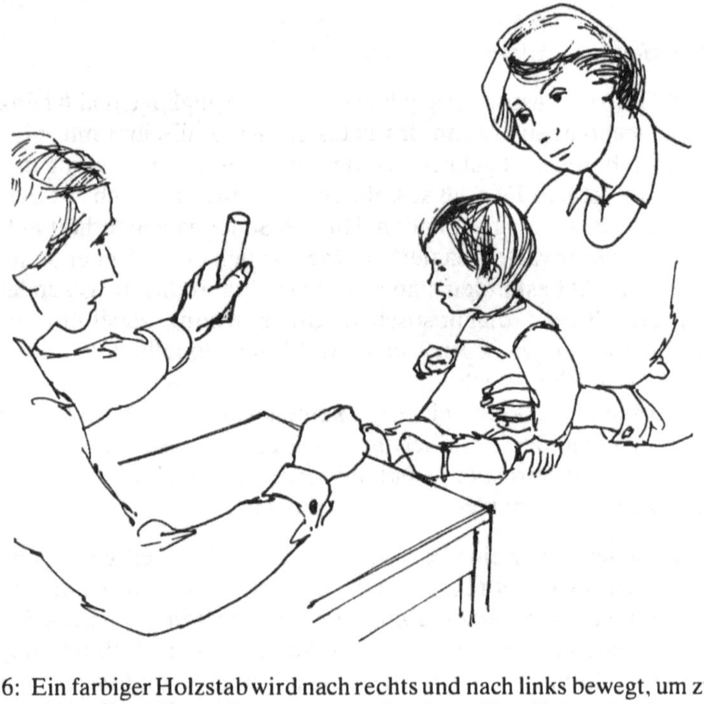

Abb. 16: Ein farbiger Holzstab wird nach rechts und nach links bewegt, um zu prüfen, ob das Kind diesen Bewegungen mit seinem Kopf folgen kann

In diesem Zusammenhang stellt sich die Frage, wie oft ein Schallreiz angeboten werden darf, wenn das Kind bei seiner ersten Darbietung keine erkennbare Reaktion gezeigt hat. Da das Nichtreagieren des Kindes durch eine unkontrollierte Aufmerksamkeitsschwankung oder durch einen plötzlich aufgetretenen Störschall bedingt gewesen sein kann, lassen sich keine festen Regeln aufstellen. Im Idealfall reagiert ein Säugling sofort auf alle ihm mit etwa 35/40 dB Lautstärke angebotenen Schallreize. Wenn er allerdings erst bei etwas höheren Lautstärken reagiert, dann kann das ein Hinweis auf das Vorliegen eines Hörproblems sein, es kann dies aber auch besagen, daß er seine Aufmerksamkeit vorübergehend auf etwas anderes gerichtet hatte. Wenn sich bei einer erneuten Darbietung der zunächst ignorierten Schallreize herausstellt, daß er auf diese jetzt auch bei der dafür vorgesehenen Lautstärke reagiert, dann gilt der Test als bestanden. Anderenfalls ist eine Wiederholung nach etwa zwei Wochen angezeigt.

Absicherung von Fehlreaktionen

Wenn ein Kind einen Schallreiz wahrgenommen und dies durch eine spontane Hinwendereaktion angezeigt hat, dann verdient es hierfür Anerkennung. Der jetzt seitlich hinter ihm stehende Tester wird es anlächeln, einige lobende Worte sprechen oder es streicheln. Er wird seinen Platz erst dann wieder verlassen, wenn der Tester vor dem Kind dessen Aufmerksamkeit wieder auf einen Gegenstand auf dem Tisch gerichtet hat. Sobald dies der Fall ist, wird er eine neue Schallreizdarbietung vorbereiten, sei es von derselben oder von der anderen Seite. Der Wechsel auf die andere Seite darf nicht in einer regelmäßigen Abfolge geschehen, damit das Kind die Seite der folgenden Reizdarbietung nicht schon antizipieren kann.

Es ist ganz wichtig, daß während der Testdauer das Suchverhalten des Kindes sorgfältig beobachtet und kontrolliert wird. Um sicher zu sein, daß möglichst keine Fehlreaktionen unterlaufen und als Hörreaktionen registriert werden, kann man folgende Vorkehrung treffen. Der Tester vor dem Kind fängt, wie weiter oben beschrieben, die Aufmerksamkeit des Kindes ein, kontrolliert sie und läßt sie dann allmählich ausklingen. Der Tester hinter dem Kind bewegt sich an einen Platz seitlich hinter dem Kind und tut lediglich so, als ob er einen Schallreiz anbieten würde. Wenn das Kind eine Hinwendereaktion zeigt, obwohl doch gar kein Testreiz zu vernehmen war, dann ist dies ein Anzeichen dafür, daß das Kind möglicherweise einen versehentlich gegebenen, unerwünschten akustischen, visuellen oder taktilen Hinweis empfangen hat. Diese Vorkehrung ist vor allem bei den Kindern notwendig, die sich immer wieder umdrehen, um zu sehen, was sich wohl hinter ihrem Rücken abspielt.

Aber auch das Gegenteil kann der Fall sein, daß nämlich ein Kind kein Interesse an einem ganz bestimmten Testreiz zeigt und sich der Schallquelle nicht zuwendet. In diesem Falle kann es angezeigt sein, daß der Tester vor dem Kind diesen Schallreiz in seine Aktivitäten einbaut, bevor er die Aufmerksamkeit des Kindes langsam ausklingen läßt. Dieses Vorgehen ist vor allem bei Kindern im Alter von 12 bis 18 Monaten hilfreich. Ein Kind dieser Altersstufe, das nicht reagieren will, kann man zuweilen aber auch dadurch zu einer Hinwendereaktion veranlassen, daß der vor ihm kniende/sitzende Tester fragt: »Hör mal! Was ist das?« Bei Anwendung dieser Technik ist es allerdings angezeigt, diese Frage auch dann einmal zu stellen, wenn gerade kein Schallreiz zu hören ist.

Vor allem Kinder, die schon älter als zehn Monate sind, verlieren manchmal schnell das Interesse an den Testreizen. Sie drehen sich nur einmal um, dann ist ihre Neugierde befriedigt. Für die nachfolgenden Schallreize zeigen sie kein Interesse mehr. In einem solchen Falle ist es wichtig, daß man die Reihenfolge der Testreize sowie den Standort häufig wechselt. Wenn ein Kind jedoch nach fünf bis zehn Sekunden immer noch nicht reagiert hat, muß davon ausgegangen werden, daß es im Augenblick entweder kein Interesse für den dargebotenen Schallreiz zeigt oder diesen wirklich nicht wahrgenommen hat. Der Tester vor ihm sollte dann erneut damit beginnen, seine Aufmerksamkeit auf einen Gegenstand zu lenken.

4.2.4 Der BOEL-Test von Karin Stensland-Junker

Der BOEL-Test ist von Karin STENSLAND-JUNKER (1972) in Stockholm entwickelt worden. Sein Name leitet sich von den Anfangsbuchstaben des folgenden schwedischen Satzes ab: »*B*licken *O*rienterar *E*fter *L*jud«. Frei übersetzt bedeutet dies »spontane Schallokalisation«.

Bei dem BOEL-Test handelt es sich um einen Kontakttest für Säuglinge im Alter von sechs bis neun Monaten, für den folgendes Testmaterial benötigt wird:

- 2 kleine, tieffrequent klingende silberne Bällchen;
- 2 kleine, hochfrequent klingende silberne Glöckchen; (für jede Hand ein Bällchen und ein Glöckchen);
- ein rotlackiertes Greifholz;
- ein silbernes Mobile.

Während die silbernen Bällchen und Glöckchen dazu dienen, dem Säugling unsichtbar solche Schallreize darzubieten, die von einem Kind mit einer Höreinbuße nicht mehr wahrgenommen werden können, dienen das Greifholz und das Mobile zur visuellen Stimulierung. Der Zeitaufwand für die Durchführung des BOEL-Tests ist gering. Er kommt wie folgt zur Anwendung:

Zuerst soll ein sicherer Augenkontakt mit dem Kind hergestellt werden, das gegenüber vom Untersucher auf dem Schoß seiner Mutter sitzt. Auch der Untersucher sitzt auf einem Stuhl. Zunächst kontrolliert er mit dem roten Greifholz, ob der Blick des Kindes einem visuell attraktiven Stimulus folgen kann. Der Greifstab wird zu diesem Zweck hin und her bewegt, und zwar zuerst in horizontaler und dann in vertikaler Richtung. Das Kind darf, wenn es dies will, das Greifholz mit der Hand erfassen. Das dabei festgestellte Greifvermögen wird registriert.

Für die danach beginnende Hörprüfung werden für jedes Ohr je ein Bällchen und ein Glöckchen eingesetzt. Jeweils dann, wenn der Untersucher, der den BOEL-Test im Gegensatz zu dem EWING-Ablenkungstest ohne Mithilfe einer zweiten Testperon allein durchführt, ganz sicher ist, die visuelle Aufmerksamkeit des Säuglings voll auf das Greifholz gelenkt zu haben, wird eines der Bällchen oder Glöckchen unbemerkt vom Kind etwa 20 cm schräg hinter dessen rechtes oder linkes Ohr geführt und dort zum Erklingen gebracht. Zwischen den einzelnen Schalldarbietungen wird der Augenkontakt immer wieder kurz hergestellt. Danach wird dasselbe Verfahren auf dem Gegenohr zur Anwendung gebracht. Wenn der Säugling auf fünf hintereinander dargebotene Testreize viermal durch spontane Hinwendung reagiert hat, gilt er als hörunauffällig.

Die silbernen Bällchen und Glöckchen, die an einem Fingerring befestigt sind und am Zeige- und Ringfinger der rechten und der linken Hand getragen werden, sind so klein, daß sie bei geschlossener Hand unsichtbar bleiben. Dennoch ist bei ihrer Handhabung Vorsicht geboten. Auch wenn man glaubt, daß der Säugling die Schallquelle hinter seinem Ohr nicht gesehen hat, besteht, sofern die Handbewegungen beim Test nicht genau kontrolliert werden, die Möglichkeit, daß eine unbeabsichtigte visuelle Stimulierung erfolgt, auf die das Kind dann aber auch reagiert.

Am besten lassen sich die silbernen Testinstrumente handhaben, wenn man das tieffrequent klingende Bällchen am Zeigefinger und das hochfrequent klingende Glöckchen am Ringfinger befestigt. Das Erklingen des Bällchens wird durch eine leichte Bewegung des Zeigefingers, gegebenenfalls noch unterstützt durch ein sanftes Anstoßen mit dem Daumen, bewirkt. Das Glöckchen bringt man am besten durch ein leichtes Anstoßen mit dem kleinen Finger zum Erklingen.

Wenn der Säugling, was er durchaus darf, den roten Greifstab in seiner Hand festhält und in den Mund steckt, wird das silberne Mobile für die visuelle Ablenkung benützt.

Bei sorgfältiger Anwendung des BOEL-Aussonderungsverfahrens, das auf Seiten des Untersuchers allerdings das Vorhandensein einer sehr guten Handmotorik verlangt, werden – ähnlich wie bei dem EWING-Ablenkungstest – etwa 5 % der damit erstmals untersuchten Säuglinge keine oder nicht vollauf zufriedenstellende Reaktionen zeigen. Diese Säuglinge gelten als hörauffällig und müssen nach etwa zwei Wochen noch einmal überprüft werden. Erfüllen sie auch bei der zweiten Untersuchung den Test nicht, müssen sie mit einem Verfahren der Bestimmungsuntersuchung eingehend untersucht werden.

Die dänischen Oto-Audiologen Ole BENTZEN und JENSEN (1981) weisen darauf hin, daß die Lautstärke der Glöckchen zu groß sein kann, um auch leichtgradige Höreinbußen aufzuspüren, betonen aber, daß der BOEL-Test, der in Dänemark und in einigen anderen europäischen Ländern eine weite Verbreitung gefunden hat, zu einem engen Kontakt zwischen Audiologen und Säuglingsschwestern geführt hat. Diese haben nicht zuletzt durch die Anwendung dieses Tests ein feines Gespür für das mögliche Vorliegen einer Hörbeeinträchtigung bekommen.

Das für den BOEL-Test standardisierte Testmaterial kostet ungefähr 250.- DM und kann von einer der beiden folgenden Stellen bezogen werden:

- Bornekliniken, Statens undersogelses- og
  vejledningsklinik for dove or tunghore born,
  Kristianiagade 13, DK – 2100 Kopenhagen – O.
- Himberg, Landstingens Inköpcentral,
  Postfach, S – 17.183 Solna, Schweden.

4.2.5 Der modifizierte Ewing-Test zur Aussonderung hörauffälliger Kinder im Alter von 18 bis 36 Monaten

Von einem Kind mit normaler Entwicklung darf man im Alter von etwa 18 Monaten erwarten, daß es einfache sprachliche Anweisungen versteht. Diese Fähigkeit erweitert den Horizont für eine Aussonderungsuntersuchung vom bloßen Bewußtwerden eines Schallreizes hin zur auditiven Diskrimination von Sprache.

Nun weiß allerdings jeder, der es mit Kindern zu tun hat, daß manche Kinder dieser Altersstufe nicht leicht zu untersuchen sind. Sie sperren sich, ja manche von ihnen beginnen zu schreien und wollen am liebsten das Gegenteil von dem tun, was Erwachsene von ihnen wünschen und erwarten. Ihre negative Grundeinstellung und ihre oft nur kurze Aufmerksamkeitsspanne sind selbst für einen erfahrenen Untersucher immer wieder eine Herausforderung. Darum kann eine Aussonderungsuntersuchung bei einem Kind von etwa 18 Monaten, obwohl sie – vom bloßen Vorgehen her gesehen – wirklich ganz einfach ist, infolge seiner mangelnden Kooperationsbereitschaft in der Praxis auf Schwierigkeiten stoßen.

Irene und Alexander EWING haben auch für Kinder im Alter von etwa $1^1/_2$ bis 3 Jahren bereits 1947 ein Verfahren vorgelegt, mit dem Hörauffälligkeiten erkannt werden können. Es kann, in modifizierter Form, auch heute noch zur

Anwendung empfohlen werden. Irene und Alexander Ewing nannten es damals Kooperationstest, eine etwas verblüffende Bezeichnung, wenn man an die angedeuteten Schwierigkeiten denkt.

Der Kooperationstest für Kinder der genannten Alterssstufe prüft zwei Hörfähigkeiten, nämlich die auditive Diskrimination und die Hörschärfe.

4.2.4.1 Die Prüfung der auditiven Diskrimination

Bei dieser Prüfung soll festgestellt werden, ob das Kind ihm sehr leise zugesprochene einfache Anweisungen hören und verstehen kann. Hierbei muß es zwischen mehreren Sprachlauten auditiv unterscheiden. Es geht also um mehr als um ein bloßes Entdecken eines Schallreizes. Darum muß auch die Lautstärke der Stimme geringfügig größer sein als die der Testreize, die bei der Überprüfung der Kinder im Alter von 6 bis 18 Monaten zum Einsatz gelangen. Sie soll etwa 40/45 dB<A> betragen. Sie liegt damit um etwa 5 dB über der, die für die Testreize des Ablenkungstests als Richtschnur gilt. Für ihre Kontrolle ist das Vorhandensein eines Lautstärkemessers unentbehrlich.

Wichtig ist, daß die Zusprache stimmhaft und nicht stimmlos erfolgt. Mit anderen Worten: es soll nicht geflüstert, sondern – allerdings sehr leise – mit Stimme gesprochen werden. Beim Flüstern entfallen manche für das Verstehen von Sprache wichtigen stimmlichen Hinweise, die sich aus dem Zusammenwirken von Vokalen, Konsonanten und Diphtongen ergeben. Flüstern ist darum kein natürliches, sondern eher ein entstelltes, ein verzerrtes Sprechen.

Wichtig ist ferner, daß das Kind bei der ihm zuteil werdenden Zusprache das Sprechen des Testers nicht beobachten darf. Die Möglichkeit, daß es die Sprache durch Absehen vom Mund wahrnimmt, darf es nicht geben. Darum muß der Tester bei frontaler Zusprache seine untere Gesichtshälfte verdecken, sei es mit der Hand, einem Stück Papier oder einem kleinen Stickrahmen, in den ein Stück dünnen Stoffes eingespannt ist. Diese Vorkehrung ist auch immer dann angezeigt, wenn das Kind während des Testens auf den Mund des Testers schaut.

Prüfung mit Sprache

Welche Sprache bei der Prüfung der auditiven Diskrimination verwendet wird, hängt sowohl vom Tester als auch von den Interessen und Fähigkeiten des zu testenden Kindes ab. Es gibt aber auch unterschiedliche Vorgehensweisen. Einige sollen kurz vorgestellt werden.

– *mit dem einfachen Spielzeugtest*

Dieser Test wurde erstmals von Barry McCormick (1977) beschrieben. Sein großer Vorteil ist, daß er vom Kind nur ein Minimum an Mitarbeit verlangt. Er kann darum auch als die einfachste Version eines Sprachdiskriminationstests bezeichnet werden. Für seine Durchführung benötigt man vier einfache Spielgegenstände, deren Namen nur eine Silbe haben und von denen jeweils zwei denselben Vokal oder Diphtong enthalten, z.B. »Kuh« und »Schuh« sowie »Haus« und »Maus«.

Bei diesem Spielzeugtest darf das Kind, falls es noch nicht allein auf einem kleinen Stuhl Platz nehmen will, auf dem Schoß seiner Begleitperson gegenüber vom Tester sitzen. Sobald es Platz genommen hat, legt der Tester nacheinander jeden der vier einfachen Spielgegenstände auf den Tisch. Dabei sichert er sich bei der Begleitperson ab, ob dem Kind die Namen dieser Gegenstände bekannt sind. Nun liegen diese, jeweils etwa 20 cm voneinander getrennt, im Halbkreis vor dem Kind auf dem Tisch. Mit normaler Stimmlautstärke fragt der Tester jetzt das Kind: »Wo ist Schuh?« Als Minimalantwort auf diese Frage wird erwartet, daß das Kind in Richtung auf den auf dem Tisch liegenden kleinen Schuh blickt und diesen mit seinen Augen kurz fixiert. Zeigt das Kind keine Reaktion, wird der Auftrag in folgender Form wiederholt: »Schau auf Schuh!« Für jede richtige Antwort wird das Kind gelobt, sei es durch ein Lächeln, durch Applaudieren oder ein anerkennendes Wort. Nachdem das Kind bei Zusprache mit normaler Stimmstärke zwei- oder dreimal richtig reagiert hat, wird diese auf etwa 40/45 dB<A> reduziert und gleichzeitig die untere Gesichtshälfte des Testers verdeckt.

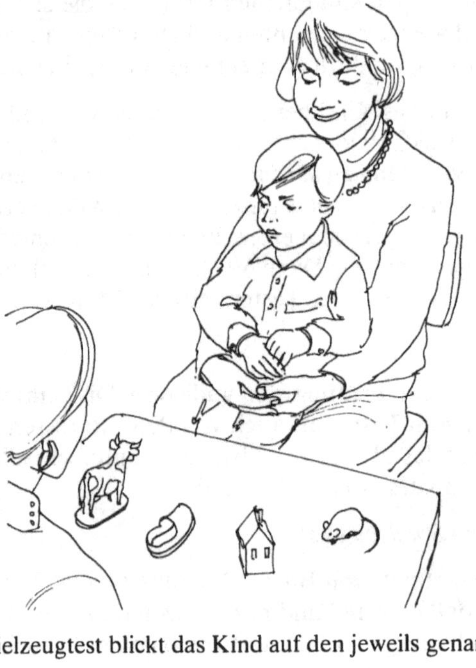

Abb. 17: Beim Spielzeugtest blickt das Kind auf den jeweils genannten Gegenstand

Wenn nur vier Gegenstände auf dem Tisch liegen, besteht selbstverständlich eine hohe Wahrscheinlichkeit sowohl für Zufallstreffer als auch für einen Lerneffekt. Dies gilt vor allem für den Fall, daß die Spielgegenstände in einer gleichbleibenden Reihenfolge abgefragt werden. Das muß auf jeden Fall vermieden werden. Um die Validität des Tests zu erhöhen, sollten die Spielgegenstände zwischenzeitlich wiederholt anders plaziert werden. Das empfiehlt sich zuweilen aber auch, um die nachlassende Aufmerksamkeit eines Kindes wieder zu gewinnen.

Das Kind hat diesen Test erfüllt, wenn es bei Zusprache mit 40/45 dB<A> wenigstens vier von fünf Fragen richtig beantwortet hat. Fehler, die auf eindeutige Aufmerksamkeitsschwankungen zurückzuführen sind, bleiben selbstverständlich unberücksichtigt. Das Zeigen mit den Augen verlangt von einem Kind dieser Altersstufe die denkbar geringste Mitarbeit. Es hat jedoch auch einige Tücken, die es zu erkennen und zu vermeiden gilt:

1. Um jeden Zweifel an der Blickrichtung zu vermeiden, müssen die Spielgegenstände auf dem Tisch weit genug voneinander liegen.

2. Als »richtiger« Blick wird nur bewertet, wenn dieser den Gegenstand kurz fixiert hat. Eine Beurteilung darf darum aber noch nicht erfolgen, wenn der Blick des Kindes noch in Richtung auf den Gegenstand schweift.

Wenn ein Kind bereit und fähig ist, mit seinem Finger auf den jeweils erfragten Gegenstand zu deuten, wird es möglich, den Test nicht nur frontal, sondern auch von beiden Seiten aus durchzuführen. In diesem Fall spricht der Tester das Kind aus 1 m Entfernung von rechts und von links an. Der Vorteil dieses Vorgehens – der Mund des Testers befindet sich hierbei jeweils auf der Höhe des betreffenden Ohres – liegt darin, daß jetzt jedes Ohr für sich überprüft werden kann. Auch bei diesem Vorgehen muß das Kind, diesmal getrennt für rechts und links, wenigstens vier von fünf Fragen richtig beantwortet haben.

Ähnlich wie bei dem für ältere Vorschulkinder entwickelten und weiter unten näher beschriebenen »Heidelberger Hörprüf-Bild-Test (HHBT)« wird auch bei diesem einfachen Spielzeugtest der dem jeweiligen Testwort zugehörige Artikel nicht gesprochen, also nicht »Schau auf die Kuh!«, sondern »Schau auf Kuh!«, nicht »Schau auf den Schuh!«, sondern »Schau auf Schuh!« Dadurch soll vermieden werden, daß das Kind durch die je nach Geschlecht des Testwortes verschiedenen Artikel zusätzliche Erkennungshilfen erhält.

– *mit dem kooperativen Spielzeugtest*

Dieser Test eignet sich für Kinder mit einer guten Kooperationsbereitschaft. Seine Anwendung ist jedoch zeitaufwendiger als die des einfachen Spielzeugtests. Außerdem erfordert sie vom Tester ein größeres Geschick im Umgang mit Kleinkindern.

Das Ziel, das mit diesem erstmals von Irene und Alexander EWING beschriebenen Test verfolgt wird, besteht darin, das Kind zu kleinen Handreichungen zu veranlassen. Um diesen Test so wirksam wie möglich zu gestalten, werden bevorzugt Spielgegenstände benützt, die akustisch ähnlich klingen. So sind z.B. Wörter wie »Teddy«, »Puppe« und »Baby« schwieriger zu diskriminieren als etwa »Boot«, »Auto« und »Banane«, die sich dank ihrer unterschiedlichen Silbenzahl leichter voneinander abheben. Um die Sensitivität des Tests zu erhöhen, sollten die Testwörter möglichst dieselbe Silbenzahl und gewisse akustische Ähnlichkeiten aufweisen.

Auch beim kooperativen Spielzeugtest sitzt das Kind entweder auf dem Schoß seiner Begleitperson oder neben dieser auf einem kleinen Stuhl an einem Kindertisch. Nun werden dem Kind die einzelnen Spielgegenstände nacheinander gezeigt, so z.B. ein Teddybär, eine größere Puppe und eine Babypuppe. Während des Zeigens klärt man bei der Begleitperson ab, ob dem Kind die Spielgegenstände vertraut sind und es seine Bezeichnungen kennt. Die drei Gegenstände werden dann, gut voneinander getrennt, auf den Tisch gesetzt. Nun obliegt es dem Tester, dem Kind mit normaler Stimmstärke den Spielvorgang zu erklären. So spricht er z.B. »Das ist für Puppe« und legt sofort danach einen Legostein, den er zuvor in die Hand genommen hat, vor die Puppe auf den Tisch. Dieser Vorgang wird dem Kind anhand mehrerer Beispiele wie z.B. »Das ist für Baby«, »Das ist für Teddy« weiter verdeutlicht.

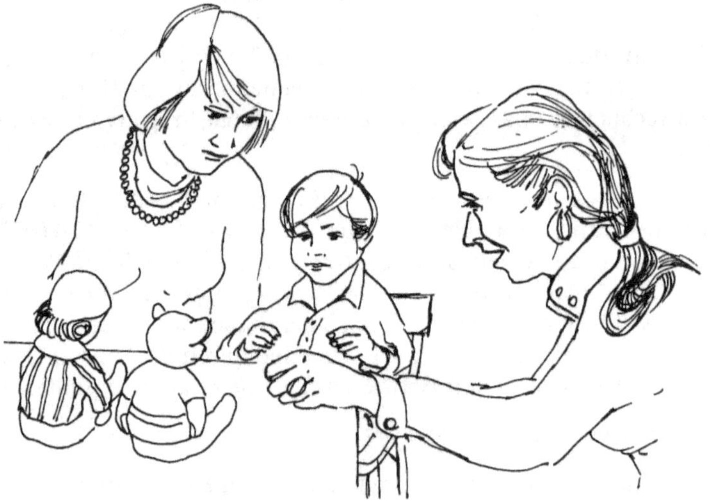

Abb. 18: Vorbereitung des Kindes auf den kooperativen Spielzeugtest

Jetzt erst kommt das Kind an die Reihe. Es bekommt einen Legostein in die Hand und erhält gleichzeitig den Auftrag »Das ist für Puppe«. Dabei wird es am Anfang ratsam sein, die Hand, in der das Kind den Legostein hält, so lange festzuhalten, bis der Auftrag zu Ende gesprochen ist. Dieses Vorgehen hat den großen Vorteil, daß das Kind abzuwarten lernt und den Legostein nicht impulsiv nach Gutdünken irgendwo ablegt, sondern dort, wohin es ihn legen soll. Wenn der Tester die Hand des Kindes allmählich immer lockerer hält, kann er bald herausfinden, ob dieses zu impulsiven Reaktionen neigt oder ob es den Auftrag geduldig abwarten kann. Falls es noch nicht abwarten kann, müssen noch weitere Beispiele einer überwachten Antwort folgen.

Sobald das Kind gelernt hat, wie es sich zu verhalten hat und was es tun soll, beginnt der eigentliche Test. Der Tester erteilt ihm jetzt die einzelnen Aufträge mit Zusprache aus 1 m Entfernung. Dabei darf er nicht lauter als mit et-

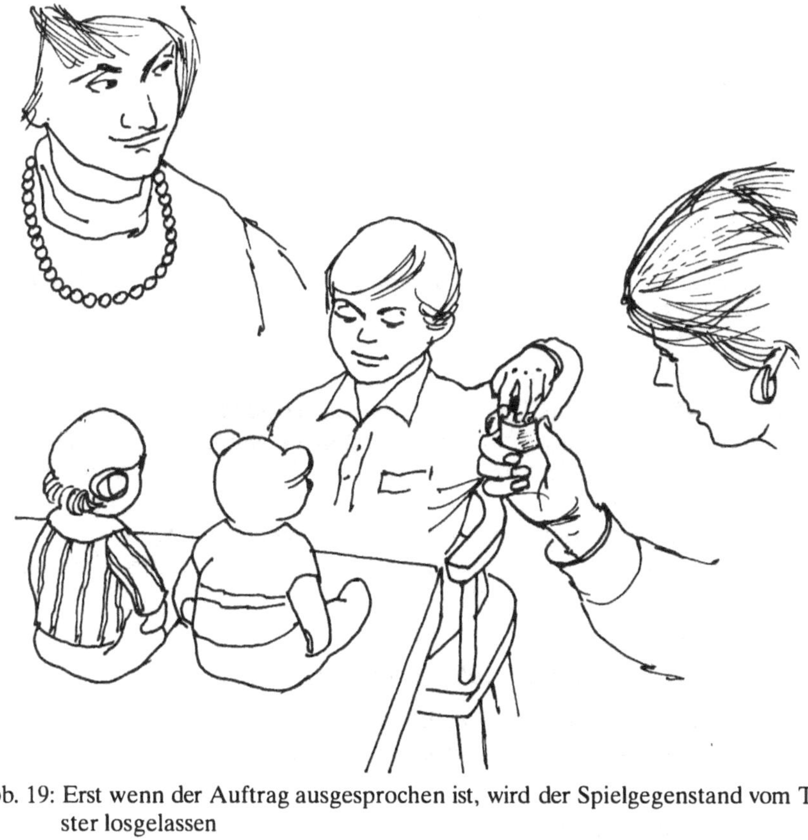

Abb. 19: Erst wenn der Auftrag ausgesprochen ist, wird der Spielgegenstand vom Tester losgelassen

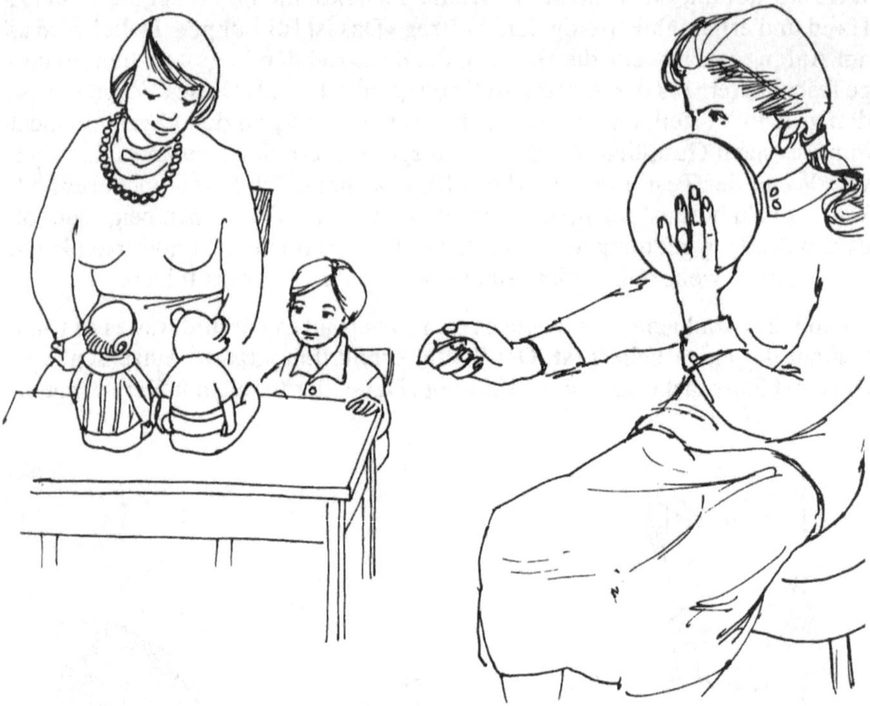

Abb. 20: Kooperativer Spielzeugtest: Zusprache mit 40/45 dB <A> aus 1 m Entfernung mit verdecktem Mund

wa 40/45 dB<A> sprechen. Wichtig ist, daß er die Legosteine in willkürlicher Reihenfolge verteilen läßt, so daß das Kind nicht schon vorher ahnen kann, wer als nächster bei der Zuteilung an der Reihe ist. Auch beim kooperativen Spielzeugtest erfolgt die Zusprache von der rechten und von der linken Seite. Der Test gilt als bestanden, wenn das Kind bei sehr leiser Zusprache sowohl von rechts als auch von links die ihm erteilten Aufträge viermal hintereinander richtig ausgeführt hat.

Eine weitere Alternative:
das Fragen nach Körperteilen und Kleidungsstücken

Sollte ein Kind weder beim einfachen noch beim kooperativen Spielzeugtest zur Mitarbeit bereit sein, empfiehlt sich als Alternative folgendes Vorgehen:

- »Zeige mir deine Haare!«
- »Wo sind deine Augen?«

- »Zeige mir deinen Mund!«
- »Wo sind deine Schuhe?« usw.

Für dieses Fragen nach Körperteilen und Kleidungsstücken kann man selbstverständlich auch eine große Puppe benützen. In jedem Fall wird anfangs mit normaler Stimmstärke gesprochen. Erst wenn das Kind gut mitarbeitet, wird die Stimmstärke auf etwa 40/45 dB<A> vermindert und werden alle visuellen Hilfen vermieden.

Zusammenfassung

Jedes der drei genannten einfachen Sprachhörtestverfahren soll Informationen über die Fähigkeit des Kindes liefern, einfache Anweisungen auch bei sehr leiser Zusprache verstehen zu können. Ein Kind, das dazu fähig ist, hat den ersten Teil der Hörprüfung für Kinder dieser Altersstufe bestanden.

Ein Kind, das in seiner Gesamtentwicklung zurück oder nicht zur Mitarbeit bereit ist oder das aus einem anderen Grunde diesen ersten Teil des Ewing-Tests für seine Altersstufe nicht besteht, wird mit den für Kinder im Alter von 6 bis 18 Monate beschriebenen Testpunkten überprüft. Wenn es sie zufriedenstellend erfüllt, gilt dieser Test zwar als bestanden, aber die weitere Entwicklung des Kindes bedarf fortan einer sorgfältigen Beobachtung. So wird sich der Tester sehr sorgfältig nach seinem Sprachverhalten im Elternhaus erkundigen. Versteht es daheim einfache Anweisungen ? Spricht es in Zwei- und Mehrwortsätzen ? Diese Fragen sollen von den Eltern möglichst nicht nur bejaht, sondern auch mit Beispielen belegt werden.

4.2.5.2 Prüfung der Hörschärfe

Im zweiten Teil des Tests zur Überprüfung der Hörfähigkeit von Kindern im Alter von 18 bis 36 Monaten werden diese mit hohen Frequenzen mit einer Lautstärke von weniger als 35 dB<A> abzulenken versucht. Falls möglich, wird man dies auch mit tiefen Frequenzen zu tun versuchen. Bei aufgeweckten Kindern dieser Altersstufe ist es allerdings nicht leicht, mehr als zwei oder drei Reaktionen mit Hilfe der Ablenkungsmethode hervorzurufen. Sie drehen sich oft nur ein einziges Mal um. Dann ist ihre Neugierde befriedigt und es kommt zu keinen weiteren Hinwendereaktionen.

Die Beachtung der folgenden Hinweise kann sich als Hilfe erweisen, die Zahl der Hinwendereaktionen zu erhöhen:

1. Man läßt den Schallreiz, auf den das Kind reagieren soll, zunächst vom Tester vor dem Kind als Bestandteil seines Bemühens, die Aufmerksamkeit des Kindes zu gewinnen, erzeugen, z.B. mit der Hochton-Rassel, und versteckt diese dann. Wenn sie dann kurz danach von hinten zu hören ist, dann kann dies das Kind motivieren, sich aus Neugierde umzudrehen.

2. Um den Reiz des Neuen zu erhöhen, wird man die Schallreize in abwechselnder Abfolge darbieten, z.B. zuerst den 4000 Hz Ton mit einem tragbaren Freifeldaudiometer, dann die Hochton-Rassel und schließlich den »s«-Laut. Oftmals wird man auf jeden dieser drei Schallreize nur eine Hinwendereaktion registrieren können.
3. Wenn ein Kind keine Reaktion zeigt, dann kann der Tester vor ihm es mit folgenden Worten zu ermuntern versuchen: »Wo ist das zu hören?« oder »Such das Geräusch!« Das kann das Kind dazu motivieren, sich nach der Schallquelle umzudrehen. Hier muß allerdings daran erinnert werden, diese Aufforderung auch einmal dann zu geben, wenn kein Schallreiz erzeugt worden ist.

Kriterien für »Test bestanden«

Wenn ein Kind auf die Testreize eines der drei Verfahren, die für die Überprüfung der auditiven Diskrimination vorgeschlagen worden sind, bei sehr leiser Zusprache zufriedenstellend reagiert und auch bei der Überprüfung der Hörschärfe bei Lautstärken von weniger als 35 dB<A> sichere Hinwendereaktionen gezeigt hat, dann hat es beide Teile des für diese Altersstufe vorgesehenen Tests bestanden. Wenn es sich auch tieffrequenten Schallreizen zugewendet und sie eindeutig lokalisiert hat, dann wird das Testergebnis noch überzeugender. Aus den dargelegten Gründen ist dies jedoch nicht in jedem Fall durchführbar. Sollte sich jedoch zeigen, daß ein Kind tieffrequente Schallreize beharrlich ignoriert, aber auf hochfrequente Schallreize sofort reagiert, dann ist eine erneute Überprüfung nach etwa zwei Wochen dringend angezeigt. Erbringt sie denselben Befund, ist eine eingehende diagnostische Untersuchung in die Wege zu leiten.

Zusammenfassung

Das bei manchen Kindern im Alter von $1^{1}/_{2}$ bis $2^{1}/_{2}$ Jahren anzutreffende und als normal anzusehende »negative« Verhalten erschwert zuweilen die Durchführung einer einfachen Hörprüfung. Mit Hilfe der kurz beschriebenen Vorgehensweisen ist es jedoch im allgemeinen möglich, die auditive Diskrimination eines Kindes, die eine zentrale Leistung beinhaltet, zu überprüfen. Diese erlaubt, sofern nicht ein – mit einer einfachen Aussonderungsuntersuchung allerdings nicht feststellbarer – Lautheitsausgleich vorliegt, Rückschlüsse darauf, ob ein Kind als normal hörend oder als hörauffällig anzusehen ist.

4.2.6 Weitere Verfahren zur Aussonderung hörauffälliger Kinder im Alter von 3 bis 5 Jahren

Ein Kind mit einem Entwicklungsalter von etwa $2^{1}/_{2}$ bis 3 Jahren ist im allgemeinen dazu fähig, eine willentliche Kontrolle über sein Tun auszuüben. Das abweisende Verhalten, das sehr oft ab der zweiten Hälfte des zweiten Lebensjahres eines Kindes beobachtet werden kann, dauert in der Regel nur bis etwa zum 30. Lebensmonat an. Ein Kind im Alter von drei Jahren zeigt dagegen eine größere Bereitschaft, seiner Umwelt gegenüber gefällig zu sein. So kann man etwa ab diesem Alter bei Hörprüfungen von Kindern einfache Konditionierungstechniken einsetzen.

Auch die für Kinder dieser Altersstufe in Frage kommenden Hörprüfverfahren lassen sich in zwei Gruppen aufteilen, nämlich in Verfahren für die Prüfung der auditiven Diskrimination und in Verfahren für die Prüfung der Hörschärfe.

4.2.6.1 Die Prüfung der auditiven Diskrimination

Für diese Prüfung gibt es vor allem für die schon fast fünf Jahre alten Kinder die beiden folgenden Testverfahren:

1. Der Telefontest für Kinder im Alter von 3 bis 6 Jahren

Mit Hilfe dieses von H.J. Radü und G. Kauffmann vorgelegten Hörtests per Telefon soll das Hörvermögen für Sprache getestet werden. Das Testmaterial besteht aus zehn Bildtafeln mit je vier Abbildungen. Dieses Material muß man besitzen, sonst läßt sich der Test mit Kindern nicht durchführen. Bevor eine der in der Testanweisung angegebenen Telefonnummern gewählt und mit dem eigentlichen Test begonnen wird, muß eine kurze Vorübung stattfinden. Dabei wird das Kind angeleitet, jeweils den ihm zugesprochenen Begriff auf der vor ihm liegenden Bildtafel zu zeigen, z.B.: »Zeige mir die Maus!« Wie beim eigentlichen Telefontest darf auch bei dieser Vorübung immer nur ein Begriff genannt werden. Dann geht man zur nächsten Bildtafel über. Ältere und motorisch geschickte Kinder kann man auffordern, selber umzublättern. Man muß dann allerdings stets sorgfältig darauf achten, daß das Kind nicht versehentlich zwei Seiten umschlägt. Bei jüngeren Kindern sollte der Tester das Umblättern selbst übernehmen.

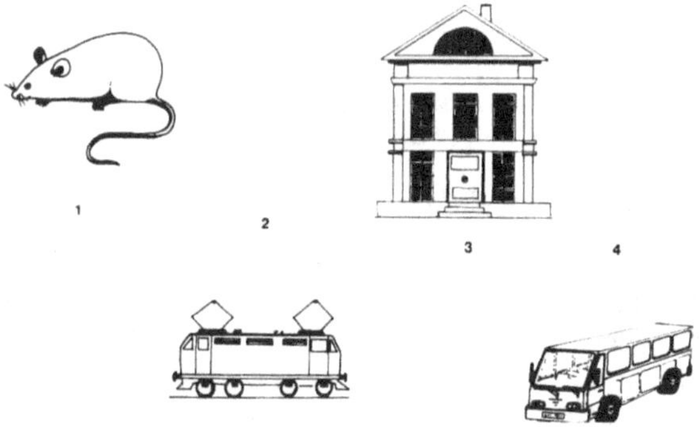

Abb. 21: Bildtafel 1 des Telefonhörtests

Wenn das Kind verstanden hat, was es tun soll, wird allmählich immer leiser gesprochen, um es daran zu gewöhnen, daß auch die Testwörter des Telefontests sehr leise zu hören sein werden. Reagiert es auch bei leiser Zusprache zuverlässig, kann zum eigentlichen Telefontest übergegangen werden, für dessen sichere Handhabung es allerdings bei Kindern wünschenswert sein kann, daß für den Tester ein Zusatzhörer mit Kopfbügel zur Verfügung steht. Damit ist nämlich die Kontrolle über die vom Kind gegebenen Antworten viel leichter möglich als mit der Stoppuhr in der Hand, wie es die Verfasser empfehlen. Bei einem solchen Vorgehen besteht immer die Gefahr, daß der Tester nervös wird, was nicht ohne Rückwirkungen auf das Kind bleibt. Man muß sich nur einmal vergewissern, welche Aufgaben bei diesem Hörtest der Tester zu erfüllen hat:

- Er soll anhand eines vorgegebenen Zeitrasters den Test mit der Uhr – statt mit dem Ohr – verfolgen.
- Er soll in den Testbogen sofort die Nummer des Bildes eintragen, welches das Kind gezeigt hat.
- Er soll nach jedem Testwort die Bildtafel weiterblättern.
- Er soll nach dem zehnten Testwort die Bildtafeln wieder nach vorn schlagen und das Kind auffordern, den Telefonhörer an das andere Ohr zu legen.

Alle diese Aufgaben lassen sich viel leichter erledigen, wenn man – statt mit der Uhr in der Hand – mit dem eigenen Ohr den Testvorgang kontrollieren kann.

Der Telefontest gilt als bestanden, wenn das Kind auf jedem Ohr von zehn Testwörtern acht richtig angezeigt hat. Werden weniger als acht angezeigt, muß das Kind als hörauffällig angesehen und einer eingehenden audiometrischen Untersuchung zugeführt werden.

Bezugsnachweis: Druckerei K. Rave,
Dorfstraße 33,
48308 Ottmarsbocholt über Senden/Westfalen
Telefon: 02598/434.

2. Der Heidelberger Hörprüf-Bild-Test (HHBT)

Der von Armin Löwe und Kurt Heller vorgelegte Heidelberger Hörprüf-Bild-Test (HHBT) ist ein einfaches Testverfahren zum Aufspüren von bis dahin noch nicht entdeckten leicht- und mittelgradigen Schwerhörigkeiten bei Kindern im Alter von etwa fünf Jahren. Es besteht, ähnlich wie der Telefonhörtest, aus zehn Bild-Testkarten, die sich in eine Kurzform (Karten 1 bis 5) und in eine Langform (Karten 6 bis 10) gliedern:

	Karte 1:	Kuh	Schuh	Hut
	Karte 2:	Topf	Rock	Kopf
Kurzform	Karte 3:	Hemd	See	Reh
	Karte 4:	Brot	Hof	Boot
	Karte 5:	Dach	Sack	Faß
	Karte 6:	Loch	Fuß	Mond
	Karte 7:	Schal	Zahl	Schaf
Langform	Karte 8:	Fisch	Tisch	Schiff
	Karte 9:	Seil	Bein	Ring
	Karte 10:	Maus	Haus	Zaun

Im allgemeinen genügt es, die Hörprüfung mit der Kurzform des HHBT durchzuführen, d.h. nur mit den Karten 1 bis 5. Mit allen zehn Karten wird dann getestet, wenn ein Kind bei der Kurzform mehr als zwei Fehler gemacht hat.

Bevor ein Kind mit dem HHBT getestet wird, wird sich der Tester davon überzeugen, ob es die Namen aller auf den Testkarten zu sehenden Bilder kennt. Kinder aus Gastarbeiterfamilien, die zweisprachig aufwachsen, sowie Aussiedler- und Asylbewerberkinder, die ebenfalls die deutsche Sprache nicht genügend beherrschen, können mit dem HHBT nur mit Vorbehalt geprüft werden (das gilt selbstverständlich auch für den Telefonhörtest).

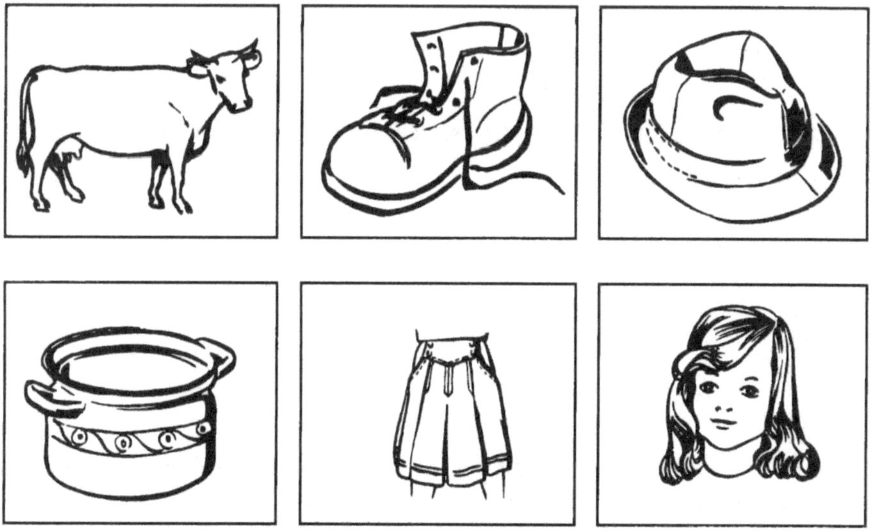

Abb. 22: Die Karten 1 und 2 des HHBT

Bevor der Test beginnt, nimmt das Kind an einem Tisch Platz, auf dem die Probekarte des HHBT aufgeschlagen liegt. Der Tester setzt sich in 1,5 m Entfernung so vor das Kind, daß dieses zunächst auf seinen Mund schauen kann. Mit Hilfe der Probekarte wird das Kind zunächst mit dem Prüfvorgang vertraut gemacht. So spricht ihm der Tester mit leiser, gedämpfter Stimme die folgenden Sätze zu: »Zeige Uhr!«, »Zeige Bär!« usw. Auf keinen Fall darf der dem Testwort eigene Artikel mit ausgesprochen werden, also nicht: »Zeige die Uhr!«, »Zeige den Bär!« usw., da dem Kind sonst die je nach Geschlecht des Testwortes unterschiedlichen Artikel zusätzliche (unerwünschte) Erkennungshilfen anbieten würden. Das Kind soll auf das jeweilige Bild zeigen, darf aber auch das zuletzt gehörte Wort wiederholen. Dabei achtet der Tester im Rahmen des Möglichen auch auf die Aussprache des Kindes, die in manchen Fällen Rückschlüsse auf das mögliche Vorliegen einer Hörbeeinträchtigung zuläßt. Für die Beurteilung, ob ein Kind den Test richtig erfüllt hat, kommt es jedoch allein auf das Zeigen der richtigen Testbilder an.

Sobald das Kind die von ihm verlangte Aufgabe sicher verstanden hat, beginnt der eigentliche Hörprüf-Bild-Test (Kurzform) mit den Karten 1 und 2. Damit ein Kind, das Hörprobleme hat, die Testwörter nicht vom Mund des Testers absehen kann, verdeckt dieser sein Mundbild mit einem Mundschirm, der sich aus einem kleinen Stickrahmen, in den ein Stück dünner Stoff eingespannt ist, leicht herstellen läßt. Von dem Kind liegen jetzt die folgenden Testbilder:

Kuh 6	Schuh 1	Hut 5
Topf 3	Rock 4	Kopf 2

Mit leiser Stimme (etwa 40 dB<A>) spricht der Tester zum Kind:

- »Zeige Schuh!« (1)
- »Zeige Kopf!« (2)
- »Zeige Topf!« (3)
- »Zeige Rock!« (4)
- »Zeige Hut!« (5)
- »Zeige Kuh!« (6)

Danach kommen die Karten 3, 4 und 5 des HHBT in der in der Testanweisung angegebenen Reihenfolge zum Einsatz:

Hat ein Kind bei der Prüfung mit den ersten fünf Karten keinen oder nur einen Fehler gemacht, und dies trifft erfahrungsgemäß für die große Mehrzahl der Kinder zu, dann darf angenommen werden, daß es normal hört. Für alle die Kinder, die mehr als zwei Fehler gemacht haben, wird die Prüfung mit den

Karten 6 bis 10 fortgesetzt. Macht ein Kind bei diesen zusätzlichen Karten weniger als drei Fehler, darf ebenfalls davon ausgegangen werden, daß es normal hört. Für die Prüfung mit diesen zusätzlichen Karten gilt für die Darbietung der Testwörter die in der Testanweisung angegebene Reihenfolge.

Sollte während der Prüfung mit dem HHBT vorübergehend Störlärm eintreten, muß eine Pause eingelegt werden. Erst wenn es wieder ruhig ist und das Kind sich wieder konzentrieren kann, darf die Prüfung fortgesetzt werden. Das gilt natürlich auch für alle anderen bisher genannten Testverfahren.

Bezugsnachweis: Armin LÖWE und Kurt HELLER:
Heidelberger Hörprüf-Bild-Test (HHBT)
Broschüre und Testmaterial. 12,80 DM.

ISBN 3-7883-0220-8.
Testmaterial ohne Buch. 4,00 DM.

Protokollbogen, DIN A4, Stück 0,20 DM.

Neckar-Verlag GmbH, Postfach 1820,
78050 Villingen-Schwenningen.

3. Der Spielzeug-Diskriminationstest

In England hat Barry MCCORMICK (1977) einen Test entwickelt, der unter der Bezeichnung Spielzeug-Diskriminationstest eine weite Verbreitung gefunden hat. Er eignet sich für das Aufspüren von Hörauffälligkeiten bei Kindern, die ein Entwicklungsalter von wenigstens $2^1/_2$ Jahren erreicht haben. Für seine Zusammenstellung waren folgende Kriterien bestimmend:

1. Die darin enthaltenen Gegenstände müssen Kindern mit einem Entwicklungsalter von etwa $2^1/_2$ Jahren nicht nur vertraut sein, sie sollen auch ihre Bezeichnungen kennen.
2. Die Spielzeug-Gegenstände sollen Wortpaare repräsentieren, die Einsilber sind und so ähnlich klingen, daß sie nicht nur von Kindern mit geringen Höreinbußen, sondern vor allem auch von Kindern mit Schwierigkeiten bei der auditiven Diskrimination leicht verwechselt werden.
3. Die Testwörter sollen durch kleine Spielgegenstände gut repräsentiert werden können.

Leider ist die deutsche Sprache sehr arm an Einsilbern, die den genannten Kriterien gerecht werden. Die folgenden Wortpaare entsprechen ihnen dennoch weitgehend:

Kamm	Fisch	Boot	Kuh	Haus	Bank	Foto
Mann	Tisch	Brot	Schuh	Maus	Schrank	Auto

Von diesen Spielgegenständen werden die Paare, die dem Kind bekannt sind, vor ihm auf den Tisch gelegt. Aufgabe des Kindes ist es, jeweils auf den Gegenstand zu zeigen, dessen Namen es gehört zu haben meint. Die Gegenstände werden dann vom Tester in willkürlicher, nicht vorhersehbarer Reihenfolge mit einer Lautstärke von etwa 40 dB<A> benannt.

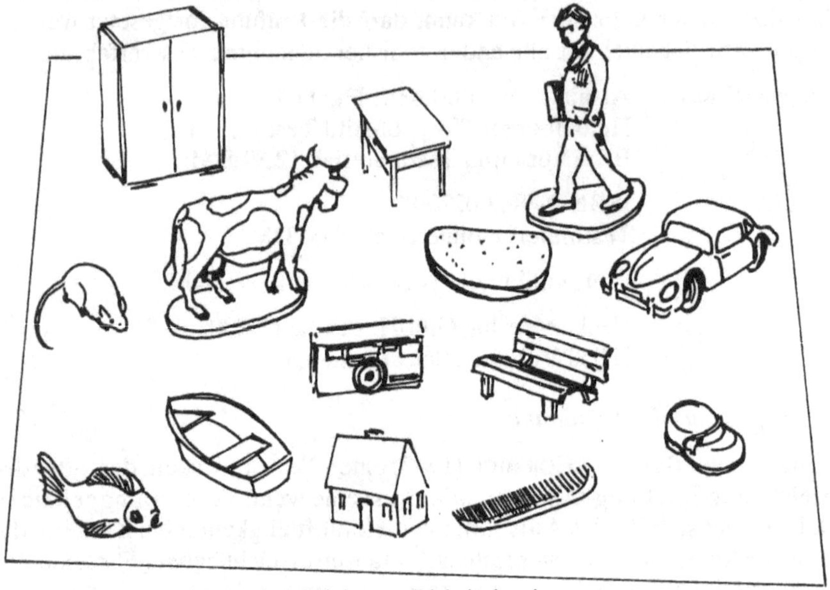

Abb. 23: Das Material für den Spielzeug- Diskriminationstest

Bei diesem Test sitzt das Kind auf einem kleinen Stuhl an einem Kindertisch, die Begleitperson neben ihm. Der Tester sitzt oder kniet gegenüber vom Kind an der anderen Seite des Tisches, auf dem nun die einzelnen Gegenstände ausgebreitet werden. Jeder Gegenstand wird einzeln aus einem Behälter herausgenommen. Gleichzeitig wird das Kind aufgefordert, ihn zu benennen. Das gibt dem Tester die Möglichkeit, die Sprechfertigkeit des Kindes zu beurteilen. Kann das Kind schon das /s/ in Maus, das /k/ in Kuh, das /br/ in Brot, das /sch/ in Schuh usw. sprechen ? Für den eigentlichen Test dürfen nur die Gegenstände benützt werden, die dem Kind auch bekannt sind. Sollte ein Kind sehr schüchtern sein und die Gegenstände nicht benennen, dann wird man seine Begleitperson fragen, welche von ihnen ihm vertraut sind und welche Bezeichnungen es für sie benützt. Die Anzahl der Gegenstände, die dann für den Hörtest auf dem Tisch verbleiben, richtet sich nach der Reife des Kindes. Wichtig ist hierbei allerdings, daß die für den Test verwendeten Gegenstände zusammengehörige Wortpaare bilden.

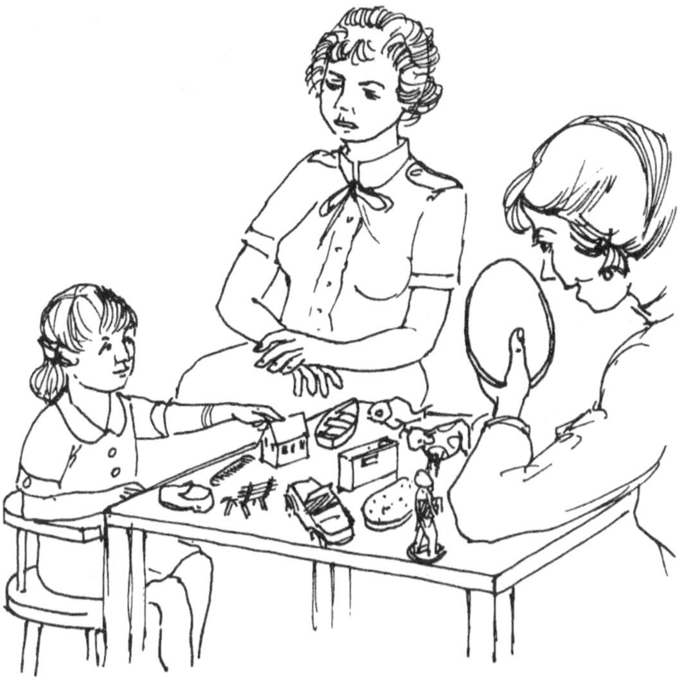

Abb. 24: So sieht die Handhabung des Spielzeug- Diskriminationstests aus

Nachdem so die Vorauswahl der Testwörter getroffen worden ist, wird der Tester dem Kind die von ihm zu erfüllende Aufgabe demonstrieren, daß es nämlich auf die Aufforderung »Zeige mir ...!« oder »Wo ist ...?« auf den entsprechenden Spielgegenstand zeigen soll. Man kann das Kind gegebenenfalls auch auffordern, den benannten Gegenstand der Mutter oder dem Vater zu geben. Bei diesem Vorgehen muß allerdings jeder Gegenstand sofort wieder auf den Tisch zurückgestellt werden.

Zu Beginn wird man das Kind in normaler Konversationslautstärke ansprechen. Erst wenn es die Spielregel genau erfaßt hat, spricht der Tester aus 1 m Entfernung, seitlich rechts bzw. links vom Kind kniend, mit einer Stimmstärke von etwa 40 dB<A>. Dabei wird er seinen Mund verdecken, um visuelle Hilfen gänzlich unmöglich zu machen. Daß das Kind sowohl von rechts als auch von links angesprochen werden muß (dies geschieht selbstverständlich auch beim zuvor beschriebenen HHBT), versteht sich von selbst. Der Spielzeugtest gilt dann als bestanden, wenn von jeder Seite wenigstens vier von fünf Aufträgen, mit 40 dB<A>) gesprochen, richtig ausgeführt worden sind. Um die Mitarbeit über die gesamte Testdauer zu gewährleisten, kann es angezeigt sein, die Gegenstände auf dem Tisch zwischenzeitlich neu zu gruppieren.

Wenn man verhaltensschwierige oder motorisch gestörte Kinder testet, wird man die Spielgegenstände so weit voneinander getrennt aufstellen, daß das Kind gegebenenfalls durch bloßes Anschauen des jeweils benannten Gegenstandes sicher angeben kann, daß es den Auftrag verstanden hat. Je geringer die Zahl der Gegenstände ist, desto sorgfältiger muß darauf geachtet werden, daß sie in völlig willkürlicher Reihenfolge benannt werden. Je wahlloser man dabei vorgeht, desto größer wird die Wahrscheinlichkeit, daß ein Kind, das Hörprobleme hat, verwirrt wird und auffällt.

Ein Vorteil dieses Tests – wie auch des zuvor erwähnten HHBT – ist es, daß der Begleitperson des Kindes dessen Hörprobleme deutlich vor Augen geführt werden. Sie sieht, daß das Kind bei Zusprache in normaler Konversationslautstärke sicher reagiert, aber bei zunehmend leiser werdender Lautstärke unsicher wird. Das Kind hört vielleicht noch, daß gesprochen wird, versteht aber nicht mehr, was gesagt worden ist. So wird manches Kind mit »Was?« oder »Wie, bitte?« zurückfragen und den Tester dabei fragend anschauen, um vielleicht auf diese Weise einen visuellen Hinweis ergattern zu können. Derartige Verhaltensweisen sind für einen erfahrenen Untersucher wertvolle Hinweise. Sie zeigen ihm deutlich, daß das Kind mit dem Hören Schwierigkeiten hat.

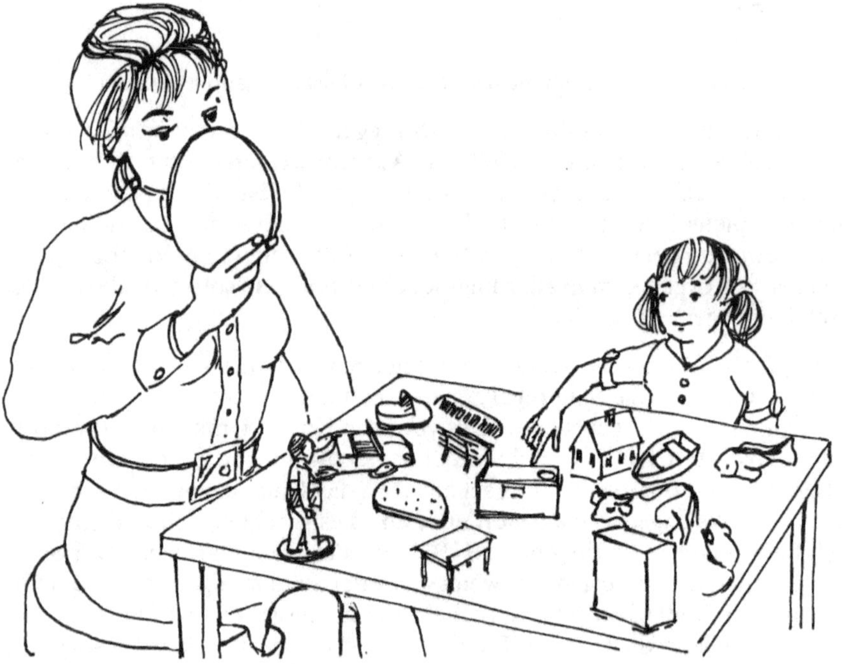

Abb. 25: Der Spielzeug-Diskriminationstest: Zusprache von der Seite

4.2.6.2 Die Prüfung der Hörschärfe mit einem Spieltest

Für diesen Test benötigt man einfaches Spielmaterial, das sich gut für eine mehrmalige Wiederholung einer einfachen Spielaufgabe eignet. Hier wäre an Holzperlen, Lego-Steine, Bauklötze, farbige Wäscheklammern usw. zu denken, kurzum an Dinge, die man in einen Behälter legen oder aus ihm herausnehmen kann.

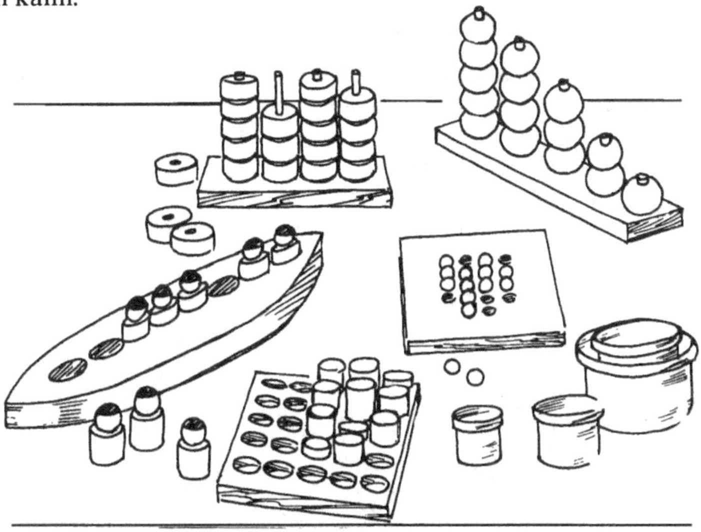

Abb. 26: Material wie dieses eignet sich für den Spieltest, aber auch für die Spielaudiometrie (Kapitel 5.5)

Die Aufgabe, die das Kind bei diesem Test zu erfüllen hat, besteht darin, jeweils dann einen Lego-Stein in eine Schachtel zu legen, oder aus ihr herauszuholen, wenn es hierzu durch ein ganz bestimmtes akustisches Signal aufgefordert worden ist. Das kann z.B. ein tiefer oder ein hoher Ton sein, der mit einem Freifeldaudiometer aus etwa 1 m Entfernung von seinem rechten bzw. linken Ohr abgegeben wird. Selbstverständlich kann man hierfür auch Sprachlaute verwenden, z.B. das /u/ für die Prüfung des Hörvermögens für tiefe und das stimmlose /s/ für hohe Frequenzen. Deren Lautstärke muß mit einem Lautstärkemesser kontrolliert werden und soll 35 dB<A> nicht übersteigen.

Die Vorbereitung auf den Spieltest

Ein Vorteil dieses Spieltests ist es, daß er sich gegebenenfalls auch ohne sprachliche Erläuterungen durchführen läßt. Die notwendige Vorbereitung des Kindes erfolgt durch Vormachen und Nachahmen, so daß dieses Prüfverfahren auch bei den Kindern, denen die deutsche Sprache nicht oder nur unzureichend vertraut ist, eingesetzt werden kann. Nachdem der Tester das aus seiner Sicht für das jeweilige Kind am besten geeignete Spielmaterial ausgewählt hat, wird er ihm den Spieltest kurz demonstrieren, indem er

1. einen Lego-Stein in die Hand nimmt und an sein Ohr hält,
2. auf den akustischen Reiz wartet und
3. den Lego-Stein dann in den Behälter ablegt, wenn er den akustischen Reiz als Signal hierfür wahrgenommen hat.

Dieser Vorgang wird zwei- oder dreimal wiederholt. Bei dieser Vorübung darf die Lautstärke des Schallreizes noch gut wahrnehmbar sein. Auch visuelle Hilfen, wie z.B. Kopfnicken beim Wahrnehmen des akustischen Reizes, sind erlaubt. Bevor das Kind aufgefordert wird, sich an dem Spiel zu beteiligen, wird man vielleicht erst seine Begleitperson bitten, die Rolle des Prüflings zu übernehmen und beim Wahrnehmen eines Signals die erwünschte Spielhandlung auszuführen.

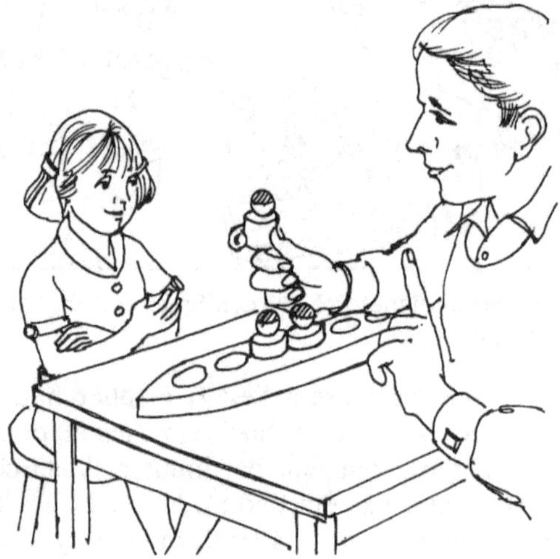

Abb. 27: Vorbereitung des Kindes auf den Spieltest

Bei der Vorbereitung des Kindes wird es am Anfang ratsam sein, seine Hand leicht festzuhalten und zu führen, um auf diese Weise voreilige Reaktionen zu verhüten; um zu fühlen, ob das Kind im richtigen Moment auf den Schallreiz reagiert und um es gegebenenfalls zur Durchführung der Spielhandlung veranlassen zu können, falls es nicht spontan reagiert. Wichtig ist, daß richtige Reaktionen des Kindes belohnt werden. Diese positive Verstärkung ist notwendig, um sein Interesse und seine Mitarbeit zu gewährleisten.

Bei einem Kind, das zu dieser Aufgabe fähig ist, wird eine zuverlässige Vorbereitung im allgemeinen nach fünf- bis sechsmaligem Führen seiner Hand erreicht sein. Ist es allerdings nach etwa 12 bis 15 Versuchen dieser Art immer noch nicht zur Mitarbeit bereit oder fähig, muß man davon ausgehen, daß es mit dieser Aufgabe noch überfordert ist. Dann wird man es mit den für jüngere Kinder beschriebenen Vorgehensweisen zu prüfen versuchen.

Keine visuellen Hinweise

Sobald das Kind mit seiner Aufgabe vertraut ist, müssen alle bis jetzt noch geduldeten visuellen Hinweise wegfallen und es muß die Lautstärke des Testreizes auf 35 dB<A> herabgesetzt werden. So darf das Kind z.B. keine Bewegungen der Hand des Testers sehen, mit der dieser den Tongeber des Audiometers bedient. Und wenn Sprachlaute verwendet werden, dann muß der Tester seitlich so weit rechts bzw. links hinter dem Kind knien, daß dieses wirklich keine der beim Erzeugen dieser Laute entstehenden Körperbewegungen sehen kann.

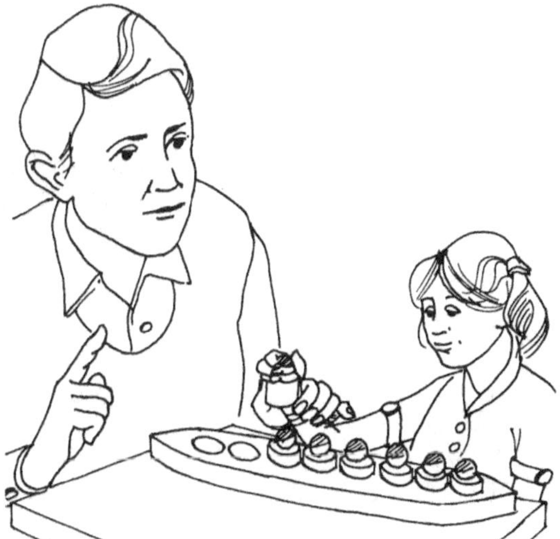

Abb. 28: Am Anfang wird die Hand des Kindes noch geführt

Keine regelmäßige Reizdarbietung

Wichtig ist auch, daß das Kind nicht durch regelmäßige Abfolgen der Testreize dazu verführt wird, in einem gleichbleibenden Rhythmus reagieren zu wollen. Um das zu vermeiden, müssen die Pausen zwischen den einzelnen Testreizen von unterschiedlicher Dauer sein. So wird man einen weiteren Schallreiz einmal nach nur zwei Sekunden, dann aber vielleicht erst nach acht oder zehn Sekunden anbieten. Die längeren Pausen zeigen dem Tester, ob das Kind wirklich bei der Sache ist.

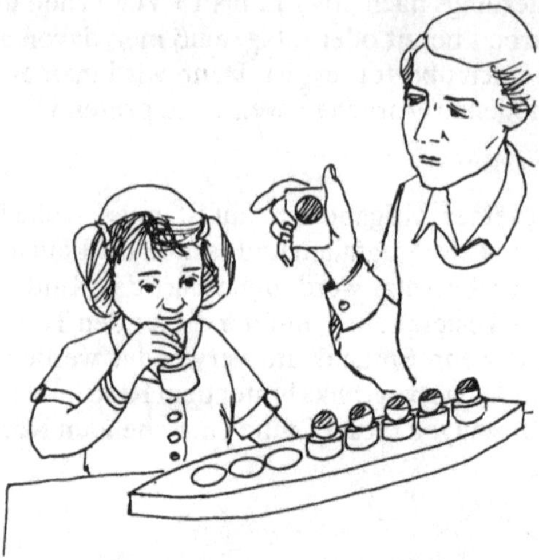

Abb. 29: Das Kind reagiert auf Schallreize aus einem Kleinaudiometer (auch »Warbler« oder«Wobbler« genannt)

Zuweilen gibt es vor allem bei jüngeren Kindern auch Probleme beim Übergang von einem zum anderen Schallreiz. So kann es schon einmal nötig sein, ein Kind auf einen neuen Schallreiz durch mehrmaliges Führen seiner Hand erneut vorzubereiten.

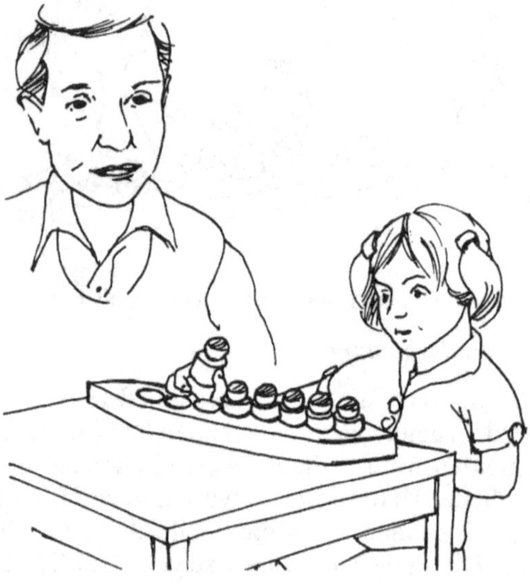

Abb. 30: Das Kind reagiert auf den /s/ Laut

Kriterien für »Test bestanden«

Der Spieltest gilt als bestanden, wenn das Kind auf mehrere tieffrequente Schallreize (z.B. auf /u/ und 500 Hz) und auf mehrere hochfrequente Schallreize (z.B. auf /s/ und 4000 Hz), von rechts und von links mit einer Lautstärke von 35 dB<A>) dargeboten, zuverlässig reagiert hat. Als zuverlässig gelten wenigstens vier eindeutige Reaktionen auf fünf mit niedriger Lautstärke dargebotene Testreize. Vorübergehende Aufmerksamkeitsschwankungen des Kindes oder durch unvorhergesehenen Störlärm notwendig gewordene Unterbrechungen lassen sich nicht immer vermeiden. Sie bleiben bei der Beurteilung unberücksichtigt.

4.2.6.3 Die verkürzte Tonaudiometrie

Etwa vom beginnenden sechsten Lebensjahr an aufwärts ist es bei einer größeren Zahl von Kindern möglich, sie mit einem verkürzten tonaudiometrischen Verfahren prophylaktisch auf eventuelle Höreinbußen zu überprüfen. Mit verkürztem tonaudiometrischen Verfahren ist eine tonaudiometrische Untersuchung gemeint, die sich auf die Überprüfung einiger wichtiger Frequenzen beschränkt. Es handelt sich hierbei in der Regel um Töne innerhalb des Frequenzbereiches von 250 bis zu 6000 Hz.

Bei der verkürzten Tonaudiometrie werden die Kinder aufgefordert, jeweils durch ein mit ihnen vorher vereinbartes Zeichen anzuzeigen, daß sie einen Ton wahrgenommen haben. Für ihre Durchführung bieten manche Audiometerhersteller besondere Schnelltest- oder Screening-Audiometer an, mit denen in der Regel nur etwa sechs Frequenzen mit einer Lautstärke bis zu 60 oder 80 dB geprüft werden können. Diese Audiometer müssen über gut gegen Außenlärm abschirmende Doppelkopfhörer verfügen, da für die Durchführung derartiger Aussonderungsuntersuchungen in Kindergärten oder Grundschulen nur selten wirklich ruhige Prüfräume zur Verfügung stehen. Die Durchführung der verkürzten Tonaudiometrie vollzieht sich nach denselben Regeln, die für tonaudiometrische Untersuchungen gelten und können dort (Kapitel 5.5) nachgelesen werden.

4.3 Hörschäden, die leicht übersehen werden

Aussonderungsuntersuchungen sind Verfahren zur Grobauslese von Kindern, bei denen eine Hörbeeinträchtigung vorliegen könnte und die, falls dies zutrifft, anschließend mit einem Verfahren der Bestimmungsuntersuchung eingehend überprüft werden müssen. Sie sondern immer auch einige Kinder aus, bei denen sich bei der nachfolgenden Bestimmungsuntersuchung erfreulicherweise herausstellt, daß der Verdacht auf Vorliegen einer Hörbeeinträchtigung unbegründet war. Es besteht jedoch bei Aussonderungsuntersuchungen, sofern sie nicht sorgfältig durchgeführt werden, immer auch die Gefahr, daß manche Kinder mit ganz bestimmten Höreinbußen unerkannt bleiben. Dies gilt vor allem für Kinder mit Hochtonverlusten und mit einseitigen Hörschäden.

4.3.1 Hochtonverluste

Ein Kind mit einem Hochtonverlust kann tiefe Töne normal oder nahezu normal, hohe Töne dagegen, falls überhaupt, nur bei größeren Lautstärken wahrnehmen. Das hat zur Folge, daß ein solches Kind wohl die Vokale, die vornehmlich im tiefen Frequenzbereich liegen, gut hören kann, nicht aber die stimmlosen und auch manche der stimmhaften Konsonanten, da diese hauptsächlich im Bereich der hohen Frequenzen liegen. Nun sind aber gerade die Konsonanten für das Verstehen von Sprache besonders wichtig.

Ein Kind mit einem Hochtonverlust hat aber nicht nur Schwierigkeiten, Sprache zu verstehen; es spricht zuweilen auch in auffälliger Weise. Je nachdem, ob es sich um einen schweren, einen mittleren oder um einen leichten Hochtonverlust handelt, wird es ganz unverständlich, schwer verständlich oder etwas undeutlich sprechen. Im letzten Falle wird es vor allem durch fehlerhaftes Sprechen der Zischlaute auffallen.

Bei einer Aussonderungsuntersuchung kann es vorkommen, daß ein Kind mit einem leichten bis mittleren Hochtonverlust übersehen wird. Ein solches Kind hat im allgemeinen nur Hörschwierigkeiten, wenn es von hinten ansgesprochen wird. Bei frontaler Zusprache versteht es dagegen fast alles. Vor allem aber reagiert es schon auf sehr leise tiefe Geräusche sowie auf Flüsterstimme. Es empfiehlt sich daher, jedes Kind, dessen Sprechen im Vergleich zu dem anderer Kinder seiner Altersstufe auffällig ist, mit besonderer Sorgfalt zu überprüfen.

4.3.2 Einseitige Hörschäden

Es gibt Kinder, die auf einem Ohr normal hören, auf dem anderen dagegen schwerhörig sind oder sogar nur minimale Hörreste haben. Nicht selten kommt es vor, daß einem solchen Kind und auch seinen Eltern die einseitige Hörschädigung noch nicht einmal bekannt ist. Da eine einseitige Hörbeeinträchtigung, ähnlich wie ein leichter bis mittlerer Hochtonverlust, besondere pädagogische Maßnahmen erforderlich macht, um ein gutes Mitkommen in einer Regelschule zu gewährleisten (für ein davon betroffenes Kind kann für den Schulunterricht zusätzlich zur Wahl des im jeweiligen Falle am besten geeigneten Sitzplatzes die Versorgung mit einer PHONAK, SENNHEISER oder VIENNATONE FM-Anlage erforderlich werden), sollte sie spätestens bei Schuleintritt erkannt sein. Wie wichtig es ist, daß sowohl Eltern als auch Lehrer über die einseitige Höreinbuße eines Kindes Bescheid wissen, mag man daran erkennen, daß beim Hören mit nur einem Ohr kein Richtungshören mehr möglich ist. Ein solches Kind kann nicht mit Sicherheit sagen, woher ein von ihm wahrgenommener Schallreiz gekommen ist. Es kann sich dann aber auch nicht so schnell einer Schallquelle, etwa einem sprechenden Mitschüler zuwenden, wie dies beim Hören mit zwei Ohren möglich ist. Eine weitere Schwierigkeit besteht darin, daß beim Vorliegen einer einseitigen Hörbeeinträchtigung das Verstehen von Sprache in unruhiger Umgebung nur mit Anstrengung möglich ist. Ferner haben manche dieser Kinder beim Hören mit nur einem Ohr Schwierigkeiten, bestimmte Sprachlaute voneinander zu unterscheiden.

Die genannten Schwierigkeiten können ein gutes schulisches Mitkommen gefährden. Damit rechtzeitig vorbeugende Maßnahmen ergriffen werden können, ist es unbedingt erforderlich, eine Aussonderungsuntersuchung so gründlich durchzuführen, daß auch ein Kind mit einem einseitigen Hörschaden als hörauffällig erkannt und einer Bestimmungsuntersuchung zugeführt werden kann.

4.4 Aussonderungsuntersuchungen mit objektiven Verfahren

AGNES HILDMANN

Eingangs sei auch an dieser Stelle noch einmal kurz ausgesagt, welche Voraussetzungen ein Prüfverfahren erfüllen muß, um als Aussonderungsuntersuchung bzw. als Screening-Verfahren anerkannt zu werden. Ein solches Verfahren muß

- einfach in der Anwendung sein,
- auch von Hilfspersonal durchgeführt werden können
- und darf nur einen geringen Zeitaufwand erfordern.

Es darf ferner nicht invasiv sein und soll dennoch hohe Ansprüche auf Sensitivität und Spezifität erfüllen.

Bisher sind vor allen Dingen die Ableitung der akustisch evozierten Hirnstammpotentiale und die Messung der evozierten otoakustischen Emissionen als Aussonderungsuntersuchung bzw. als Screening-Verfahren zum Aufspüren von Hörstörungen eingesetzt worden.

Die Ableitung der Hirnstammpotentiale wird heute nur mit einem im Handel befindlichen Gerät (Algo-1 Plus) als echtes Screening-Verfahren benützt. Sonst wird die Ableitung der Hirnstammpotentiale als Bestimmungsuntersuchung zur Ermittlung der Hörschwelle verwendet (siehe Kapitel 5.4.).

4.4.1 Die Ableitung der Hirnstammpotentiale mit dem Algo-1 Plus als Screening-Verfahren

Mitte der achtziger Jahre wurde in den USA eine Untersuchungsmethode entwickelt (PETERS 1986; KILENY 1987), welche die Ableitung akustisch evozierter Hirnstammpotentiale und deren Antwortregistrierung – im Sinne eines Datenanalysesystems – vollautomatisch abwickelt.

Bei dem Gerät Algo-1 Plus handelt es sich um ein einfaches, tragbares Instrument, das im Säuglingsalter zwischen der 34. Schwangerschaftswoche und dem 3. bis 6. Lebensmonat nach der Geburt zur Anwendung kommt. Dieses Gerät ist von seiner Handhabung sehr einfach, die eigentliche Meßzeit ist sehr kurz, dagegen wird für die Vorbereitung viel Zeit benötigt.

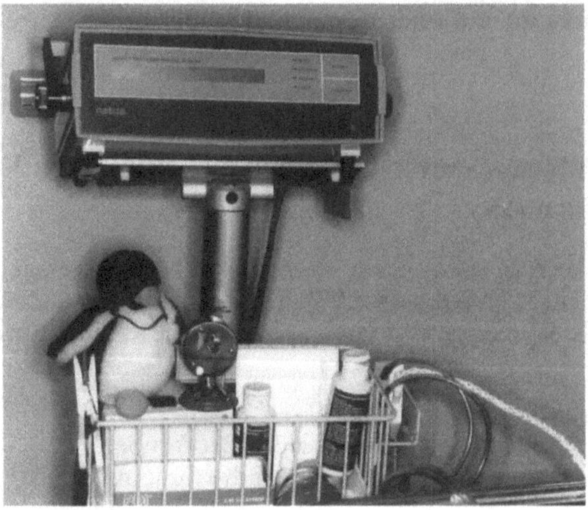

Abb. 31: Algo-1 Plus Hörtestgerät für Säuglinge

4.4.1.1 Vorbereitungen

Die für die Elektroden vorzubereitenden Hautpartien werden mit einer Mullkompresse, die mit einer Rubbelpaste versehen ist, vorbehandelt. Die Reste der Paste werden mit einer trockenen Mullkompresse entfernt. Die Elektroden werden angeklebt und die Elektrodenkabel angeschlossen, das Gerät wird eingeschaltet und die Widerstände werden überprüft.

Dann werden die Elektrodenkabel wieder vom Gerät getrennt, damit der Säugling gefüttert oder gestillt werden kann. Danach wird er in den Schlaf gewiegt. Wenn er eingeschlafen ist, werden die Ohrkoppler angelegt und die Elektrodenkabel erneut an das Gerät angeschlossen. Sieht man, daß der Säugling entspannt ist, kann die Messung beginnen.

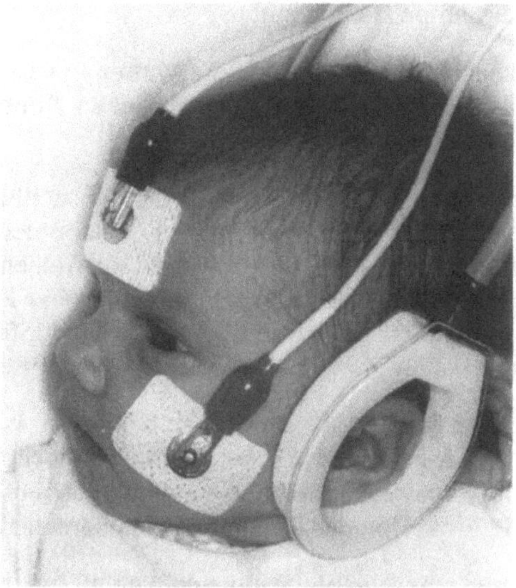

Abb. 32: Säugling, 5 Tage alt, mit Elektroden und Ohrkoppler links

4.4.1.2 Besonderheiten

Zu hohe Widerstände finden sich bei kleinen Patienten mit dunkler Haut und bei frischen Neugeborenen. Schwierigkeiten gibt es mit den verhältnismäßig großen Ohrmuscheln südeuropäischer Kinder. Bei ihnen reicht der zur Zeit übliche Ohrkoppler meist nicht, um die Ohrmuschel zu umfassen.

Neugeborene sind ideale Testkinder. Sie sind ruhig und ausgeglichen. Wenn sie gefüttert worden sind, schlafen sie sofort ein und sind schnell zufrieden.

Ein Frühgeborenes ist dagegen ein schwieriges Kind. Es ist unruhig, angespannt und benötigt viel Zuwendung.

Besonders schwierig sind Frühgeborene mit einem Geburtsgewicht unter 1000 g. Sie müssen auf den Arm genommen, geschaukelt und gewiegt werden. Diese Säuglinge brauchen den nahen Kontakt. Es empfiehlt sich, sie in eine

Halsfalte zu legen oder sie mit einem Finger zu beruhigen. Diese kleinen Frühgeborenen lieben es, wenn man den Kopf mit einem Moltontuch abdeckt und sie warm einwickelt.

Wenn man dies alles beachtet, kommt das Kind in die Entspannunsphase und der Test kann beginnen. Dennoch gibt es immer wieder Frühgeborene mit einem Geburtsgewicht von weniger als 1000 g, die im Tiefschlaf so unruhig sind, daß die Messung zwei- bis dreimal wiederholt werden muß. Bei ihnen leuchtet dann die Artefaktlampe ständig auf.

Stillkinder sind am besten zu testen, wenn die Mutter anwesend ist. Sie benötigen die Brust zum Einschlafen und den mütterlichen Kontakt zur Entspannung. Danach ist auch dieses Kind gut zu testen.

Wenn nun die Elektroden am Vertex- und Nackenansatz befestigt sowie die Erdelektrode auf der Wange angebracht und der Ohrkoppler fixiert sind, dann kann die Messung beginnen. Die Intensität des akustischen Reizes liegt mit 35 dB HL nicht weit über der Hörschwelle neugeborener Kinder. Die Reizrate beträgt 40/sec, die Zahl der Mittelungen maximal 15000. Die Messung selbst ist nach relativ kurzer Zeit, nach etwa 5 bis 10 Minuten, beendet.

Ziel des Screening-Verfahrens mit dem Algo-1 Plus ist es, eine eindeutige Aussage über den Potentialkomplex V bei einem Schalldruckpegel von 35 dB HL zu erhalten. Die Mustererkennung beruht nach Passieren von neun Meßpunkten, die zur Identifikation der Reizantwort entsprechend gewichtet sind.

Jede Reizantwort muß eine Schablone mit einem neun Punkte-Programm passieren, und je nach Mustererkennung entscheidet das Gerät Algo-1 Plus auf »anerkannt« oder »verworfen«.

Das Muster auf der Schablone basiert auf den unauffälligen Testergebnissen eines in der Nähe des Hörschwellenbereiches gelegenen Säuglings – ABR (Summe der Reizantworten von 35 Neugeborenen mit normaler Hörfähigkeit bei 35 dB HL Click Stimuli). Artefaktunterdrückung und Berücksichtigung der Umgebungsgeräusche sind optimal.

Die Anzeige LR (Likelihood Ratio) auf dem Bildschirm des Testgerätes ist Ausdruck für die Wahrscheinlichkeit, daß der Säugling eine Antwort aufweist, im Vergleich zu einem Nichtantwort-Zustand. Alle 500 Mittelungen wird das LR auf den neuesten Stand gebracht. Das LR muß mindestens 160 erreichen, wenn der Test als bestanden (= PASS) gelten soll. Das Gerät Algo-1 Plus verlangt ein Minimum von 1000 Mittelungen, um ein PASS zu genehmigen. Wenn nach 15000 Mittelungen (= Maximum) keine Reizantwort entdeckt werden kann, wird das Ohr zur weiteren Untersuchung überwiesen (REFER).

Bei einem »REFER« empfiehlt sich – möglichst unter günstigeren Umständen – eine Wiederholung der Untersuchung am nächsten Tag. Falls es nicht ohnehin bereits geschehen ist, sollte vor jeder Wiederholungsuntersuchung eine otomikroskopische Ohrinspektion erfolgen, um ja nicht einen eventuell vorhandenen Paukenerguß zu übersehen.

Zusammenfassend kann man sagen, daß die Algo-1 Plus-Untersuchung bei Neugeborenen ein gutes Screening-Verfahren ist. Seine Sensitivität liegt rechnerisch bei 99.9 % und seine Spezifität bei 96 bis 98 % für solche Hörstörungen, die sich für den Spracherwerb als Hemmnis auswirken (ab etwa 30 dB Hörverlust). Dazu ist die Meßzeit im Vergleich zur konventionellen BERA deutlich kürzer.

Hinsichtlich der Validität ist dieses Screening-Verfahren zur Zeit auch der Ableitung von evozierten otoakustischen Emissionen – unter Berücksichtigung der einzelnen Aussagefähigkeiten jeder Methode – überlegen.

4.4.2 Die Ableitung von otoakustischen Emissionen als Screening-Verfahren

1978 hat KEMP beschrieben, daß man bei akustischer Stimulation eines normal hörenden Ohres im Gehörgang ein ganz leises Echo messen kann. Dabei handelt es sich nicht um ein wirkliches Echo, also um eine passive Reflektion, sondern um eine aktive Schallaussendung aus dem Innenohr. Diese durch Schalleinstrahlung provozierte Schallaussendung wird evozierte otoakustische Emission (EOAE) genannt.

Ursprungsort dieser aktiven Antworten aus dem Innenohr sind mit hoher Wahrscheinlichkeit die äußeren Haarzellen des Innenohres. Der genaue Entstehungsmechanismus ist noch nicht in allen Einzelheiten geklärt. Die Theorien zur Entstehung können hier nicht besprochen werden. Wer sich hierfür interessiert, sei auf weiterführende Literatur verwiesen.

OAE's treten bei ungefähr 95 % aller Menschen mit normalem peripheren Gehör auf. Liegt ein peripherer Hörverlust von mehr als 35 dB vor, können keine EOAE's mehr nachgewiesen werden.

Als Schallreiz (Stimulus) für die Aussonderungsuntersuchung wird ein Click verwendet. Ein Click ist ein elektrischer Rechteckimpuls, der einen sehr kurzen Schallreiz mit einer positiven und einer negativen Auslenkung hervorruft. Das durch den Click erzeugte Schallsignal hat ein Frequenzspektrum zwischen 500 Hz und 4000 Hz. Die durch diesen Schallreiz hervorgerufene aktive Antwort des Innenohres wird transiente evozierte otoakustische Emission genannt. Sie läßt sich innerhalb der ersten 20 ms nach Auslösung des Stimulus im Gehörgang messen.

Für Messungen der EOAE's wird – ähnlich wie bei der Impedanzmessung – eine Sonde in den Gehörgang eingebracht, die einen Lautsprecher und ein Mi-

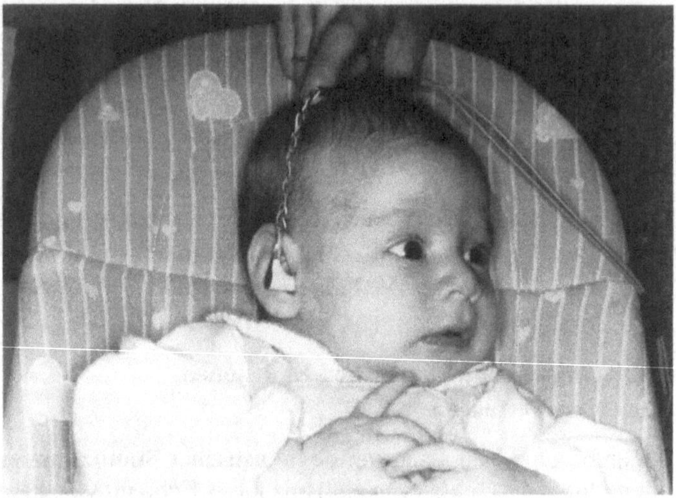

Abb. 33: Säugling, 2 Monate alt, mit EOAE Säuglingsmeßsonde

krofon enthält. Die Sonde wird mit einem Gummistöpsel ummantelt, dessen Größe der individuellen Gehörgangsweite angepaßt ist.

Um keine Verzerrungen des Schallreizes hervorzurufen, ist es wichtig, daß der Stöpsel bündig mit der Sondenspitze abschließt und daß die gesamte Sonde ohne manuelle Unterstützung frei im Gehörgang steckt, und zwar ohne an der Gehörgangswand anzuliegen. Durch falschen Sondensitz oder falschen Abschluß des Gummistöpsels kann der Schallreiz in seinem Frequenzspektrum so stark verändert werden, daß das dabei ermittelte Meßergebnis nicht mehr verwertbar ist.

Da die Reizantwort sehr leise ist, kann sie leicht durch Störgeräusche überlagert werden und deshalb im Störgeräusch nicht mehr erkennbar sein. Um dennoch die erhaltene Antwort isolieren zu können, wird nicht nur die Antwort auf einen einzigen Schallreiz registriert, sondern es werden die Antworten auf viele Reize aufsummiert und gemittelt (sogenanntes »Averaging«). Da das Störgeräusch vom Stimulus zeitlich unabhängig ist, und nur die Reizantwort in den ersten 20 ms nach Reizung jeweils gleich ist, wird das Störgeräusch durch das Mittelungsverfahren eliminiert und die Reizantwort isoliert. Da der im Gehörgang gemessene Schall in den ersten 2,5 ms nach Auslösung des Schallstimulus in erster Linie durch diesen selbst hervorgerufen wird, werden die ersten 2,5 ms nicht in die weitere Auswertung einbezogen.

Für die Aussonderungsuntersuchung ist es von Vorteil, daß der Pegel der Emission bei Säuglingen besonders hoch ist. Dadurch läßt sich die Emission besonders leicht nachweisen. Mit fortschreitendem Alter nimmt die Lautstärke der Emission auch bei normalem Gehör ab.

Bestimmte technische Verfahren (FOURIER-Transformation) gestatten es, die gemittelte Reizantwort in die in ihr vorhandenen Frequenzanteile zu zerlegen. Dabei wird gleichzeitig angegeben, welchen Pegel die Reizantwort bei einer bestimmten Frequenz hat. Bei normalem peripheren Gehör eines Kindes ist bei Reizung mit einem Click – im Regelfall – eine Reizantwort in allen im Click vorhandenen Frequenzen – also bei 500 bis 4000 Hz – nachweisbar.

Die Lautstärke der Reizantwort nimmt bei sehr leisem Schallreiz zunächst mit der Lautstärke des Stimulus zu. Bei höheren Reizpegeln bleibt der Pegel der EOAE's bei normalhörenden Kindern annähernd konstant. Der normalerweise verwendete Stimuluspegel liegt zwischen 70 und 80 dB SPL. Der Pegel der Reizantwort kann bei Säuglingen um die 20 dB SPL betragen.

Wie bereits erwähnt, läßt sich bei 95 % aller normalhörenden Ohren eine otoakustische Emission evozieren.

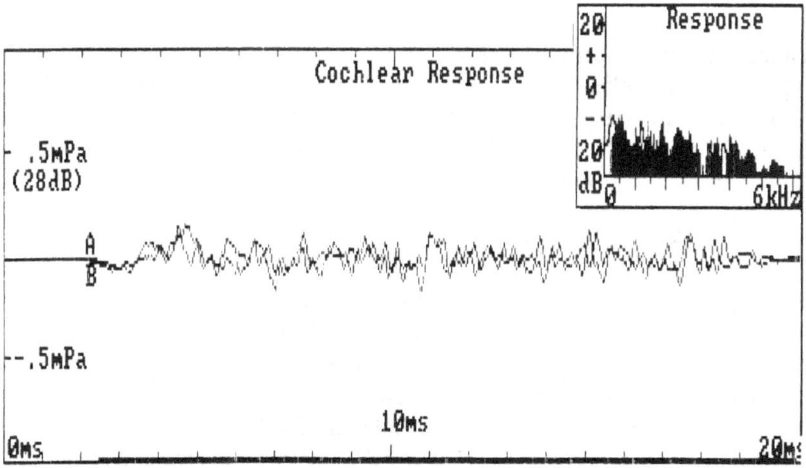

Abb. 34: Ergebnis einer Messung, durchgeführt an einem 8 Monate alten resthörigen Kind

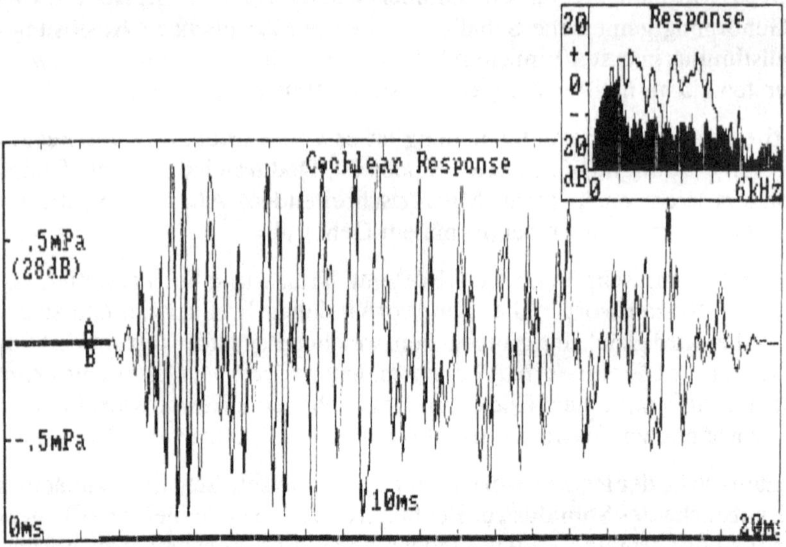

Abb. 35: Darstellung eines Teilbereiches der Meßergebnisse des »Otodydnamic Analyzer ILO 88«: im großen Feld sind die Schallpegel der in den Speichern A und B addierten und gemittelten Antwortsignale in Abhängigkeit von der Zeit wiedergegeben. Im kleinen Feld sieht man das Leistungsspektrum der Antwortsignale A (w) + B (w) hell und A (w) – B (w) dunkel. Ergebnis einer Messung an einem 7 Monate alten normalhörenden Kind.

Besteht eine Schalleitungsschwerhörigkeit, also eine Störung der Schallübertragung vom Trommelfell auf das Innenohr, wird die Emission bei normalem Innenohrhörvermögen zwar auch ausgelöst, kann aber ab einem bestimmten Ausmaß der Schallübertragungsstörung im Gehörgang nicht mehr gemessen werden. Das liegt daran, daß die gestörte Schallübertragung natürlich nicht nur den Weg vom Trommelfell zum Innenohr betrifft, sondern auch den Weg vom Innenohr zum Trommelfell. Da die Reizantwort leise ist, kann sie ab einer Schallleitungsschwerhörigkeit von etwa 35 dB im Gehörgang nicht mehr nachgewiesen werden. Besteht eine Innenohrschwerhörigkeit, ist in den Frequenzen, bei denen die Schwerhörigkeit größer als etwa 30 bis 35 dB ist, ebenfalls keine EOAE mehr nachweisbar. Das heißt, daß bei Schwerhörigkeiten, die alle Frequenzen betreffen, überhaupt keine Emission meßbar ist. Wenn dagegen eine Höreinbuße lediglich im Hochtonbereich oberhalb von 2000 Hz vorliegt, dann kann unterhalb von 2000 Hz durchaus eine deutliche Emission vorhanden sein.

Die Messung von click-evozierten transienten otoakustischen Emissionen ermöglicht allerdings keine exakte Bestimmung der Hörschwelle, denn Hörverluste von z.B. 40 dB und 80 dB können mit diesem Verfahren nicht voneinander unterschieden werden. In beiden Fällen läßt sich keine Emission evozieren. Auch unterhalb des Grenzwertes von 30 bis 35 dB kann zwischen einem Hörvermögen von z.B. 0 dB und 20 dB mit diesem Verfahren nicht unterschieden werden.

Wenn lediglich eine Hörstörung im Bereich der Hörbahn besteht und sowohl die Schallübertragung im Mittelohr als auch im Innenohr normal funktionieren, lassen sich gute EOAE's nachweisen. EOAE's können deshalb lediglich zur Aussonderung peripherer Hörstörungen (d.h. von Hörstörungen im Mittel- und/oder im Innenohr) eingesetzt werden.

Werden für die Messung an einem Ohr 260 Mittelungen verwendet, wie das bei dem am weitesten verbreiteten Meßgerät der Fall ist, liegt die Meßdauer bei störungsfreiem Verlauf der Messung bei etwa einer Minute.

4.4.2.1 Besonderheiten

Bei Vorliegen starker Störgeräusche kann die Messung der EOAE's nicht erfolgen. Als Störschallquellen kommen einerseits Schallquellen in Betracht, die in der Umgebung des zu untersuchenden Säuglings oder Kleinkindes liegen (externer Störschall), und andererseits solche, die vom Kind selbst ausgehen (interner Störschall). Externer Störschall, wie z.B. das Schreien eines anderen Kindes im selben Zimmer oder Türenschlagen, kann weitgehend vermieden werden, wenn man das Kind in einem ruhigen, geschlossenen Raum untersucht. Der interne Störschall durch das Kind selbst ist schwerer zu reduzieren und in manchen Fällen überhaupt nicht zu vermeiden, so daß sich eine Messung als undurchführbar erweisen kann. Auch normale Bewegungen eines lebhaften Säuglings sowie das Nuckeln am Schnuller oder gar Lautieren können eine Messung vereiteln.

Bei Neugeborenen sowie bei Säuglingen bis zum 3., eventuell auch bis zum 6. Lebensmonat kann man zur Messung eine der vielen Schlafphasen ausnutzen. Zwischen dem 6. Lebensmonat und etwa dem Zeitpunkt, ab dem das Kind bewußt kooperieren kann, ist die Messung der EOAE's am wachen Kind schwierig. Übrigens: Kinder mögen es nicht, wenn man ihren Kopf festhält oder ihre Gehörgänge berührt.

Eine andere interne Störlärmquelle, welche die Messung der EOAE's vereiteln kann, besteht z.B. bei einem Kind mit einer weichen Trachea (Luftröhre) und begleitendem Stridor (pfeifendes Atemgeräusch bei Ein- und/oder Ausatmung) oder bei einer chronischen Bronchitis mit rasselndem Atemgeräusch.

Prinzipiell ist mit der Messung der EOAE's eine Untersuchung zum Ausschluß einer Hörstörung schon beim Neugeborenen möglich. In den ersten Lebensstunden sind die Mittelohren jedoch noch nicht optimal belüftet, so daß die Messung frühestens 24 bis 48 Stunden nach der Geburt durchgeführt werden sollte. Sind dann deutliche EOAE's nachweisbar, kann man von einem normalen peripheren Gehör des Säuglings ausgehen. Können dagegen keine EOAE's registriert werden, spricht dies für eine periphere Hörstörung durch Schalleitungsschwerhörigkeit oder Innenohrschaden. In diesem Fall sollte jedoch zunächst eine Kontrolluntersuchung der EOAE's nach einigen Tagen durchgeführt werden. Bleiben die otoakustischen Emissionen erneut aus, muß eine weiterführende Diagnostik mit mikroskopischer Ohrinspektion und mit subjektiven und objektiven Hörschwellenbestimmungen eingeleitet werden.

5. Bestimmungsuntersuchungen

Alle Kinder, die mit Hilfe eines der im Kapitel 4 beschriebenen Verfahren als hörauffällig erkannt und als einer Hörbeeinträchtigung verdächtig ausgesondert worden sind oder bei denen auch ohne eine vorausgegangene Aussonderungsuntersuchung von den Eltern oder von anderer Seite ein begründeter Verdacht auf eine Höreinbuße geäußert wird, müssen eingehend untersucht werden, um einerseits zu überprüfen, ob der Verdacht zu Recht besteht, und um andererseits so früh wie möglich Art und Grad sowie Lokalisation eines eventuell vorliegenden Hörschadens zu bestimmen. Alle Prüfverfahren, derer man sich hierfür bedient, faßt man unter der Sammelbezeichnung Bestimmungsuntersuchungen zusammen. Je nach Lebens- und/ oder Entwicklungsalter der zu untersuchenden Kinder gibt es Bestimmungsuntersuchungen für Säuglinge, Kleinkinder, Kinder im Vorschulalter und Schulkinder. Und ähnlich wie bei den bereits behandelten Aussonderungsuntersuchungen gibt es auch bei Bestimmungsuntersuchungen subjektive und objektive Verfahren.

Die bei Kindern bevorzugt zum Einsatz gelangenden subjektiven Verfahren gliedern sich in Verfahren der Verhaltens-Beobachtungs-Audiometrie (für Kinder von 0 bis 3 Jahren), der Spielaudiometrie (für Kinder von etwa 3 bis 6 Jahren) und der Tonaudiometrie (für Kinder ab etwa 6 Jahre) sowie in altersspezifische und schädigungsadäquate informelle und formelle Verfahren der Sprachaudiometrie. Sobald ein Kind Sprache versteht, ist letztere als ein notwendiger, nicht zu vernachlässigender Bestandteil einer Hörprüfung anzusehen.

Die bei Säuglingen und Kleinkindern zum Einsatz gelangenden Verfahren der Verhaltens-Beobachtungs-Audiometrie (VBA) umfassen sowohl Verfahren der Reflexaudiometrie als auch der Ablenkungsaudiometrie. Da die Verfahren der Bestimmungsuntersuchungen bei Neugeborenen weitgehend mit denen der bei diesen Kindern bei einer Aussonderungsuntersuchung zur Anwendung gelangenden Methode übereinstimmen (es muß allerdings mit höheren Intensitäten gearbeitet werden), sei hier auf die Ausführungen im Kapitel 4 verwiesen.

5.1 Die Verhaltens-Beobachtungs-Audiometrie ohne bedingte Reflexe

Die Tatsache, daß es nicht leicht möglich ist, das Hörvermögen eines Säuglings in den ersten sechs Monaten seines Lebens zu prüfen, bedeutet keinesfalls, daß diese Kinder deshalb nicht auch mit subjektiven Verfahren der Verhaltens-Beobachtungs-Audiometrie untersucht werden können. Im Gegenteil, diese Kinder zeigen vielfältige Reaktionen auf Schallreize, die uns wertvolle Hinweise auf ihre Hörfähigkeit anbieten, wenn wir sie nur sorgfältig beobachten.

5.1.1 Bei Säuglingen bis zum sechsten Lebensmonat

ist vor allem an die folgenden Reaktionen zu denken:

- Augenreaktionen: der auropalpebrale Reflex (akustischer Lidreflex); Bewegungen des Auges in Richtung auf die Schallquelle; Öffnen eines halb oder völlig geschlossenen Auges; zuweilen auch Pupillenreflexe.
- Körperbewegungen: bei sehr lauten Schallreizen ein allgemeiner Schreckreflex, wenn nicht sogar ein voller MORO-Reflex; bei geringeren Lautstärken Bewegungen der verschiedenen Körperteile. Nach Ladislaus FISCH (1987, 133) ist eine der auffälligsten Bewegungen die der großen Zehe. Sie sei so ausdauernd, daß FISCH in diesem Zusammenhang sogar von einem »toe test« (Zehentest) spricht.
- Schlafen: falls der Säugling sich nicht im Tiefschlaf befindet, genügen oft geringe Lautstärken, um ihn aus dem Schlaf zu wecken.
- Schreien bzw. Aufhören mit Schreien: wenn ein Säugling schreit, hört er sehr oft damit auf, sobald ein Schallreiz dargeboten wird; oder umgekehrt: ein Schallreiz veranlaßt ihn zum Schreien.

Wenn ein Säugling zu einer Hörprüfung gebracht wird und auf dem Arm seiner Begleitperson ein wenig schreit, sollte man diese unbedingt davon abhalten, den Säugling zu beruhigen. Gleiches gilt, wenn der Säugling auf dem Arm der Begleitperson schläft. Beide Bedingungen eignen sich sehr gut, eine Hörprüfung nach den Prinzipien der Verhaltens-Beobachtungs-Audiometrie zu beginnen.

Der auropalpebrale Reflex als Reaktion auf einen wahrgenommenen Schallreiz bietet, falls richtig ausgelöst, wertvolle Informationen an. Man kann ihn z.B. mit einem Tambourin, einer Trommel oder einem guten Xylophon auslösen. Sehr oft reagiert der Säugling dabei allerdings bereits auf die Armbewegung, die der Untersucher beim Schlagen auf das von ihm benützte Instrument ausführen muß. Mit anderen Worten: dann handelt es sich um einen visuell und nicht um einen akustisch ausgelösten Lidreflex. Wie aber läßt sich die Auslösung eines visuellen Lidreflexes vermeiden ? Indem man so tut, als ob man auf das Instrument schlagen würde, dann aber plötzlich innehält, so daß kein Schallreiz ertönt. Das Kind wird einen visuell ausgelösten Lidreflex zeigen. Dieses Vorgehen wiederholt man mehrmals, bis das Kind sich daran gewöhnt hat und keinen Lidreflex mehr zeigt. Erst jetzt wird auf das Instrument geschlagen. Wenn das Kind nunmehr wieder mit einem Lidreflex antwortet, kann man davon ausgehen, daß es sich um einen akustischen und nicht mehr nur um einen visuellen Lidreflex gehandelt hat.

Bei der Feststellung des auropalpebralen Reflexes soll die geringste Lautstärke gefunden werden, die nötig ist, um diesen Reflex auszulösen. Seine normale Schwelle liegt im Frequenzbereich von 500 bis 4000 Hz bei etwa 105 bis 115 dB. Läßt sich der Reflex auslösen, kann man wohl sagen, daß das Kind hören kann, nicht aber, daß seine Hörfähigkeit normal ist. So läßt sich z.B. der Reflex auch bei schwerhörigen Kindern mit Lautheitsausgleich auslösen, wie schon WEDENBERG (1956) nachgewiesen hat.

Auch das Saugen eines Säuglings, sei es an seiner Flasche oder an der Brust der Mutter, läßt sich bei der Darbietung eines Schallreizes nützen. In der Regel beantwortet ein Säugling die Wahrnehmung eines für ihn unerwarteten Schallreizes mit einer kurzen Unterbrechung des Saugvorgangs. Aber auch in seinem Gesicht lassen sich als Antwort auf einen Schallreiz oft Veränderungen beobachten.

Es versteht sich von selbst, daß die genannten Reaktionen nur dann bemerkt werden können, wenn wirklich sorgfältig beobachtet wird (gegebenenfalls mit Fernsehkamera) und wenn die Untersuchungsbedingungen günstig sind. Darum ist es wünschenswert, bei der Verhaltens-Beobachtungs-Audiometrie nicht nur von Kleinkindern, sondern auch von Säuglingen, die noch nicht sitzen können und darum gegebenenfalls liegend untersucht werden müssen, mit zwei Untersuchern zu arbeiten. So wird sich z.B. der eine Untersucher auf die Beobachtung der Bewegungen der großen Zehe und der andere auf die Beobachtung des Gesichtes konzentrieren. Von den zwei Untersuchern fällt demjenigen, der den richtigen Schallreiz am richtigen Ort und zur richtigen Zeit darzubieten hat, besondere Verantwortung zu. Die Schallreizdarbietung muß erfolgen, wenn sich das Kind im hierfür geeigneten Zustand befindet und zur Reaktion bereit ist. Es ist auf jeden Fall ratsam, zuvor die Hände und Füße des Säuglings zu entblößen und ihn auf einem Tisch auf einer weichen Unterlage oder auf dem Schoß seiner Mutter liegend zu untersuchen. Die akustischen Bedingungen müssen gut und ein ruhiger Testraum muß gesichert sein.

Die Kinderbett-Audiometrie nach Biesalski

In diesem Zusammenhang sei auch auf das für das erste Entwicklungsstadium (0 bis 6 Lebensmonate) von Peter BIESALSKI (1964) vorgestellte und für Kinder etwa vom 4. Lebensmonat an aufwärts einsetzbare Verfahren mit dem Ton-Licht-Orientierungsreflex genannt. Bei diesem säuglingsaudiometrischen Verfahren wird der in einem Kinderbett liegende Säugling von Lautsprechern beschallt, die rechts und links am Bett in der Höhe seines Kopfes angebracht sind. Dabei wird über einen Spiegel, ohne daß dies vom Kind bemerkt werden kann, die Hinwendung des Kopfes zur Schallquelle beobachtet. Auf den Lautsprechern sind mit beweglichen Armen zwei kleine Glühbirnen befestigt, die so zur Bettmitte ausgeschwenkt werden, daß sie vom Säugling bequem fixiert werden können. Diese Glühbirnen können entweder zusammen mit dem Tonreiz oder auch für sich allein geschaltet werden. Fixiert der Säugling die erleuchteten Glühbirnen, dann hält er seinen Kopf so im Schallfeld, daß seine beiden Ohren den Lautsprechern offen zugewandt sind. Damit ist eine günstige Ausgangslage für die Tondarbietung gegeben. Nimmt der Säugling einen Ton wahr, erfolgt eine Ablenkreaktion, sei es durch Hinwenden zum jeweiligen Lautsprecher oder auch durch eine Greifbewegung. Jede auf diese Weise ermittelte Schwellenkurve eines Säuglings, die im Frequenzbereich zwischen 250 und 4000 Hz wesentlich schlechtere Werte als 60 dB aufweist (eine solche Schwellenkurve entspricht nach BIESALSKI ungefähr der bei Kindern dieser Altersstufe zu erwartenden Reaktion), muß als auffällig gelten und bedarf einer weiteren Abklärung mit einem anderen Verfahren.

Ausbleiben von Hörreaktionen

Zeigt ein Säugling oder Kleinkind keinerlei Reaktionen auf akustische Reize, muß mit anderen Sinnesreizen weiter geprüft werden, z.B. mit Anblasen, mit Berühren, mit Vibrationen und mit starkem Licht (aus einer Scheinwerfer-Taschenlampe). Hat dagegen ein Säugling positiv reagiert und wartet mit normalen stimmlichen Äußerungen auf, hat keinen otologischen Befund und hat auch eine Messung der Mittelohr-Funktion keine Auffälligkeiten erbracht, kann man in der Regel davon ausgehen, daß er über Hörvermögen verfügt, ganz bestimmt nicht hochgradig schwerhörig ist und bei ihm sehr wahrscheinlich auch keine signifikante Höreinbuße vorliegt. Dennoch ist es ratsam, ihn noch einmal zu überprüfen, wenn er frei sitzen und seinen Kopf einer Schallquelle zuwenden kann.

Schwierig wird die Beurteilung dann, wenn ein Säugling auf keine akustischen Reize reagiert, denn das Ausbleiben von Hörreaktionen heißt keinesfalls immer, daß ein solches Kind einen Hörverlust aufweist. Wenn es jedoch auf andere Sinnesreize sicher reagiert und lediglich Schallreize ignoriert, dann ist ein

Hörverlust nicht auszuschließen. Dann müssen weitere Untersuchungen, gegebenenfalls auch mit objektiven Verfahren, folgen.

Ist die Hörprüfung von einem wirklich erfahrenen Untersucher durchgeführt worden, dann kann fast immer schon nach der ersten Hörprüfung ausgesagt werden, ob eine hochgradige Schwerhörigkeit vorliegt oder nicht. In zweifelhaften Fällen kann man davon ausgehen, daß die Erstdiagnose nach wenigen Wochen mit Hilfe der objektiven Audiometrie gestellt werden kann. Wichtig ist auf jeden Fall, daß jedes einzelne Kind mit allen sich hierzu für notwendig erweisenden Verfahren sorgfältig nachuntersucht wird. Solange der Verdacht auf Vorliegen einer Hörbeeinträchtigung nicht ausgeräumt werden kann, ist eine regelmäßige Kontaktaufnahme mit dem Kind und seinen Eltern notwendig. Sie kann erst dann eingestellt werden, wenn eindeutig abgeklärt ist, daß das Kind entweder normal hört oder einen Hörverlust aufweist.

Die »Multichannel Infant Reflex Audiometry«

Vor einem Jahrzehnt haben RADÜ und KAUFFMANN (1983) ein mehrkanaliges Verfahren der Säuglings-Reflex-Audiometrie unter der Bezeichnung MIRA vorgestellt. Es hat damals in der Fachwelt viel Beachtung gefunden. MIRA ist eine Abkürzung und steht für »Multichannel Infant Reflex Audiometry«. Dieses Verfahren läßt sich ähnlich wie die Kinderbett-Audiometrie auch schon in den ersten Lebensmonaten einsetzen. Es ist allerdings sehr zeit- und personalintensiv und läßt sich selbstverständlich nur dort für Hörprüfungen verwenden, wo die hierfür erforderlichen Geräte (noch) vorhanden sind.

Als akustische Reize verwendete die MIRA gewobbelte Sinustöne, Schmalbandrauschen von 1000 und 4000 Hz, Musik und Herzgeräusche. Das Neuartige an der MIRA war die synchrone Registrierung der Saug-, Atem- und Blickaktivität in Abhängigkeit vom Schallreiz. Diese drei Körperaktivitäten wurden mit einen 4-Kanal-Schreiber registriert, wobei im vierten Kanal der jeweilige Schallpegel im Raum und gleichzeitig auch noch Reizbeginn, Reizende und Reizseite dargestellt wurden. Zusätzlich zur objektiven Erfassung der Saug-, Atem- und Blickaktivität wurde die Hörreaktionsschwelle aber auch mittels Verhaltensbeobachtung festzulegen versucht.

Nach den von RADÜ und KAUFFMANN vorgelegten Erfahrungsberichten war bei der Registrierung der Reizantworten festzustellen, daß die Kinder im allgemeinen sowohl die Schallquelle lokalisierten als auch den Atem anhielten und die Saugaktivität unterdrückten, wenn sie einen Schallreiz wahrnahmen. Als ein besonders deutlicher Indikator erwies sich bei der MIRA die durch Schallreize hervorgerufene Änderung in der Saugaktivität. Diese findet ihre Erklärung darin, daß die Nahrungsaufnahme im Gegensatz zur Atemtätigkeit ohne Schaden für den Gesamtorganismus beliebig oft unterbrochen werden kann.

Durch die synchrone Registrierung dreier Aktivitäten wurde ganz gewiß eine höhere Sicherheit erreicht, als sie beim bloßen Beobachten möglich gewesen wäre. Vor allem konnten die registrierten reflektorischen Antworten des Kindes von mehreren voneinander unabhängigen Untersuchern beurteilt werden. Wenn die Antworten schießlich auch noch auf Videoband festgehalten waren, ließ sich die Zahl der Fehlinterpretationen, die es auch bei dieser Technik gegeben hat, möglicherweise reduzieren. Gegenwärtig kommt die MIRA allerdings in kinderaudiologischen Einrichtungen kaum noch zur Anwendung, so daß ihr fast nur noch historische Bedeutung zukommt.

5.1.2 Bei Säuglingen im zweiten Lebenshalbjahr und bei Kleinkindern

Ein Säugling, der sechs Monate alt ist und frei sitzen kann, wendet seinen Kopf rasch in die Richtung, aus der er einen für ihn interessanten Schallreiz wahrgenommen hat, sofern seine Aufmerksamkeit nicht gleichzeitig von anderen Signalen (Schall, Licht, Bewegung usw.) in Anspruch genommen wird. Die Kopfbewegung ist leicht zu beobachten, und die Schallokalisation ist ein unmißverständliches Zeichen dafür, daß das Kind die Testreize wahrgenommen hat. Es nimmt darum nicht wunder, daß diese Art der Hörprüfung dank des eindeutigen Charakters der durch Schallreizdarbietung ausgelösten Verhaltensänderung zum Hauptverfahren für Hörprüfungen bei Kindern im Alter von 7 bis 36 Monaten geworden ist.

5.1.2.1 Die Schallokalisation

Das Hinwenden des Kopfes zu einer signifikanten Schallquelle ist ein wertvoller Hinweis auf die zunehmende Hörbahnreifung. Eine wichtige Funktion des Hörens ist die Lokalisation einer Schallquelle. Diese Funktion entwickelt sich allmählich und steht in einem engen Zusammenhang mit der visuellen und motorischen Entwicklung. Gleichzeitig mit der Entwicklung der Schallokalisation entwickelt sich das Sehen als zweiter Fernsinn. Wird mit dem Hören eine Schallquelle geortet, so wird mit dem Sehen ihre Natur bestimmt.

Die Schallokalisation ist eine Funktion, die nicht nur vom peripheren Hörorgan bestimmt wird. Hierbei spielen auch die zentralen Hörbahnen bis hinein in die höheren Zentren der Großhirnrinde eine wichtige Rolle. Die dort stattfindende Informationsverarbeitung ist eine Voraussetzung dafür, daß ein Kind, das einen Schallreiz wahrgenommen hat, dazu befähigt wird, seine Lagebeurteilung vorzunehmen und ihn zu lokalisieren, und zwar auch dann, wenn die Schallquelle inzwischen bereits versiegt sein sollte. Man kann die Fähigkeit zur Schallokalisation aber auch so sehen: wenn ein Kind in einem Alter, in dem die Fähigkeit zur Schallokalisation vorhanden sein sollte, noch nicht über sie verfügt, dann kann dies unter anderem ein Hinweis auf eine Verzögerung der Reife seiner zentralen Hörbahnen bedeuten. Weitere Erklärungsmöglichkeiten wären das Vorliegen einer einseitigen Schwerhörigkeit oder eines einseitigen Paukenergusses.

Die Schallokalisation ist aber auch stark von den motorischen Fähigkeiten eines Kindes abhängig, denn alle Sinnesrezeptoren sind auf zusätzliche Hilfen angewiesen, um ihr Potential voll ausschöpfen zu können. So wäre z.B. das Sehvermögen, auch wenn es völlig unbeeinträchtigt wäre, für uns nur von begrenztem Wert, wenn wir unsere Augen und unseren Kopf nicht in alle von uns gewollten Richtungen frei bewegen könnten. Und die Hörfähigkeit, bei der die Kontrolle der Körperbewegungen ebenfalls eine wesentliche Rolle spielt, wäre eingeschränkt, wenn wir unseren Kopf nicht einer Schallquelle zuwenden und so ein besseres Nutzschall-Störschall-Verhältnis bewirken könnten.

Das Wissen hierüber ist für die Verhaltens-Beobachtungs-Audiometrie von Bedeutung. So wird z.B. ein überaktives Kind, das nicht still sitzen kann, nicht nur im Hinhören, sondern auch bei der Schallokalisation Schwierigkeiten haben. Einem cerebralbewegungsgestörten Kind mit einer Athetose wird es ähnlich ergehen. Aber auch Kinder, die noch nicht frei sitzen und ihren Kopf aufrecht halten können, fällt es sehr schwer, eine Schallquelle zu orten. Mit anderen Worten: die Fähigkeit zur Schallokalisation ist von der motorischen Entwicklung oder von der Körperbeherrschung eines Kindes abhängig. So wird man bei der Beurteilung eines noch nicht zur Schallokalisation fähigen Kindes nicht nur an eine Verzögerung seiner motorischen Entwicklung, sondern auch an eine Reifungsverzögerung seines Nervensystems zu denken haben.

Die Schallokalisation ist ganz gewiß ein wichtiger Aspekt im Hörverhalten. Und wenn bei der Verhaltens-Beobachtungs-Audiometrie die Hinwendung des Kopfes zu einer Schallquelle die bedeutendste Verhaltensänderung ist, auf die wir angewiesen sind, ist es nötig, sie so umfassend wie möglich zu verstehen. Dennoch ist es ganz natürlich, daß wir, wenn ein Säugling oder ein Kleinkind mit der Schallokalisation Schwierigkeiten hat, immer zuerst an ein Versagen des peripheren Hörorgans denken, so z.B. an das Vorliegen einer einseitigen Hörbeeinträchtigung (z.B. Mittelohrerguß), bei der eine sichere Schallokalisation kaum möglich ist, oder an einen asymmetrischen Hörverlust (leichtgradige Schwerhörigkeit auf dem einen, hochgradige Schwerhörigkeit auf dem anderen Ohr).

5.1.2.2 Die Verhaltens-Beobachtungs-Audiometrie nach Ewing und Ewing

Die Verhaltens-Beobachtungs-Audiometrie für Kinder vom sechsten/siebten Lebensmonat an aufwärts basiert auf dem von den britischen Hörgeschädigtenpädagogen und Pädaudiologen Irene und Alexander EWING (1958) beschriebenen »Diagnostic Test of Hearing«. Bei der Durchführung dieser Untersuchung sitzt das Kind gemeinsam mit einem der hierfür benötigten zwei Untersucher in einem genügend großen (nach Möglichkeit nicht kleiner als 40 qm), kindgerecht eingerichteten Untersuchungsraum an einem kleinen Spieltisch. In der Regel sitzt es auf einem seiner Größe entsprechenden Stuhl mit seitlichen Lehnen oder, falls von ihm gewünscht, auch auf dem Schoß seiner Mutter. Auf dem Spieltisch werden ihm in ähnlicher Weise, wie dies bereits im Kapitel 4.2.3 für den modifizierten Aussonderungstest nach Ewing beschrieben worden ist, kleine Spielgegenstände so dargeboten, daß seine Aufmerksamkeit auf die Tischfläche gerichtet bleibt. Im geeigneten Augenblick, d.h. jeweils dann, wenn die visuelle Aufmerksamkeit des Kindes auf den Gegenstand auf dem Tisch langsam erlischt, erzeugt der Untersucher hinter ihm verschiedene Geräusche und Töne: zunächst leise, dann immer lauter, bis das Kind durch eine unmißverständliche Reaktion zu erkennen gibt, daß es den Testreiz wahrgenommen hat. Es schaut vielleicht nur auf, in der Regel wird es jedoch eine Hinwendereaktion zeigen. Es dreht sich um, um festzustellen, woher die von ihm wahrgenommenen Töne oder Geräusche gekommen sind und wer sie erzeugt hat. Aufgabe beider Untersucher ist es, das Kind sorgfältig zu beobachten und jede Reaktion sofort zu registrieren. Die Aufgabenteilung zwischen den beiden Untersuchern vor und hinter dem Kind entspricht völlig der, die für die Aussonderungsuntersuchung bei gleichaltrigen Kindern in den Kapiteln 4.2.3.2 und 4.2.3.3 beschrieben worden ist.

Auf welche Weise ein Kind auch auf die von ihm wahrgenommenen Testreize reagiert, in einem Punkt gleichen sich alle Reaktionen: das Kind wird durch die von ihm bemerkten Testreize abgelenkt und zeigt sichtbare Verhaltensänderungen. Darum gibt es für dieses Verfahren auch die Bezeichnung Ablenkungsaudiometrie.

Bei der Verhaltens-Beobachtungs- bzw. der Ablenkungsaudiometrie benützt der Untersucher hinter dem Kind ein breites Instrumentarium. So verwendet er für die Reizgebung verschiedene Geräte: solche, mit denen er Geräusche, und solche, mit denen er Töne erzeugen kann. So wird er, sofern die Plazierung des Kindes an einem vorgegebenen Platz mit rechts und links davon installierten Lautsprechern eines Audiometers nicht ratsam erscheint, ein tragbares Lautsprecheraudiometer (Freifeldaudiometer) verwenden, mit dem z.B. Töne von 125, 250, 500, 750, 1000, 1500, 2000, 3000, 4000, 6000 und 8000 Hz in exakt einstellbaren und leicht ablesbaren Intensitäten angeboten werden können (hierfür in Frage kommende Freifeldaudiometer werden im Kapitel 10 vorgestellt). Zur Darbietung von Geräuschen eignen sich je nach Schädigungsgrad des Kindes Rasseln, Glocken, Pfeifen, Spieldosen, Kastagnetten, Xylophone, Tambourine usw. Es versteht sich von selbst, daß die akustischen Reize der letztgenannten Instrumente im Hinblick auf ihre physikalischen Parameter (Intensität, Frequenz u.a.) bekannt sein müssen.

Wird man die genannten Geräusche z.B. bei Kindern bis zum Alter von etwa 18 Monaten nicht in exakt einstellbaren Intensitäten über Tonträger anbieten (kleine Kinder wollen sehen, wer sie erzeugt), benötigt man zur Messung ihrer jeweiligen Intensität noch einen Schallstärkemesser. Dies gilt aber auch für den Fall, daß man bestimmen will, ab welcher Intensität das zu prüfende Kind auf stimmliche Reize zu reagieren beginnt. Da man sich hierbei vor allem bei hochgradig hörgeschädigten Kleinkindern zuweilen nahe an das Ohr des Kindes begeben muß, besteht immer die Gefahr, daß das Kind z.B. bei einem lauten Zurufen der Silbe »paaa« nicht auf diesen akustischen Reiz, sondern auf die gleichzeitig mit ihm dargebotenen Bestandteile stimmlicher Äußerungen wie Stoß, Hauch, Wärmeunterschied und Vibration reagiert. Um diese Gefahr auszuschließen, wird der Untersucher bei Anwendung dieser Methode einen kleinen Windschirm (einen Stickrahmen, in den ein Stück leichten Stoffes eingespannt ist) vor den Mund halten. Während er diesen Windschirm in der einen Hand hält, wird er in der anderen einen Lautstärkemesser halten, um festzustellen, ab welcher Intensität das Kind auf die Stimmreize zu reagieren beginnt.

Bei der Verhaltens-Beobachtungs-Audiometrie werden die Testreize dem rechten und linken Ohr getrennt dargeboten. Dennoch ist es mit dieser Methode nicht immer ohne weiteres möglich, Seitenunterschiede (rechtes Ohr, linkes Ohr) aufzudecken. Dies gilt vor allem für nur geringfügige Unterschiede. Wohl können Hinwendereaktionen des Kindes zu der vom Untersucher hinter ihm abgewandten Seite ein Hinweis auf das Vorliegen einer Seitendifferenz sein, müssen es aber nicht. Präzise Aussagen hierüber sind erst dann möglich, wenn mit Kopfhörern gearbeitet und somit jedes Ohr für sich geprüft werden kann. Beim Einsatz von Lautsprecheraudiometern ist es nämlich nicht ohne weiteres auszuschließen, daß beide Ohren, also auch das gerade nicht geprüfte Gegenohr, beschallt werden. Liegt eine Seitendifferenz vor, gewinnt man bei der Verhaltens-Beobachtungs-Audiometrie in der Regel die Werte des jeweils besseren Ohres. Es handelt sich dabei im allgemeinen um das Ohr auf der Seite, auf der das Kind durch entsprechende Kopfbewegung den Schall bevorzugt zu lokalisieren versucht hat. Die Unterschiede in der Schallokalisation sind darum sehr sorgfältig zu beobachten und zu registrieren. Ein erfahrener Untersucher wird sich aber auch noch auf andere Weise bemühen, Klarheit darüber zu gewinnen, ob die beiden Ohren einen annähernd seitengleichen Hörverlust haben oder nicht. Er kann, um die Seitendifferenz bzw. das einohrige (bessere) Hören herauszufinden, objektive Prüfverfahren einsetzen. Er kann hierfür aber auch die Hörprüfung wiederholen, dabei jedoch das Kind zunächst auf dem einen, dann auf dem anderen Ohr ein Hörgerät tragen lassen (dasselbe Gerät mit jeweils gleicher Einstellung). Da bei einer solchen vergleichenden Hörprüfung wesentlich niedrigere Intensitäten zum

Einsatz gelangen können, um beim Kind eine Lokalisations-Reaktion hervorzurufen, wird im allgemeinen nur noch das Ohr stimuliert, das gerade apparativ versorgt ist.

Einem Untersucher mit Erfahrung in der Praxis der Verhaltens-Beobachtungs-Audiometrie ist es im allgemeinen möglich, die Hörreaktionsschwelle eines Kindes mit Abweichungen von höchstens 10 bis 15 dB recht zuverlässig zu ermitteln. Der Grad der Genauigkeit hängt allerdings außer vom Alter des Kindes und vom Können der Untersucher auch vom Hörgrad des untersuchten Kindes ab. Ein hörgeschädigtes Kleinkind reagiert erfahrungsgemäß viel besser auf schwellennahe Schallreize als ein gleichaltriges Kind mit normaler oder annähernd normaler Hörfähigkeit, das ja fortlaufend Schalleindrücken ausgesetzt ist und sie darum aber auch schon zu ignorieren gelernt hat. Hierzu können neben der Art der Schalldarbietung und der Fremdartigkeit des Schallreizes auch ein bei vielen hörgeschädigten Kindern vorhandener Lautheitsausgleich beitragen.

Fehlerquellen bei der Verhaltens-Beobachtungs-Audiometrie

Wie jedes kinderaudiometrische Verfahren beinhaltet auch die Verhaltens-Beobachtungs-Audiometrie manche Fehlerquellen. Wenn man sie kennt, ist es nicht schwer, sie zu vermeiden. Darum sollen hier die Fehler genannt sein, die vor allem Untersuchern mit noch wenig Praxis oft unterlaufen:

- Bei der Testreizdarbietung muß der Untersucher hinter dem Kind sorgfältig darauf achten, daß seine Hand bzw. das von dieser gehaltene geräusch- oder tonerzeugende Instrument nicht in das Gesichtsfeld des Kindes geraten. Bei einer gut aufeinander abgestimmten Zusammenarbeit zwischen dem Untersucher vor und hinter dem Kind läßt sich ausschließen, daß das Kind visuelle Reize wahrnimmt und auf sie reagiert. Zu solchen Reizen gehören auch Schattenbildungen, die durch Lichteinflüsse entstehen können. Bei der Festlegung des Untersuchungsplatzes muß auf diesen Gesichtspunkt sorgfältig geachtet werden.

- Bei der Verhaltens-Beobachtungs-Audiometrie ist es zuweilen erforderlich, stimmliche Reize aus kurzer Entfernung vom Ohr des Kindes anzubieten. Es besteht dann immer die Gefahr, daß das Kind auf bestimmte Gerüche, die einem Untersucher eigen sind, reagiert, z.B. auf starke Parfümierung oder auf Nikotin- und Knoblauchgeruch. Damit derartige unerwünschte Reaktionen nicht vorkommen können und als vermeintliche Hörreaktionen gewertet werden, muß gewährleistet sein, daß z.B. ein starker Raucher nicht mit einer Untersuchung von Säuglingen und Kleinkindern beauftragt wird.

Was tun, wenn ein Kind nicht auf hohe Töne reagiert?

Wenn ein Kind wohl auf einige, aber nicht auf alle Testreize reagiert hat, ist zunächst kritisch zu fragen, welche Schallreize es ignoriert hat. Vielleicht hat es keine Reaktion auf hohe Töne gezeigt. In diesem Fall müssen diese eventuell noch einmal, diesmal jedoch mit erhöhter Intensität angeboten werden. Stellt sich dabei heraus, daß das Kind auf tiefe Töne schon bei geringer Lautstärke, auf hohe dagegen erst bei sehr großer Lautstärke oder überhaupt nicht reagiert, muß an das Vorliegen eines Hochtonverlustes gedacht werden und umgekehrt.

Natürlich muß bei diesem Vorgehen alles vermieden werden, was den Test unnötigerweise in die Länge ziehen könnte, da sonst die Gefahr besteht, daß sich das Kind an den Vorgang gewöhnt und ihm dargebotene Testreize auch dann ignoriert, wenn es sie wahrgenommen hat. Es hat ja inzwischen erkannt, daß sie ihm nichts bedeuten. Um dieser Gefahr zu begegnen, ist es ganz wichtig, nicht nur mit Audiometertönen, sondern auch mit anderen, standardisierten Testreizen zu prüfen. Würde ein Kind nämlich nur mit einem Freifeldaudiometer getestet werden, würde es sich rasch an die Audiometertöne gewöhnen. Dann aber ist es nur schwer möglich, bereits bei seiner ersten Vorstellung zu einer einigermaßen verläßlichen Aussage zu gelangen. Die Hinzunahme weiterer, bisher nicht verwendeter Testreize ist also ein wichtiger Beitrag zur Vermeidung einer Gewöhnung und hilft nicht selten, die Untersuchung schon bei der ersten Vorstellung zu einem gewissen Abschluß zu bringen.

Bestätigt sich der Verdacht auf Vorliegen eines Hochtonverlustes, muß das Kind innerhalb kurzer Zeit noch einmal einbestellt werden, um zu einer abgesicherten Aussage zu kommen. Ein gewissenhafter Untersucher wird den Eltern eines solchen Kindes selbstverständlich noch vor der Festlegung des Termins für eine Kontrolluntersuchung alle wichtigen Informationen zur Behandlung eines Hochtonverlustes geben. Auch wenn ihr Kind vielleicht erst einige Wochen später mit seinen ersten Hörgeräten versorgt werden wird, kann mit seiner Hörerziehung dennoch unverzüglich begonnen werden. Die Diagnose Hochtonverlust wird aber auch durch Messung der Funktion des Mittelohres abzusichern sein. Liegt ein solcher Hörverlust vor, wird sich nämlich herausstellen, daß wohl ein normales Tympanogramm ermittelt werden kann, ja daß bei Vorliegen eines Lautheitsausgleichs selbst der Stapedius-Reflex auslösbar ist.

Handelt es sich bei dem zu untersuchenden Kind um ein schwieriges Kind (»a difficult-to-test child«), muß für die weitere Abklärung seines Hörverlustes ein objektives Hörmeßverfahren (z.B. BERA) zur Anwendung gelangen. Bei diesen Tests wird nämlich mit hohen Clicks gearbeitet. Diese Hörmeßverfahren eignen sich darum zur Bestätigung eines Hochtonverlustes.

Was tun, wenn ein Kind nicht auf tiefe Töne reagiert?

Zeigt sich bei der Durchführung der Verhaltens-Beobachtungs-Audiometrie, daß ein Kind wesentlich besser auf hohe als auf tiefe Töne reagiert, obwohl durch akustische Messungen nachgewiesen ist, daß der Hörprüfraum frei von solchem tieffrequenten Störschall ist, der eine Hörprüfung aus dem freien Schallfeld negativ beeinflussen könnte, wird man durch Darbietung weiterer tiefer Testreize versuchen, den Verdacht auf eine stärkere Beeinträchtigung des Hörvermögens für tiefe Töne entweder zu erhärten oder zu entkräften. Hier wäre u.a. an ein Tambourin, eine Kastagnette, tiefe Töne eines guten Xylophons (250 und 500 Hz) sowie an entsprechende Töne eines Freifeldaudiometers zu denken.

Bei einer Beeinträchtigung des Gehörs für tiefe Töne handelt es sich fast immer um eine vorübergehende Schalleitungsschwerhörigkeit. Sie läßt sich durch eine otomikroskopische Untersuchung leicht bestätigen: es liegt ein auffälliger Trommelfellbefund vor. Die Messung der Funktion des Mittelohres kann die Diagnose ebenfalls erhärten. Handelt es sich um eine mittelgradige Schwerhörigkeit, ist mit der Sprachentwicklung auch die geistige Entwicklung des Kindes gefährdet. Darum wird nach angemessenen medizinischen Maßnahmen nicht selten eine vorbeugende pädagogische oder logopädische Behandlung notwendig.

Was tun, wenn ein Kind auf keinen Testreiz reagiert?

Wenn ein Kind, dessen körperliches und geistiges Entwicklungsalter weitgehend mit seinem Lebensalter übereinstimmt, auf keinen einzigen Testreiz reagiert, dann stellt sich immer die Frage, ob bei ihm wirklich eine Gehörlosigkeit vorliegt, oder ob sein völliges Ignorieren von Schallreizen eine andere Ursache hat. Um diese Frage so oder so beantworten zu können, wird man es, wie bereits auf Seite 100 erwähnt, zunächst auch noch mit anderen Sinnesreizen zu stimulieren versuchen. Das ist, worauf vor allem Ladislaus FISCH in seinen Veröffentlichungen immer wieder hingewiesen hat, ein wichtiger differential-diagnostischer Schritt. Reagiert das Kind auf diese nicht-akustische Stimulation, dann sollte mit sehr lauten tieffrequenten Schallreizen weiter untersucht werden. Hier wäre z.B. an die Verwendung eines sehr guten Tambourins, an reine oder gewobbelte Töne von 125 und 250 Hz, mit hoher Intensität dargeboten, und an einen sehr lauten Xylophonton von 250 Hz zu denken. Es gibt aber auch Spezialpfeifen mit sehr tiefen Tönen. Man erhält diese z.B. in Spezialgeschäften für Jagdausrüstung.

Eine völlige Gehörlosigkeit kommt sehr selten vor. Fast alle hochgradig hörgeschädigten Kinder haben noch Hörreste im tieffrequenten Bereich und reagieren, sei es durch Hören oder durch Fühlen, z.B. auf Tambourinschlagen und auf Audiometertöne von 125 Hz bei 80 bis 100 dB (SPL). Zeigt ein hochgradig hörgeschädigtes Kind Reaktionen dieser Art, wird man herauszufinden versuchen, ob die Hörreste auf einem Ohr besser als auf dem anderen sind. Mit fortschreitendem Alter des Kindes, vor allem dann, wenn später die Spielaudiometrie (mit Kopfhörern) an die Stelle der Verhaltens-Beobachtungs-Audiometrie treten kann, zeigen viele dieser Kinder noch Reaktionen etwa folgender Art: 80 dB bei 125 Hz, 90 dB bei 250 Hz und 100 dB bei 500 Hz. Noch eindrucksvollere Ergebnisse erhält man bei der Ermittlung der Aufblähkurve (= Hörschwelle mit Hörgeräten). Dann reagiert manches dieser Kinder auch noch bei 750, 1000, 1500 und 2000 Hz.

Ein erfahrener Untersucher wird im allgemeinen keine Schwierigkeiten haben, auch ein so stark hörgeschädigtes Kind mit dem Verfahren der Verhaltens-Beobachtungs-Audiometrie zu untersuchen. Zur Absicherung seiner Diagnose wird er bei kleinen Kindern aber auch immer noch ein objektives Hörprüfverfahren durchführen. Auf keinen Fall wird er darauf verzichten, wenn ein Kind noch zusätzlich geschädigt ist, bei ihm z.B. auch noch eine geistige Behinderung oder eine Körperbehinderung vorliegt.

Diese Empfehlung gilt auch trotz der von Steve Mason (1988) mitgeteilten Erfahrungen, aus denen er den Schluß zieht, daß eigentlich nur etwa 3 % aller mit einem Verfahren der Verhaltens-Beobachtungs-Audiometrie untersuchten Kinder noch zusätzlich mit einem objektiven Verfahren überprüft werden müßten. Mit anderen Worten: nach Mason würden in den meisten Fällen die Ergebnisse der Verhaltens-Beobachtungs-Audiometrie, ergänzt durch den otomikroskopischen Befund und die Ergebnisse der Funktionsprüfung des Mittelohres sowie durch sorgfältige Ermittlung der Ätiologie, genügen, um unverzüglich alle für erforderlich angesehenen Maßnahmen z.B. für die frühe Hör-Spracherziehung in die Wege leiten zu können.

Abschließend sei noch darauf hingewiesen, daß bei der Aufzeichnung der Ergebnisse der Verhaltens-Beobachtungs-Audiometrie eigentlich berücksichtigt werden muß, daß die Messungen mit einem Lautstärkemesser in der Regel mit der dB<A> Skala erfolgen. Die damit gewonnenen Werte stimmen nicht völlig mit dem Audiogramm (in Hörverlust-Darstellung, Kapitel 5.3) überein. Ob deshalb allerdings eine Umwandlung erforderlich ist, sei dahingestellt, handelt es sich doch bei den mit einem Lautstärkemesser gemessenen Signalen nicht um reine Töne, sondern um Stimuli mit einer gewissen Bandbreite. Es kommt hinzu, daß im ersten und zweiten Lebensjahr noch keine wirkliche Hörreaktionsschwelle ermittelt werden kann. Mark Lutman und Barry McCormick (1987, 127) sind darum der Überzeugung, daß es beim derzeitigen Stand unseres Wissens über Hörschwellen bei Säuglingen und über die Beziehungen zwischen den Hörschwellen für reine und für komplexe Töne genügt, wenn angegeben wird, welche aufgezeichneten Werte mit der dB<A> Skala gemessen worden sind, zumal die Abweichungen im Frequenzbereich von 250 bis 4000 Hz lediglich zwischen – 3 dB und + 3 dB schwanken.

Hörprüfungen bei Kindern bis zum Alter von etwa drei Jahren mit dem Verfahren der Verhaltens-Beobachtungs-Audiometrie sind nicht leicht durchzuführen, lassen sich jedoch von einem erfahrenen Untersucher bewältigen. Die Erlernung der erforderlichen Fertigkeiten für die Führung des zu untersuchenden Kindes, für die richtige Zeitwahl und für die Beurteilung der gewonnenen Ergebnisse sind Punkte, die in der Ausbildung von Kinderaudiologen nicht vernachlässigt werden dürfen. Sie lassen sich nur in der Praxis unter Anleitung eines erfahrenen Untersuchers erlernen. Nur wenn diese Fertigkeiten erworben sind und zur Anwendung gelangen, ist ein Untersucher in der Lage, den Wert und die Brauchbarkeit zusätzlicher Tests abzuwägen. Es ist nicht anzunehmen, daß zukünftige neue Verfahren die Verhaltens-Beobachtungs-Audiometrie ersetzen werden, denn sie liefert Informationen über das ganze Hören eines Kindes und nicht nur über eine Funktion.

5.2 Die Verhaltens-Beobachtungs-Audiometrie mit bedingten Reflexen

Alle bisher genannten Verfahren der Verhaltens-Beobachtungs-Audiometrie basieren auf dem beim Säugling etwa vom vollendeten dritten Lebensmonat an zu beobachtenden Schall-Such-Verhalten, das von dem Zeitpunkt an, von dem an das Kind aufrecht sitzen kann, dem eindeutigeren Schall-Lokalisations-Verhalten Platz macht. Daneben gibt es noch verschiedene andere Verfahren, die mit bedingten Reflexen arbeiten. Nur einige von ihnen seien nachstehend kurz vorgestellt.

5.2.1 Das Windstoßverfahren von Lancioni und Hoogland

Dieses Verfahren wurde von Lancioni und Hoogland (1980) beschrieben. Da ihnen einerseits die vor etwa 15 Jahren verfügbaren Verfahren der Neugeborenenaudiometrie noch nicht zuverlässig genug waren und mit ihnen zudem in der Regel auch nur hochgradige Schwerhörigkeiten ausgesondert werden können, und ihnen andererseits ein Zuwarten auf eine Aussonderung im siebten oder achten Lebensmonat für eine wirklich frühzeitig beginnende Hörerziehung fast schon zu spät erschien, haben sie eine Methode entwickelt, die sich bereits bei Säuglingen im Alter von drei bis fünf Monaten bewährt hat, sofern sie während der Nahrungsaufnahme erfolgte.

Die Hörprüfung beginnt mit einem 2000 Hz Ton, der zwei Sekunden lang mit 80 dB aus einem Audiometerkopfhörer, der vom Untersucher nahe an ein Ohr des Kindes gehalten wird, angeboten wird. Dieser Prüfton wird während der letzten halben Sekunde automatisch mit einem Windstoß gekoppelt, der aus einem Plastikschlauch gegen das entsprechende Auge gerichtet wird. Diesen Reizverbund bezeichnet man als »Konditionieren«, als Anbahnen eines bedingten Reflexes nach Iwan Petrowitsch PAWLOW. Sobald der Säugling nach mehrmaliger Darbietung dieses kombinierten Schall- und Luftreizes zweimal hintereinander noch vor dem Windstoß die Augen geschlossen hat, wird der Windstoß weggelassen und der Prüfton nach und nach bis auf etwa 50 dB herabgesetzt. Danach werden die Hörreaktionen des Kindes in gleicher Weise mit 3000, 4000 und 1000 Hz geprüft.

Am schnellsten waren die Kinder im Alter von vier bis fünf Monaten zu konditionieren. Nach einer persönlichen Mitteilung von LANCIONI (1982) eignet sich das von ihm und HOOGLAND erprobte Verfahren auch für Säuglinge mit verzögerter Gesamtentwicklung und mit cerebralen Bewegungsstörungen. Allerdings lassen sich diese Kinder erst einige Montate später zuverlässig konditionieren.

5.2.2 Das COR-Verfahren von Suzuki und Ogiba

Die von SUZUKI und OGIBA (1960) vorgestellte COR-Audiometrie (COR = Conditioned Orientation Reflex), die etwa vom siebten Lebensmonat an aufwärts einsatzfähig ist, basiert auf dem Schall-Lokalisations-Verhalten, das durch Verabreichung eines zusätzlichen Reizes zu der gewünschten Hörreaktionsform aufgebaut wird. Die für die COR-Audiometrie notwendigen Vorrichtungen, in Deutschland von Peter BIESALSKI (1964) an der Klinik für Kommunikationsstörungen in Mainz eingeführt und erprobt, sind über den einschlägigen Fachhandel (z.B. HORTMANN und WESTRA Electronic) erhältlich. Die Apparatur besteht aus einer symmetrisch angeordneten Kombination von zwei Lautsprechern (sie sind mit einem Audiometer verbunden) und einem automatischen Dia-Projektor. Die beiden Reize, der akustische (Ton) und der optische (Licht bzw. Bild) sind so miteinander gekoppelt, daß jeweils nach Darbietung des akutischen Reizes in einem festgelegten zeitlichen Abstand auf der gleichen Seite ein Bild erscheint.

Die Anbahnung des sogenannten bedingten Orientierungsreflexes wird von dem Schweizer Pädaudiologen Alfons MATHIS (1971) wie folgt beschrieben:

> »Das vor der geschilderten Apparatur sitzende Kind wird akustisch gereizt (anfänglich überschwellig). Daraufhin tritt entweder die quasi-bedingte Orientierungsreaktion (je nach Alter und Reife) sofort ein, oder aber die Kopfwendereaktion er-

folgt erst auf die Wahrnehmung des optischen Reizes (eine über den Bildwerfer vermittelten kindgemäße Darstellung) hin. Da dieser optische Reiz die Aufmerksamkeit des Kindes nach sich zieht, will es ihn festhalten bzw. bleibt es stets auf der Suche nach demselben. Durch jede erneut gelungene Wahrnehmung des optischen Reizes (Bildes) erfährt es eine Belohnung (= Verstärkung) für sein Suchverhalten, welches auf diese Weise stärker gefestigt, d.h. mehr und mehr an das akustische Signal gebunden wird. Nach einigen Ton-Bild-Darbietungen lernt das Kind, daß der Ton als Warnsignal, als Vorbote für das im Anschluß daran auftretende Bild zu werten ist, und die Kopfwendung (= Suche nach dem Bild) tritt stets sofort nach der Tonwahrnehmung auf. Nun ist die Konditionierung gelungen und die Kopfwendereaktion (= Schallokalisation) kann im Prinzip in der Folge als reizspezifisch qualifiziert werden. Unter Verwendung von Tönen verschiedener Höhe und Lautstärke läßt sich dann die altersgemäße und verfahrensgemäße Hörschwelle bestimmen. Da die akustischen und optischen Reize sowohl links als auch rechts gerichtet verabreicht werden können, gelingt es mit dieser Methode, Seitenunterschiede (linkes/rechtes Ohr) besser als bei der Verhaltensaudiometrie festzulegen.«

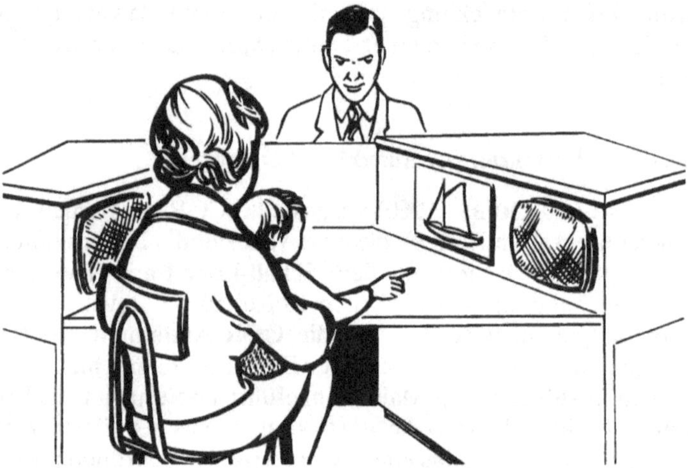

Abb. 36: Hörprüfung nach dem Prinzip der COR-Audiometrie

5.2.3 Das Schallgreifverfahren von Schröder und Relke

Das von SCHRÖDER und RELKE (1962) beschriebene Verfahren des Schallgreifens basiert ebenfalls auf dem bedingten Orientierungsreflex und ist als eine Abwandlung des Verfahrens von SUZUKI und OGIBA zu verstehen. Bei dieser Methode erscheint erst dann ein Bild oder ein Lichtsignal als Belohnung für die »Mitarbeit« des Kindes, wenn dieses auf das akustische Signal hin den richtigen Lautsprecher berührt hat. Nach einigen Tonreizen und nachfolgendem Greifen, auf das jeweils ein Bild erscheint, ist die Konditionierung erfolgt.

Das Schallgreifverfahren hat gegenüber dem COR-Verfahren den Vorteil, daß die Reaktionen des Kindes für den Untersucher deutlicher wahrnehmbar und unmißverständlicher deutbar sind. Außerdem wird die Zuordnung zwischen Ton und Bild schneller erfaßt.

5.2.4 Die Visuelle-Verstärker-Audiometrie von Liden und Kankkunen

Auch die von LIDEN und KANKKUNEN (1969) eingeführte »Visual Reinforcement Audiometry« (= VRA) ist als eine Variante der COR-Audiometrie anzusehen. Zur Erlangung positiver Befunde bedienen sich LIDEN und KANKKUNEN nicht nur der Schallokalisation und des Hinwendereflexes, sondern wenden gleichzeitig auch eine Technik an, die nicht richtungsorientiert ist. So akzeptieren sie vier verschiedene Arten von Reaktionen, nämlich reflexartige Reaktionen (Körperbewegungen, Veränderungen im Gesichtsausdruck), Suchreaktionen (fragendes Blicken auf den Lautsprecher oder Untersucher), Orientierungsreaktionen (sofort nach der Tondarbietung wird auf den Bildschirm geschaut) und spontane Reaktionen (die Kinder deuten auf den Bildschirm, heben den Finger, ahmen den Ton nach, nicken mit dem Kopf oder äußern sich stimmlich).

LIDEN und KANKKUNEN geben an, daß sie mit der Visuellen-Verstärker-Audiometrie Kinder von etwa acht Lebensmonaten an aufwärts untersuchen können. Sie weisen ferner darauf hin, daß sich ihre Methode vorzüglich für die Ermittlung von Aufblähkurven (Hörschwellenkurven beim Tragen von Hörgeräten) bei Kleinkindern eigne. Bei normalhörenden einjährigen Kindern konnten sie mit ihrem Verfahren Schwellenwerte von ungefähr 30 dB feststellen.

Die Visuelle-Verstärker-Audiometrie darf nicht mit der heute allerdings nicht mehr gebräuchlichen Guckkastenaudiometrie (Peep-Show-Audiometry) von DIX und HALLPIKE (1947) verwechselt werden, bei der eine aktive Mitarbeit des Kindes erforderlich ist und die darum eher den Methoden der Spielaudiometrie zuzurechnen ist.

Die VRA-Methode hat, ähnlich wie die COR-Methode, in der Fachwelt ein unterschiedliches Echo gefunden. So spricht sich z.B. FISCH (LINEN und KANKKUNEN 1969) gegen Konditionierungsverfahren bei Hörprüfungen von Säuglingen und Kleinkindern aus, da die Reaktionen der Kinder bei derartigen Untersuchungen weniger eindeutig seien als etwa bei der Verhaltens-Beobachtungs-Audiometrie ohne bedingte Reflexe.

5.3 Die Tonaudiometrie

Kinder von drei Jahren an aufwärts, in Einzelfällen auch schon jüngere Kinder, können wie Erwachsene an eine Höruntersuchung herangeführt werden und an ihr teilnehmen. Das ganze Geheimnis einer erfolgreichen Hörprüfung bei Kindern dieser frühen Altersstufe liegt lediglich darin, sie zum Verständnis der von ihnen erwarteten Aufgaben zu führen und ihre Mitarbeit über längere Zeit hinweg zu gewinnen. Das gelingt am besten mit der Spielaudiometrie. Da diese eine für Vorschulkinder entwickelte Variante der Tonaudiometrie ist, soll sie zunächst kurz dargestellt werden, bevor näher auf die Spielaudiometrie eingegangen wird.

Für eine tonaudiometrische Untersuchung benötigt man ein Tonaudiometer, das folgende Grundbestandteile aufweist: einen Tongenerator, der die Schallfrequenzen auf elektrischem Wege erzeugt; einen Lautstärkeregler, mit dem die gewünschte Prüflautstärke eingestellt werden kann; und einen Schallsender, der die elektrischen Stromschwingungen in Schallschwingungen umwandelt.

Der Tongenerator: Aufgabe des Tongenerators ist es, die für die Hörprüfung benötigten Schallfrequenzen zu erzeugen. Mit Frequenz bezeichnet man die Anzahl der Schwingungen pro Sekunde eines beliebigen Schwingungsvorganges. Maßeinheit ist ein Hertz (1 Hz = 1 Schwingung in der Sekunde). Natürliche Schallereignisse bestehen fast ausschließlich aus einem Gemisch von Schwingungen. Die verschiedenen Schallschwingungen nehmen wir als Töne mit unterschiedlicher Tonhöhe wahr. Tiefe Töne haben wenige Schwingungen, hohe Töne viele Schwingungen. Bei einem Ton von 1000 Hz werden in einer Sekunde 1000 volle und in der Schwingungsdauer gleiche Schwingungen ausgeführt. Das menschliche Ohr kann nicht alle Töne wahrnehmen, sondern nur in einem Bereich, der bei einem hörgesunden Ohr zwischen 20 und 20000 Hz liegt. Schall mit weniger als 20 Hz wird Infraschall genannt und ist für den Menschen unhörbar. Gleiches gilt für Schall mit mehr als 20000 Hz, der als Ultraschall bezeichnet wird.

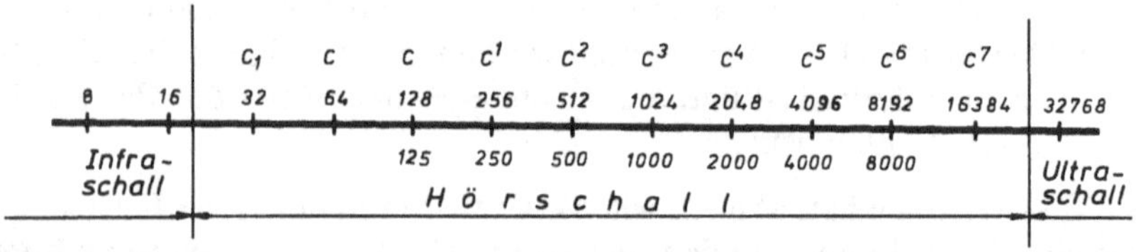

Abb. 37: Infraschall – Hörschall – Ultraschall

Die vom Tongenerator eines Audiometers erzeugten reinen Töne werden je nach ihrer Tonhöhe in Frequenzwerten angegeben. Man ist dabei von der in der Musik gebräuchlichen Einteilung in Oktavabständen ausgegangen und hat sie mit den entsprechenden physikalischen Werten bezeichnet. Der Tonhöhenabstand entspricht dabei genau der Verdopplung der Frequenzen. Unser Ohr arbeitet in Bezug auf das Hören der Tonhöhe nicht linear, sondern logarithmisch. In der Praxis ist man allerdings dazu übergegangen, an Stelle der exakten Zahlen abgerundete Zahlen zu verwenden. Mit ihnen läßt sich leichter arbeiten. Zudem steht dieser Vereinfachung nichts im Wege, denn sie bringt keinen nennenswerten Unterschied in den Meßergebnissen hervor.

Die meisten Tonaudiometer erlauben Hörprüfungen wenigstens im Frequenzbereich von 125 bis 8000 Hz. Da die Messungen zeitsparend durchgeführt werden sollen, ist es üblich, in Oktavabständen zu messen: 125, 250, 500, 1000, 2000, 4000 und 8000 Hz. Viele Audiometer bieten außerdem noch folgende Zwischenfrequenzen an: 750, 1500, 3000 und 6000 Hz. Ob es allerdings weiterhin verantwortet werden kann, Hörprüfungen bei Kindern (aber auch bei Erwachsenen) mit einem Tonaudiometer durchzuführen, mit dem lediglich im Frequenzbereich von 125 bis 8000 Hz gemessen werden kann, bedarf nach den von BERLIN (1978, 1982) mitgeteilten Befunden über ultra-audiometrisches Hochtongehör einer Neuüberlegung.

Nach einer Mitteilung des Physikers von LÜPKE hat der musikalische Ton c3 nicht, wie aus der vorstehenden Übersicht abgeleitet werden kann, eine Frequenz von 1024 Hz, sondern von 1046,5 Hz. Er sei damit von dem Wert 1024 Hz fast ebenso weit entfernt wie die Frequenz von 1000 Hz von 1024 Hz. Angesichts dieses Tatbestandes habe die in fast allen einschlägigen Lehrbüchern als physikalische Skala bezeichnete Einteilung weder einen physikalischen noch einen musikalischen Sinn.

Der Lautstärkeregler: Schall breitet sich in Form von Druckwellen aus, die von einem hinreichend schnell schwingenden Körper, z.B. von einer Stimmgabel, erzeugt werden. Die Größe des von Schallwellen ausgeübten Druckes ist minimal und wird in dyn/cm^2 oder in Mikrobar oder, nach neuerer Übereinkunft, in mikro PASCAL gemessen. Ein gerade noch hörbarer Ton von 1000 Hz besitzt einen Schalldruck von 0,0001 dyn/cm^2 oder von 2 x 10-4 Mikrobar bzw. 20 mikro PASCAL.

Das menschliche Ohr hat, was den Schalldruck betrifft, einen sehr großen Hörbereich. Im Bereich der Schmerzgrenze ist der Schalldruck, da auch hier ein logarithmisches Meßsystem verwendet wird, etwa eine Million mal größer als im Bereich der Hörschwelle. Mit diesen physikalischen Maßen ist zahlenmäßig schlecht umzugehen. Aus diesem Grunde hat man in der Audiometrie das ganze System vereinfacht. Als Einheit wurde das Dezibel gewählt, eine kleinere Maßeinheit des nach dem amerikanischen Erfinder des Telefons und Gehörlosenlehrer Alexander Graham BELL benannten Bel. 1 dB (1 Dezibel) = 1/10 Bel.

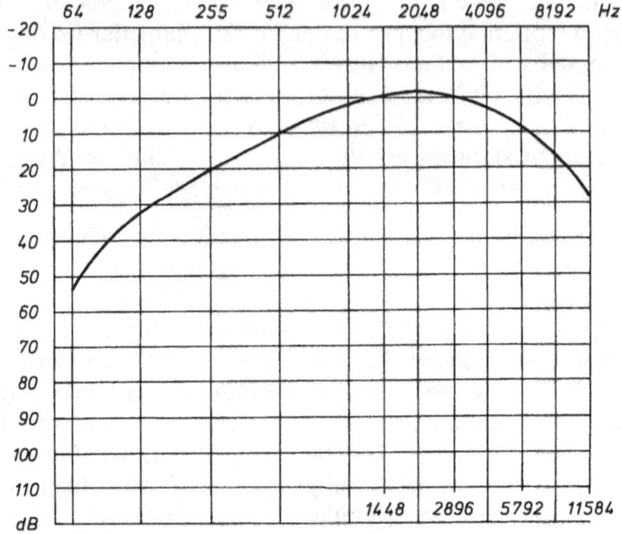

Abb. 38: Die normale Hörschwelle im absoluten dB-Maßstab

Durch eine internationale Absprache wurde 1937 der absolute Schalldruck genormt: der Pegel von 0 dB (SPL 0 sound pressure level) wurde willkürlich auf den Schalldruck von 2 x 10-4 Mikrobar bzw. 20 mikro PASCAL festgelegt. In der vorausgehenden Abbildung ist die Hörschwellenkurve des normal hörenden Ohres dargestellt. Aus ihr ist zu ersehen, daß das Ohr für verschiedene Frequenzen eine unterschiedliche Empfindlichkeit besitzt. Bei den tiefen sowie bei den sehr hohen Tönen ist ein höherer Schalldruck nötig als bei Tönen im mittleren Frequenzbereich. Hieraus erklärt sich auch die Tatsache, daß als Bezugspunkt für die Skala (dB-HL) der 0 dB Punkt bei 1000 Hz übernommen worden ist.

Da die Hörschwellenkurve bezüglich des Schalldruckes sehr gekrümmt verläuft, ist es schwierig, für jede Frequenz den entsprechenden Schalldruck dieser Hörschwelle zu finden. Aus diesem Grunde hat man die normale Hörschwellenkurve für alle Frequenzen als 0 dB-Linie bezeichnet und sie begradigt. So ist es möglich, den jeweiligen Hörverlust sofort abzulesen. Da hierbei jedoch für jede Frequenz ein anderer Schalldruck zugrunde liegt, wird diese dB-Skala im Gegensatz zur absoluten dB-Skala, die sich auf einen einzigen physikalischen Wert bezieht, als relativ bezeichnet. Beide Skalen stimmen lediglich bei 1000 Hz überein.

In der Praxis der Audiometrie findet nur noch die relative dB-Skala Verwendung, die auch Hörverlust-Darstellung genannt wird, während die absolute dB-Skala als Absolut-Darstellung oder als physikalische Darstellung bezeichnet wird. Vorsicht ist geboten, wenn audiometrische Werte von der einen in die andere Darstellungsart übertragen werden. Bei der Übertragung aus der Hörverlust-Darstellung in die Absolut-Darstellung und umgekehrt ist für jede einzelne Frequenz diejenige dB-Zahl hinzuzuzählen bzw. abzuziehen, die dem Abstand der normalen absoluten Hörschwellenkurve von der 0 dB-Linie entspricht.

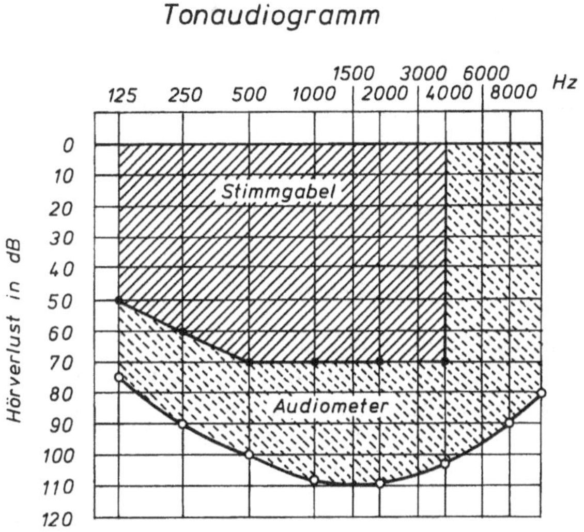

Abb. 39: Der mit Stimmgabeln und einfachen Tonaudiometern meßbare Intensitätsbereich (in Hörverlust-Darstellung) (nach HAHLBROCK 1957)

Der Schallsender: Schallsender gibt es für die Messung der Luftleitung und der Knochenleitung. Zur Messung der Luftleitung sind die Audiometer mit besonderen Kopfhörern ausgestattet, die dicht am Ohr anliegen. Zwei Gründe machen einen guten akustischen Abschluß möglichst beider Ohren notwendig. Einmal soll Störschall so weit wie möglich vom Ohr abgehalten werden. Ferner darf der Meßton nicht vom nicht geprüften Gegenohr mitgehört werden. Um die Übertragung von Knochenschall (siehe Seite 134) durch die Kopfhörer auszuschließen, sind diese häufig mit einer elastischen Muschel aus weichem Gummi ausgestattet. Diese wird über die Ohrmuschel gestülpt und schließt eine Übertragung von Schwingungen auf den Schädelknochen weitgehend, wenn auch nicht in allen Fällen, aus. Außerdem ist dadurch ein guter schalldichter Abschluß des Hörers am Ohr gewährleistet. Ein weiterer Vorteil ist, daß der Gehörgang nicht verformt wird. Damit ähneln die Einstrahlungsbedingungen denen beim Hören ohne Kopfhörer.

Zur Messung der Hörschwelle über Knochenleitung werden Knochenhörer verwendet. Soll bei einer Übertragung von Schallschwingungen über einen Knochenleitungshörer ein Höreindruck erreicht werden, muß die Energie um 20 dB (Rinne/Weber) höher liegen. Mit anderen Worten: der Knochenleitungshörer verlangt eine um wenigstens 20 dB größere Leistung als der Luftleitungshörer, damit sowohl für die Messung der Hörschwelle über Luftleitung als auch über Knochenleitung der gleiche Bezugswert von 0 dB gewährleistet ist. Diese Pegelerhöhung um in der Regel 40 dB entspricht einem 100-fachen Schalldruck, aber einer 10^4-fachen Schalleistung. Die Leistungsgrenze eines Audiometers liegt deshalb für Knochenleitungsmessung um etwa 40 dB unterhalb der Leistungsgrenze für Luftleitungsmessung. Die Lautstärkeeinstellung bleibt für beide Meßvorgänge die gleiche. Der Empfindlichkeitsunterschied zwischen Luft- und Knochenleitungshören wird automatisch ausgeglichen, d.h. beim Umschalten des Audiometers von Luftleitung auf Knochenleitung wird sofort die entsprechende Verstärkung zugeschaltet.

5.3.1 Die Ermittlung der Hörschwelle

Das in der Kinderaudiometrie am häufigsten angewandte Verfahren der Tonaudiometrie ist die Bestimmung der Hörschwelle. Unter Hörschwelle versteht man dabei die Lautstärke, bei der ein Ton gerade eben wahrnehmbar wird. Die normale Hörschwelle von Jugendlichen mit uneingeschränkter Hörfähigkeit ist die so geeichte 0 dB-Linie. Sie wird auch als Normalhörschwelle bezeichnet.

Hat ein Kind kein normales Hörvermögen, müssen ihm größere Lautstärken angeboten werden, damit es einen Prüfton wahrnehmen kann. Folglich liegt seine Hörschwelle bei höheren Lautstärkewerten als die eines Kindes mit normalem Gehör. Der Abstand zwischen der Hörschwelle eines hörbeeinträchtigten Kindes und der eines normalhörenden Kindes heißt Hörverlust. Er wird für jede einzelne Frequenz sowohl über Luftleitung als auch über Knochenleitung auf dem rechten und dem linken Ohr gemessen. Er kann für jede einzelne Meßfrequenz unterschiedlich sein. Bei der Schwellenaudiometrie müssen also insgesamt vier Kurven ermittelt werden, nämlich für jedes Ohr je eine Luft- und eine Knochenleitungskurve. Diese Kurven gewinnt man, indem man die in ein Audiogrammformular eingetragenen Schwellenwerte miteinander verbindet. Damit die Hörschwellenkurven für jedermann sofort verständlich sind, hält man sich bei ihrer Eintragung an die hierfür international vereinbarten Zeichen und Symbole. So werden, wie aus der Abbildung zu ersehen ist, z.B. die bei der Ausmessung des rechten Ohres ermittelten Luftleitungswerte durch einen Kreis und die des linken Ohres durch ein Kreuz markiert. Die einzelnen Meßpunkte werden durch eine ausgezogene Linie miteinander verbunden. Das Symbol für Knochenleitung ist für das rechte Ohr ein nach rechts und für das linke eine nach links zeigende Pfeilspitze. Die einzelnen Pfeilspitzen werden mit einer gestrichelten Linie miteinander verbunden. Bevor man allerdings die angegebenen Zeichen und Symbole in ein Audiogrammformular einzeichnen kann, müssen die entsprechenden Hörschwellenwerte ermittelt sein. Hierfür bieten sich zwei unterschiedliche Vorgehensweisen an. Welcher man auch folgen mag, bei Kindern sollte man nach Möglichkeit immer mit der Messung des besseren Ohres beginnen. Wie man dieses feststellt, wird im nachstehenden Kapitel über die Spielaudiometrie erörtert.

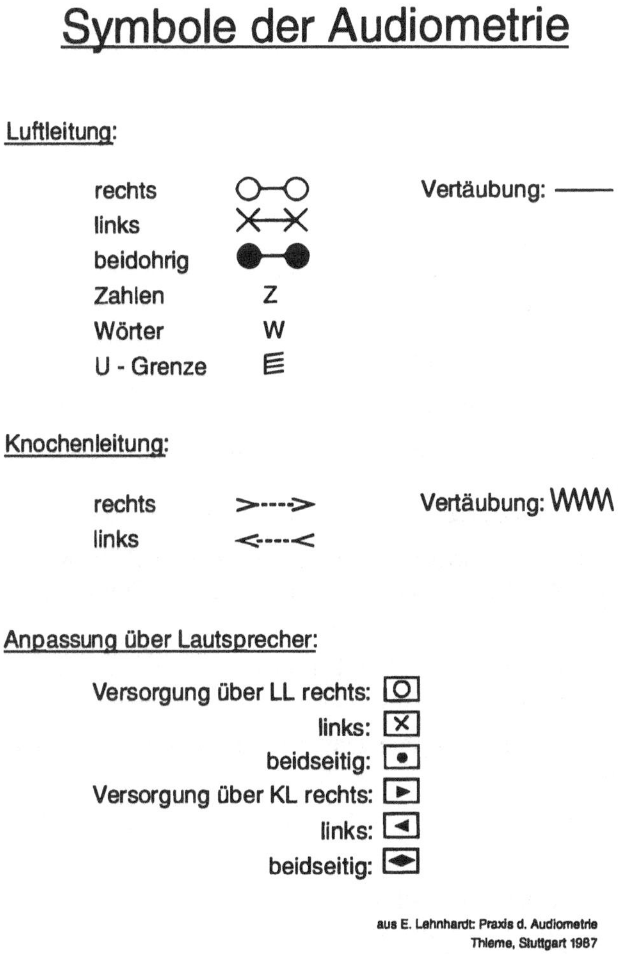

Abb. 40: Audiometrische Symbole für die Schwellenaudiometrie nach LEHNHARDT

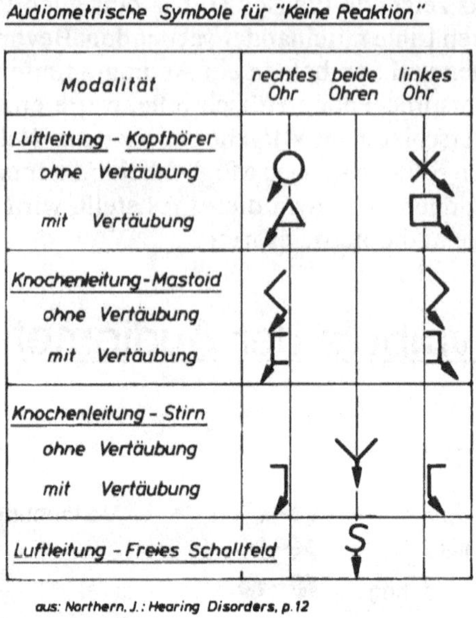

Abb. 41: Audiometrische Symbole für »keine Reaktion«

5.3.1.1 Erste Vorgehensweise (ohne Tonunterbrechung)

Ausgehend von der Meßfrequenz von 1000 Hz geht man wie folgt vor:

1. Die Lautstärke wird so weit erhöht, bis das Kind unmißverständlich zu erkennen gibt, daß es den Prüfton wahrgenommen hat. Dies kann z.B. bei einem älteren Kind durch Handheben geschehen.

2. Die Lautstärke wird so weit zurückgenommen, daß das Kind den Prüfton mit Sicherheit nicht mehr hören kann. Sobald der Ton verschwindet, senkt es die Hand.

3. Die Lautstärke wird in 10 dB Schritten erhöht, bis das Kind erneut zu erkennen gibt, daß es den Prüfton hört.

4. Die Lautstärke wird langsam erniedrigt, bis das Kind anzeigt, daß es den Ton nicht mehr hört.

5. Die Lautstärke wird in 5 dB Schritten erhöht, bis das Kind die Wahrnehmung des Tons wieder anzeigt.

Wird die Lautstärke des Prüftons aus dem Bereich des Unhörbaren erhöht, zeigt ein Kind im allgemeinen bei höheren dB Werten an als beim Wiederverschwinden des Tons. Die Aufmerksamkeit wird nämlich erst dann auf einen noch unbekannten Ton gelenkt, wenn dieser schon etwas überschwellig wahrnehmbar wird. Hat dagegen ein Kind den Prüfton erst einmal kennengelernt, kann es den allmählich leiser werdenden Ton beim Herunterregulieren der Intensität länger verfolgen. Wird die Lautstärke dann wieder erhöht, nimmt es den Ton meistens schon bei einer etwas geringeren Lautstärke wahr als beim ersten Versuch.

Durch mehrfaches Eingabeln dieser Art wird die Hörschwelle für jede einzelne Frequenz ermittelt. Als Hörschwelle wird im Audiogramm jeweils die geringste Intensität vermerkt, bei der das Kind »Hören« angegeben hat. Es bestehen keine festen Regeln darüber, in welcher Reihenfolge die einzelnen Frequenzen ausgemessen werden sollen. Bei vermutlich schwerhörigen Kindern wird man mit dem 1000 Hz Ton und bei Kindern mit einer sehr wahrscheinlich hochgradigen Hörschädigung eher mit dem 500 Hz Ton beginnen. Dann prüft man in unregelmäßiger Reihenfolge die übrigen Frequenzen. Reagiert ein Kind auf eine Frequenz im hohen Frequenzbereich überhaupt nicht, sollte man schnell wieder einen Ton anbieten, den es bestimmt wahrnehmen kann, um es nicht zu frustrieren oder gar zu falschen Angaben zu verleiten.

5.3.1.2 Zweite Vorgehensweise (mit Tonunterbrechung)

> »Wenn Schwerhörige ungenaue Angaben machen, bietet man den Prüfton nicht als Dauerton (——————), sondern unterbrochen (- - - - - -) an. Ein plötzlich ein- und aussetzender Ton wird an der Hörschwelle sicherer wahrgenommen. Man achte aber darauf, den Ton nicht kürzer als ca. eine halbe Sekunde zu geben; mit ganz kurzen Tonstößen erhält man wieder schlechtere Schwellenangaben.«

Was Wolfhart NIEMEYER (1972) mit dieser Aussage ganz allgemein für Schwerhörige feststellt, gilt besonders für Hörprüfungen bei Kindern. Mit der zu jedem Audiometer gehörenden Unterbrechertaste können in willkürlicher Folge Tonstöße gegeben werden. Bei der Hörschwellenermittlung mit Tonunterbrechung empfiehlt sich ebenfalls die Regel »Down by tens and up by fives« mit folgendem Vorgehen:

1. Die Lautstärke wird so weit erhöht, bis das Kind anzeigt, daß es den Prüfton wahrgenommen hat.

2. Jetzt wird der Ton mit der Unterbrechertaste sofort abgeschaltet. Gleichzeitig wird die Intensität um 10 dB herabgesetzt.

3. Jetzt wird der um 10 dB schwächere Ton angeboten, und zwar als unterbrochener Ton.

4. Reagiert das Kind, wird der Ton sofort noch einmal um 10 dB herabgesetzt.

5. Reagiert das Kind nicht mehr, wird die Intensität so lange in 5 dB Schritten heraufgesetzt, bis das Kind wieder sicher anzeigt.

6. Der unterbrochen dargebotene Ton mit der geringsten Intensität, auf den das Kind wenigstens zweimal hintereinander sicher reagiert hat, wird als Schwellenwert für die geprüfte Frequenz registriert.

Welcher Vorgehensweise man auch folgen mag, man sollte sie so sicher beherrschen, daß man das Audiometer möglichst »blind« bedienen und seine ganze Aufmerksamkeit dem Kind zuwenden kann. Je seltener man beim Audiometrieren auf das Audiometer schaut, desto geringer wird die Zahl der bei Kindern zuweilen vorkommenden Falschangaben sein.

Bei der Messung der Knochenleitung beginnt man ebenfalls mit dem besseren Ohr. NIEMEYER empfiehlt eine einfache Vorprüfung, um rasch festzustellen, auf welchem Ohr »die bessere Knochenleitung« zu erwarten ist:

> »Der Knochenhörer wird auf die Stirn aufgesetzt und Prüfton nach Prüfton mit sicher hörbarer Lautstärke gegeben. Der Patient braucht nur zu sagen, auf welchem Ohr er den Ton jeweils hört. Das angegebene Ohr ist das 'bessere'.«
> (Auf das bei der Prüfung der Knochenleitung entstehende Überhören sowie über die deshalb nötig werdende Vertäubung des Gegenohres wird im Kapitel 5.4.3 eingegangen)

Kinder sollten bei der auf diese Vorprüfung folgenden Messung der Knochenleitung den Knochenleitungshörer niemals selbst auf den Warzenfortsatz hinter der Ohrmuschel aufsetzen oder halten. Das ist Aufgabe des bei der Hörprüfung mitwirkenden zweiten Untersuchers. Gegebenenfalls kann man auch die das Kind begleitende Mutter bitten, den Knochenhörer zu halten. Der zweite Untersucher wird vor allem darauf achten, daß sich zwischen dem Hörer und der Haut keine Haare befinden, da diese das Prüfergebnis verfälschen können. Die Prüfung der Knochenleitung erfolgt dann in gleicher Weise wie dies für die Prüfung der Luftleitung beschrieben worden ist.

5.3.1.3 Fehlerquellen bei der Ermittlung der Hörschwelle

Vergleicht man Audiogramme eines Kindes, die zu verschiedenen Zeiten von demselben Untersucher aufgenommen worden sind, wird man nicht in jedem Falle eine völlige Übereinstimmung aller ermittelten Schwellenwerte finden. Dies darf nicht überraschen, wenn man einerseits bedenkt, daß es sich bei der Tonaudiometrie um ein subjektives Verfahren handelt, bei dem Abweichungen von plus/minus 5 dB noch als meßgenau gelten, und daß die Prüfung andererseits mit einem Gerät durchgeführt wird, bei dem sich im Laufe der Zeit gewisse Mängel bemerkbar machen können, die nur durch regelmäßig durchgeführte gründliche Nacheichungen entdeckt werden können. Es kommt hinzu, daß bei einem Teil der Kinder mit einer genetisch bedingten Hörschädigung ohnehin eine progrediente Hörschädigung vorliegt. Bei anderen Kindern gibt es Abweichungen infolge vorübergehender Mittelohrerkrankungen.

Es gibt aber auch subjektive und objektive Fehlerquellen, die zu einer Verfälschung der Meßergebnisse beitragen können. Wenn man sie kennt, wird man sie zu vermeiden versuchen. Einige von ihnen seien darum kurz angeführt.

Objektive Fehlerquellen

Hier ist an erster Stelle an Störschall zu denken. Unter Störschall versteht man alle unerwünschten Geräusche, die entweder von außen in den Prüfraum gelangen oder im Prüfraum selbst entstehen. Es muß alles getan werden, um den Störschall auf einen niedrigen Pegel zu reduzieren. Wenn er sich bei Hörprüfungen von hochgradig hörgeschädigten Kindern auch kaum störend bemerkbar machen wird, so wird er doch ein Meßergebnis um so stärker beeinflussen können, je mehr ein Kind noch hört.

Eine weitere objektive Fehlerquelle kann im Bedienen des Lautstärkereglers liegen. Hierbei kann ein leichtes Knacken auftreten, besonders bei hohen Tönen, das leicht zu falschen Hörreaktionen führen kann. Dieses Knacken tritt vor allem dann auf, wenn eine andere Frequenz eingestellt wird, ohne daß zuvor der Lautstärkeregler auf 0 dB zurückgestellt worden ist.

Audiometer erlauben Hörprüfungen nur innerhalb gewisser Grenzen. So besteht die Möglichkeit, daß bei der Erzeugung reiner Töne deren Obertöne miterzeugt werden. Zu fehlerhaften Messungen können die Obertöne vor allem bei tiefen Grundtönen führen. Beträgt z.B. der geprüfte Grundton 64 Hz, so ist der dritte Oberton (192 Hz) bedeutend wirksamer als der Grundton selbst. Da es technisch sehr schwierig ist, unterhalb von 125 Hz obertonfreie Töne zu erzeugen, haben heute fast alle Audiometer als untere Prüffrequenz 125 Hz.

Audiometer, die maximal eine Verstärkung von nur 110 dB oder weniger zulassen, sind für Hörprüfungen bei hochgradig hörgeschädigten Kindern ungenügend. Mit solchen Audiometern ermittelte Hörschwellen hochgradig hörgeschädigter Kinder können zu pädagogisch falschen Schlußfolgerungen führen, wie u.a. von GRZIWOTZ (1970) nachgewiesen werden konnte, der die Hörschwellen von Schülern einer Gehörlosenschule mit einem Audiometer ermittelt hat, mit dem Töne im Bereich von 500 bis 3000 Hz mit Intensitäten bis zu 120 dB angeboten werden konnten, und sie mit den Werten derselben Schüler, gemessen mit einem Audiometer mit einem maximalen Ausgangspegel von 110 dB, verglichen hat. Wie im Kapitel 10.5 zu lesen ist, gibt es heute Tonaudiometer mit einem maximalen Ausgangspegel von 135 dB (bei 1000 Hz).

Subjektive Fehlerquellen

Bei Kindern spielt die Konzentrationsfähigkeit für die Genauigkeit der Prüfergebnisse eine bedeutende Rolle. Der Untersucher muß darum während der

Hörprüfung bemüht sein, die Aufmerksamkeit des Kindes wachzuhalten. Er muß alles vermeiden, was das Kind von der Konzentration auf die Prüftöne ablenken könnte. Ein Hörprüfraum für Kinder sollte darum weder mit sichtbarem Spielzeug noch mit grellfarbigen Bildern ausgestattet sein.

Um Ermüdungserscheinungen vorzubeugen, sollte eine Untersuchung so zügig abgewickelt werden, daß sie nicht mehr als 30 Minuten beansprucht. Beim Eingabeln der Hörschwelle führt eine übertriebene Genauigkeit auf Seiten des Untersuchers oft zu einer verminderten Aufmerksamkeit des Kindes.

Ein zügiges Vorgehen darf jedoch nicht zu einer zu großen Reguliergeschwindigkeit verleiten. Man muß dem Kind genügend Zeit lassen, einen Höreindruck auch wirklich anzeigen zu können. So muß man wissen, daß ein Ton einige Millisekunden braucht, um seine volle Lautheit im Labyrinth zu entwickeln. Zu dieser sogenannten Einschwingzeit kommt noch die von Kind zu Kind unterschiedliche Reaktionszeit hinzu. Sie beträgt wenigstens 0,2 bis 0,5 Sekunden. Mit anderen Worten: man muß nach Darbietung eines Prüftones mindestens eine Sekunde zuwarten, bevor ein Kind überhaupt anzeigen kann, daß es den Ton wahrgenommen hat.

Vor allen dann, wenn der Untersucher die Prüftöne in regelmäßigen Intervallen anbietet, besteht immer die Gefahr, daß sich das Kind so an diese zeitliche Abfolge gewöhnt, daß es auch dann angibt, einen Ton wahrgenommen zu haben, wenn dies in Wirklichkeit nicht der Fall gewesen sein konnte.

Ein zu intensiver Blickkontakt zwischen dem Untersucher und dem Kind kann eine weitere Fehlerquelle sein. So kann es vorkommen, daß ein Kind Gefälligkeitsreaktionen zeigt. Es hat erkannt, daß sich der Untersucher über seine Reaktionen freut und versucht nun, ihm diese Freude so oft wie möglich zu bereiten. Die Gefahr, daß es zu solchen Gefälligkeitsreaktionen kommt, ist besonders dann groß, wenn der Untersucher das Kind mit einer offensichtlichen Erwartungshaltung beobachtet.

5.4 Die Spielaudiometrie

Die Spielaudiometrie hat viel mit der für Erwachsene konzipierten und auch bei Kindern im Schulalter einsatzfähigen Tonaudiometrie gemeinsam. Sie unterscheidet sich von ihr lediglich durch die Art und Weise, wie das Kind einen von ihm wahrgenommenen Tonreiz beantwortet und wie es die von ihm erwünschte Antwort erlernt. Diese Erlernung geht spielerisch vor sich und vollzieht sich unter Ausnützung des Belohnungsprinzips. Man spricht auch vom Konditionieren des Kindes. Hierbei ist jedoch auf einen wichtigen Unterschied hinzuweisen. Während es sich nämlich z.B. bei der bereits erwähnten COR-Audiometrie nach SUZUKI und OGIBA (1960) um ein klassisches Konditionieren handelt, spricht MATHIS (1971) bei der Spielaudiometrie vom instrumentellen Konditionieren.

Spielaudiometrische Verfahren sind seit langem bekannt. Irene und Alexander EWING haben sie bereits 1944 beschrieben, ohne allerdings damals schon den Begriff Spielaudiometrie verwendet zu haben. Dieser wurde erstmals 1954 von dem schwedischen Audiologen Bengt BARR geprägt. Neben dem von ihm vorgestellten Verfahren läßt sich die Spielaudiometrie auch unter Verwendung spezieller apparativer Vorrichtungen durchführen. Hier wären u.a. die folgenden Verfahren zu nennen:

Die Guckkastenaudiometrie (peep show audiometry)

Dieses Verfahren wurde von DIX und HALLPIKE (1947) in London entwickelt. Es wird heute kaum mehr benützt. Die Guckkastenaudiometrie war so konzipiert, daß das Kind jeweils dann, wenn es einen Ton wahrgenommen hatte, auf eine Taste drückte. Dadurch wurde ein Diaprojektor betätigt, und dem Kind wurde als Belohnung ein Bild gezeigt.

Die Eisenbahnaudiometrie

Auch bei der erstmals von dem niederländischen Audiologen Henk HUIZING (1953) beschriebenen Eisenbahnaudiometrie drückte das Kind jeweils dann auf eine Taste, wenn es einen Ton wahrgenommen hatte. Dadurch wurde eine vor ihm aufgebaute elektrische Eisenbahn in Gang gesetzt. Sobald der Zug einmal im Kreis herumgefahren war, blieb er automatisch stehen und das Kind hatte auf das nächste »Pfeifsignal« zur Abfahrt des Zuges zu warten.

Bei der Guckkastenaudiometrie bestand für manche Kinder die Gefahr, daß sie beim Betrachten der farbigen Bilder die ihnen gestellte Aufgabe vergaßen und den nächsten Testreiz überhörten bzw. erst bei stark überschwelligen Intensitäten darauf reagierten. Umgekehrt neigte bei der Eisenbahnaudiometrie manches Kind dazu, das Signal zur Abfahrt des Zuges nicht abwarten zu wollen. Die Bewegung des Zuges war für das Kind ein so starker Reiz, daß es ihn am liebsten schon vor Freigabe durch ein »Pfeifsignal« abfahren lassen wollte.

Spielaudiometrische Verfahren

Sowohl für das beschauliche als auch für das ungeduldige Kind bietet sich als zuverlässigstes Verfahren die von Bengt BARR beschriebene Spielaudiometrie an. Sie ist nicht nur leicht zu handhaben und benötigt auch keine zusätzliche apparativen Vorkehrungen, sondern läßt sich zudem auch noch vielseitig abwandeln. Sie ist darum das geeignetste Verfahren für tonaudiometrische Untersuchungen bei Kindern im Kindergartenalter.

Bei der Spielaudiometrie empfiehlt es sich, jeweils nur solches Spielmaterial zu verwenden, das einerseits genau abgrenzbare Spielschritte zuläßt und andererseits nur eine überschaubare Zahl von Spielschritten erlaubt. Das ist z.B. bei den meisten Steckspielen der Fall. Die Anleitung des Kindes hat zum Ziel, daß dieses sicher erfaßt, daß es jeweils nur dann einen Spielschritt vollziehen darf, wenn es einen Ton wahrgenommen hat. Bereits die Hinführung des Kindes zur Spielaudiometrie muß lustbetont sein. Sowohl der kindliche Spieltrieb als Motivationsfaktor als auch die Spielhandlung bzw. das damit verbundene Erfolgserlebnis ermöglichen im allgemeinen nicht nur eine rasche Konditionierung bzw. Vorbereitung, sondern vermitteln einem geschickten Untersucher auch bereits wertvolle Vorinformationen für die zügige Durchführung der nachfolgenden spielaudiometrischen Untersuchung. Hat er nämlich z.B. bei der Konditionierung ein tragbares Freifeldaudiometer benützt, wird er möglicherweise bereits wissen, ob das Kind auf einem Ohr besser reagiert als auf dem anderen. Er weiß ferner, auf welche Frequenzen das Kind sicher und auf welche es überhaupt nicht reagiert. Auch über die ungefähre Hörschwelle für die einzelnen Frequenzen hat er bereits Anhaltspunkte gewonnen. Wegen des hohen Informationswertes derartiger Beobachtungen für die eigentliche Hörprüfung sollte die Vorbereitung des Kindes auf die Spielaudiometrie nach Möglichkeit niemals ohne Verwendung eines solchen Audiometers erfolgen. Darüber hinaus vermittelt die Konditionierungsphase dem Untersucher aber auch wertvolle Erkenntnisse im Hinblick auf die zu erwartende Aufmerksamkeit bzw. Kooperation des Kindes: ruhig/unruhig; konzentriert/ablenkbar; ausdauernd/wenig belastbar; fähig/unfähig, die gewünschte Antwort zu lernen usw. Ein Untersucher ist darum gut beraten, die Vorbereitung des Kindes auf die Spielaudiometrie selbst zu übernehmen und sie nicht einem Mitarbeiter zu überlassen.

5.4.1 Die Praxis der Spielaudiometrie

Nach diesen allgemeinen Bemerkungen soll nunmehr die Praxis der Spielaudiometrie in zehn Punkten kurz dargestellt werden.

5.4.1.1 Überprüfen des Audiometers

Bevor das erste Kind zu einer Hörprüfung erscheint, sollte einer der Untersucher jeden Morgen sein Gehör mit einem verkürzten Verfahren überprüfen, um sicherzustellen, daß das Audiometer wirklich voll funktionstüchtig ist.

5.4.1.2 Kontakt mit dem Kind und seiner Begleitperson

Irene und Alexander EWING haben schon 1944 darauf hingewiesen, daß der Erfolg einer Hörprüfung bei einem Kind weitgehend vom Verhalten des Untersuchers und seiner Mitarbeiter abhängig ist. Dazu gehört vor allem, daß alles vermieden wird, was das Kind an eventuelle unangenehme Erfahrungen bei vorausgegangenen Klinikaufenthalten erinnern könnte. Weiße Kittel, wie sie von Ärzten und ihrem Hilfspersonal gern getragen werden, sind darum in einer Umgebung, in der das Gehör von Kleinkindern geprüft wird, tunlichst zu vermeiden. Und damit das Kind nicht zu befürchten braucht, daß es von seiner Mutter getrennt wird, wird man diese immer zuerst bitten, ihren Mantel abzulegen. Wenn man dann Mutter und Kind in den Untersuchungsraum führt, wird man ein Bilderbuch oder ein Spielzeug in der Hand halten, um dem Kind den Gang in die noch fremde Umgebung zu erleichtern.

Man wird aber auch bedenken, daß es für manche Mutter nicht leicht ist, ihr Kind zu einer Hörprüfung zu bringen, an deren Ende vielleicht die Diagnose Schwerhörigkeit steht. Die Mutter benötigt darum nicht weniger Aufmerksamkeit als ihr Kind. Es wäre, wie heute jeder Untersucher weiß, unklug, sie der Untersuchung ihres Kindes nicht beiwohnen zu lassen. Sie muß miterlebt haben, welche hohen Intensitäten nötig waren, um bei ihrem Kind überhaupt irgendwelche Hörreaktionen auszulösen, wenn im Interesse des Kindes erwartet werden soll, daß die Diagnose – wie hart sie die Angehörigen des Kindes auch treffen mag – angenommen wird.

Will man mit der Vorbereitung des Kindes auf die Spielaudiometrie beginnen, wird man das Kind an den Untersuchungstisch führen und es gegebenenfalls auf den dort stehenden Stuhl setzen. Dieser physische Kontakt vermittelt manchem Kind bereits ein Gefühl der Sicherheit. Ist das Kind ängstlich, darf selbstverständlich die Mutter neben ihm Platz nehmen.

5.4.1.3 Die Vorbereitung auf die Spielaudiometrie

Stufe 1: Das Kind sitzt an einem kleinen Spieltisch, auf dem ein Kugelspiel steht. Gegenüber von ihm bzw. neben ihm sitzt oder kniet ein Untersucher (bzw. die Mutter). Ihre Aufgabe ist es, das Kind zu beobachten. Seitlich von ihr steht der andere Untersucher (bzw. der Vater). Er hält ein Schlaginstrument in der Hand, etwa ein Tambourin. Das in Blickrichtung auf diesen Untersucher sitzende Kind wird mit gespannter Aufmerksamkeit aufschauen, wenn dieser auf das Tambourin schlägt und der gegenüber von ihm oder neben ihm sitzende oder kniende andere Untersucher dieses Schlagen mit der Wegnahme einer Kugel aus dem Steckspiel beantwortet. Dieser Vorgang wird mehrmals wiederholt, bis das Kind den Zusammenhang zwischen dem Schlagen auf das Tambourin und dem Wegnehmen jeweils einer Kugel erfaßt hat.

Dann folgt die

Stufe 2: Sobald das Kind zu erkennen gibt, daß es an Stelle des einen Untersuchers jeweils dann, wenn der andere Untersucher auf das Tambourin schlägt, eine Kugel wegnehmen will, wird ihm dies gestattet; anfangs allerdings noch mit einer Einschränkung. Um ein vorzeitiges Wegnehmen zu verhindern, hält der eine Untersucher die in Wartestellung ruhende Hand des Kindes so lange fest, bis der andere Untersucher auf das Tambourin geschlagen hat. Erst dann gibt er die Hand des Kindes frei. Wenn nach mehrmaligem Schlagen feststeht, daß das Kind warten kann, bis es ein Signal zum Wegnehmen der Kugel erhält (der Untersucher spürt dies in seiner Hand), folgt die

Stufe 3: Das Kind darf nunmehr die Kugel selbständig wegnehmen. Wenn es dies mehrmals hintereinander richtig getan hat, kann zur nächsten Stufe übergegangen werden.

Stufe 4: Durfte das Kind bei den ersten drei Stufen den Untersucher noch sehen, das Schlagen auf das Tambourin also sowohl mit den Augen als auch mit den Ohren wahrnehmen, so tritt nunmehr der Untersucher hinter das Kind. Es darf fortan nicht mehr sehen, wie der Untersucher auf das Tambourin schlägt. Es darf das Zeichen zum Wegnehmen einer Kugel jetzt nur noch über sein Gehör (oder über die Vibrationswahrnehmung) empfangen. Falls erforderlich, darf der eine Untersucher dem Kind noch durch Heben seines rechten Zeigefingers zu verstehen geben, daß es jetzt »hören« soll.

Sobald das Kind durch mehrmaliges richtiges Abheben einer Kugel gezeigt hat, daß es die Aufgabe nunmehr auch ohne optische Hilfe allein über das Gehör zu meistern vermag, kann die letzte Stufe der Vorbereitung eingeleitet werden.

Vorbereitung und Konditionierung

	Testreiz	Reizdarbietung	Reizbeantwortung
1. Stufe	stark überschwellig	mit Sichtkontakt	Demonstration
2. Stufe	stark überschwellig	mit Sichtkontakt	mit Hilfestellung
3. Stufe	stark überschwellig	mit Sichtkontakt	selbständig
4. Stufe	stark überschwellig	ohne Sichtkontakt	selbständig
5. Stufe	leicht überschwellig	ohne Sichtkontakt	selbständig

Abb. 42: Die fünf Stufen der Vorbereitung auf die Spielaudiometrie

Stufe 5: Diese Stufe unterscheidet sich von der vorhergehenden lediglich dadurch, daß sich der Untersucher von Mal zu Mal weiter vom Kind entfernt und immer leiser auf das Tambourin schlägt. Auf diese Weise versucht er, die größte Entfernung bzw. die geringste Lautstärke herauszufinden, bei der das Kind das Schlagen auf das Tambourin gerade noch zu beantworten vermag.

Eltern, die diese Vorbereitung zu Hause durchführen wollen (dies ist durchaus möglich und sogar erwünscht, denn es kürzt die Untersuchungsdauer in einer Klinik erheblich ab und trägt dadurch zur Kostendämpfung im Gesundheitswesen bei), sollten folgende Hinweise beachten:

Wenn man einem Kind akustische Signale darbietet, darf man dies nicht in regelmäßigen, gleichlangen Abständen tun. Das Kind gewöhnt sich sonst an die Regelmäßigkeit und greift auch dann zu einer Kugel, wenn hierzu kein Signal gegeben wird.

Selbstverständlich ist es nicht erforderlich, daß man für die Vorbereitung ein Tambourin benützt. Es lassen sich hierfür auch andere Instrumente verwenden. Es ist auch nicht nötig, daß für die Vorbereitung ein Kugel-Steckspiel vorhanden ist. Man kann stattdessen auch Bauklötze, Legosteine, Wäscheklammern usw. verwenden. Man läßt diese jeweils nach Darbietung eines Geräusches aus einem Gefäß herausnehmen oder in einen Behälter hineinlegen.

Unabhängig davon, ob die Vorbereitung auf die Spielaudiometrie in einer Klinik, in den Praxisräumen eines Kinderarztes oder im Elternhaus erfolgt, sie kann sich zuweilen, besonders dann, wenn das Kind noch nicht drei Jahre alt ist, über mehrere Wochen hinstrecken. Es müssen also keinesfalls alle fünf Stufen an einem Tag gemeistert werden.

Die eigentliche Spielaudiometrie kann nach gründlicher Vorbereitung des Kindes dann von einem Untersucher allein durchgeführt werden. Dabei muß allerdings sehr sorgfältig darauf geachtet werden, daß das Kind keinerlei Armbewegungen des Untersuchers sehen kann, wenn dieser am Audiometer die Taste bedient, mit der er einen Ton auslöst. Ein erfahrener Untersucher kennt sein Audiometer so gut, daß seine Handhabung ihm so in Fleisch und Blut übergegangen ist, daß er sich auch bei seiner Bedienung ganz auf das Kind konzentrieren kann.

Ein solches Vorgehen hat den großen Vorteil, daß der Untersucher sowohl den Zeitpunkt der Reizdarbietung als auch deren Beantwortung durch das Kind direkt kontrollieren kann. Die Herstellung einer optimalen Synchronie zwischen Reizgebung und dessen Beantwortung kann zuweilen, wenn ein Untersucher für die Bedienung des Audiometers und ein anderer für die des Kindes zuständig ist, schwieriger zu erreichen sein.

5.4.1.4 Reine oder gewobbelte Töne als akustische Reize

Hat ein Kind sicher erfaßt, daß es die von ihm gewünschte Spielhandlung nur dann ausführen darf, wenn es einen akustischen Reiz wahrgenommen hat, kann es als konditioniert gelten. Bevor man ihm jedoch Kopfhörer aufsetzt, wird man sich noch davon überzeugen, ob es auch auf reine oder gewobbelte Töne im Freifeld ebenso sicher reagiert wie auf die vorausgegangenen akustischen Reize. Auch hierbei hält man sich an die fünf Stufen der Vorbereitung, die diesmal allerdings viel rascher ablaufen werden. Bei gewissenhafter Durchführung dieses Punktes erhält man als Untersucher nützliche Hinweise für die anschließende eigentliche Hörprüfung (auf die vermutliche Hörschwelle für die einzelnen Frequenzen und, bei Seitendifferenz, auf das wahrscheinlich besser hörende Ohr).

5.4.1.5 Kopfhörer

Manches Kind ist nicht ohne weiteres bereit, sich die Kopfhörer eines Audiometers aufsetzen zu lassen. Darum ist es ratsam, die Kopfhörer zunächst einmal der Mutter und dann sich selbst und dem anderen Untersucher aufzusetzen. Dabei wird man eine frohe Miene machen und dem Kind, je nach Umfang seines Sprachverständnisses, durch Zusprache oder durch entsprechende Gestik und Mimik zu verstehen geben, daß man etwas Schönes hört. Bei einem hochgradig hörgeschädigten Kind wird man z.B. auf einen Hörer deuten und eine Weile mit konzentrierter Miene verharren. Dann wird man lächeln und als Antwort auf den vermeintlichen Tonreiz vielleicht eine Figur aus einem auf dem Tisch liegenden Steckbrett entfernen. Dies wiederholt man einige Male. Erst dann bietet man die Kopfhörer dem Kind an. Manche Kinder warten jetzt sogar schon mit Ungeduld darauf. Ist ein Kind allerdings wider Erwarten noch immer nicht bereit, die Kopfhörer zu akzeptieren, sollte man sie ihm auf keinen Fall mit Gewalt aufsetzen. Das ist in den meisten Fällen der Anfang vom Ende der Untersuchung. Bei einer immer noch ablehnenden Haltung des Kindes wird man es mit einem Einzelhörer versuchen, den man zunächst wieder an das eigene Ohr, dann an das des zweiten Untersuchers und das der Mutter hält, bevor man ihn von der Mutter oder dem zweiten Untersucher an das Ohr des Kindes halten läßt. Schlägt auch dieses Bemühen fehl, wird man dem Kind die Audiometertöne über Lautsprecher anbieten.

5.4.1.6 Der erste Audiometerton

Der erste Audiometerton muß so gewählt werden, daß ihn das Kind wohl gut hören kann, er gleichzeitig aber auch nicht zu laut ist. Bei seiner Wahl wird man sich die Informationen zunutze machen, die man bereits während der

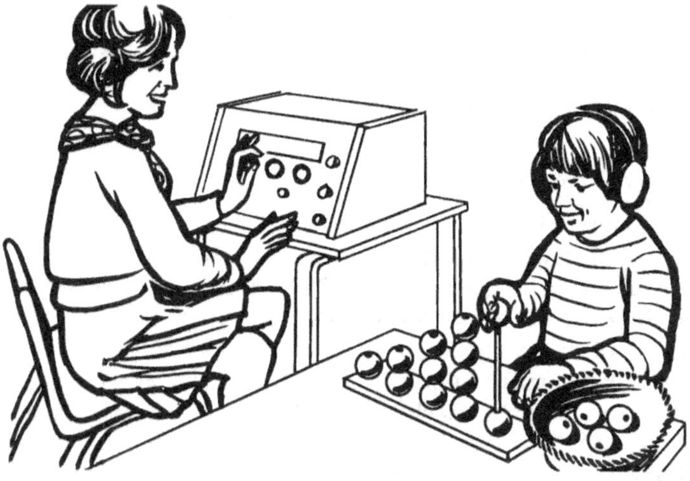

Abb. 43: Eine typische Situation bei der Spielaudiometrie

Vorbereitung des Kindes gewonnen hat. Kann man annehmen, daß das Kind vermutlich normal hört, wird man vielleicht bei 1000 Hz mit 40 dB beginnen. Besteht Grund zu der Annahme, daß es sich um ein eher schwerhöriges Kind handelt, ist ein Beginn bei 1000 Hz mit 70 dB angezeigt. Muß dagegen angenommen werden, daß bei einem Kind nur geringe Hörreste vorhanden sein werden, wird man bei 500 Hz mit 90 dB anfangen.

5.4.1.7 »Down by tens and up by fives«

Die strikte Befolgung dieser für die Ermittlung der Hörschwelle aufgestellten Regel führt erfahrungsgemäß zu schnellen Ergebnissen. Sie besagt folgendes: hat ein Kind auf einen Testreiz reagiert, setzt man seine Intensität um 10 dB herab und bietet ihn noch einmal an. So wird die Lautstärke nach und nach um jeweils 10 dB reduziert, bis man keine Reaktion mehr erhält. Dann erhöht man die Intensität um jeweils 5 dB, bis das Kind wieder reagiert. Als Hörschwelle wird die geringste Intensität registriert, bei der das Kind zweimal hintereinander sicher reagiert hat.

5.4.1.8 Die Aufzeichnung der Meßwerte

Die bei der Messung der Luftleitung für die einzelnen Frequenzen ermittelten Schwellenwerte beider Ohren werden auf dem Audiogrammformular mit den bereits angegebenen Zeichen markiert. Am Schluß werden die verschiedenen Schwellenwerte durch gerade Linien miteinander verbunden. Die Schwellenwerte der Knochenleitungsmessung – auf sie wird noch eingegangen – werden ebenfalls mit den dafür angegebenen Zeichen markiert und dann durch gestrichelte Linien verbunden. Diese Hinweise gelten selbstverständlich nur für einfachere Tonaudiometer. Moderne klinische Geräte arbeiten mit vollautomatischer Aufzeichnung.

5.4.1.9 Andere Frequenzen

Es gibt bei Kindern keine feste Regel, in welcher Reihenfolge die einzelnen Frequenzen geprüft werden sollen. Man kann von 1000 Hz zu 500 Hz und dann zu 2000 Hz übergehen und danach bei 250 Hz und bei 4000 Hz prüfen. Hat man diese Frequenzen auf dem vermutlich besseren Ohr geprüft, geht man zunächst zur Prüfung des anderen Ohres über, bevor man am Schluß die noch ausstehenden Frequenzen mißt. Erweist sich ein Kind als schwierig zu untersuchen, ist es ratsam, sich zunächst auf beiden Ohren auf die Ausmessung der Frequenzen von 500, 1000 und 2000 Hz zu beschränken, um zu versuchen, Angaben für diese Frequenzen zu erhalten, die für die Beurteilung eines kindlichen Hörverlustes besonders wichtig sind.

5.4.1.10 Vertäubung?

Am Schluß der Untersuchung wird man die auf dem Audiogramm eingetragenen Luft- und Knochenleitungskurven miteinander vergleichen und sich fragen, ob bei deren Ermittlung die Vertäubung eines Ohres nötig gewesen wäre (Kapitel 5.4.3). Muß man diese Frage bejahen (was nicht heißen muß, daß man dann auch unbedingt vertäuben muß, denn dies ist vor allem bei hörgeschädigten Kindern ohne vorausgegangene Hörerziehung im Vorschulalter nicht immer möglich), ist es auf jeden Fall wichtig, auf dem Audiogramm immer zu vermerken, daß die darauf angegebenen Schwellenwerte ohne Vertäubung gewonnen worden sind.

5.4.2 Die Prüfung der Knochenleitung

Bei der Hörprüfung eines Kindes wird man sich nicht mit der Ermittlung der Luftleitungskurven zufrieden geben, sondern möglichst auch die Knochenleitung prüfen, um Hinweise darauf zu erhalten, ob eine Schallleitungskomponente vorliegt. Eine Schalleitungsschwerhörigkeit kann heute in vielen Fällen durch eine medikamentöse, gegebenenfalls auch durch eine chirurgische Intervention behoben werden. Ein davon betroffenes Kind in pädagogische Betreuung zu geben, ohne vorher alle Möglichkeiten einer medizinischen Behandlung ausgeschöpft zu haben, ist nicht zu empfehlen.

Die Prüfung der Knochenleitung geht ähnlich vonstatten wie die der Luftleitung und bereitet in der Regel bei den Kindern, bei denen mit Hilfe der

Spielaudiometrie die Hörschwellen für die Luftleitung ermittelt werden konnten, keine größeren Schwierigkeiten, sofern die folgenden Punkte beachtet werden:

- Die Vorbereitungsstufen können in der Regel weggelassen werden, da die Messung der Luftleitung vorausgegangen und das Kind bereits konditioniert ist.
- Der Knochenhörer wird auf den Warzenfortsatz des Schläfenbeines gelegt. Dabei ist darauf zu achten, daß sich unter dem Hörer keine Haare befinden.
- Das Audiometer muß auf Knochenleitung umgeschaltet werden.
- Zunächst werden auf beiden Ohren die Frequenzen 500, 1000 und 2000 Hz geprüft. Ist das Kind dann noch zur weiteren Mitarbeit bereit, werden auch noch die Frequenzen 250 und 4000 Hz gemessen.
- Die Ergebnisse einer Knochenleitungsprüfung gelten, bedingt durch eventuelle Störschalleinflüsse und die Möglichkeit des Überhörens, im allgemeinen als nicht so zuverlässig wie die einer Luftleitungsprüfung.
- Bei der Ermittlung der Knochenleitungshörschwellen ist eine Vertäubung des Gegenohres immer angezeigt, wenn auch nicht immer durchführbar.

5.4.3 Die Vertäubung

Stellt man nach erfolgter Luftleitungsmessung fest, daß die ermittelten Hörkurven auf beiden Ohren annähernd übereinstimmen, wird es bei der Beurteilung der Hörschwellen kaum Fehlinterpretationen geben. Gleiches gilt auch für den Fall stark voneinander abweichender Hörkurven für das jeweils bessere Ohr. Dagegen kann es möglich sein, daß bei der Prüfung des schlechteren Ohres zum besseren Ohr übergehört worden ist (= Hören des Prüfreizes auf dem Gegenohr) und daß die für das schlechtere Ohr aufgezeichneten Werte lediglich eine »Schattenkurve« des besseren Ohres darstellen, wie dies z.B. für das auf der Abbildung 40 wiedergegebene Audiogramm zutrifft.

Nach Gerhard LINDNER (1966) tritt bei der Prüfung der Luftleitung ein Überhören dann ein, wenn der Unterschied zwischen beiden Ohren etwa 50 dB beträgt. Dion DALE (1967) kommt dagegen aufgrund seiner Erfahrungen zu dem Schluß, daß immer dann vertäubt werden muß, wenn bei einer Frequenz der Unterschied zwischen den beiden Ohren 35 dB übersteigt. Die unterschiedlichen Angaben erklären sich z.T. damit, daß der Überleitungseffekt auch von der Art der verwendeten Kopfhörer abhängig ist. So macht es einen Unterschied, ob ein Flachmuschelhörer oder ein Wulstmuschelhörer benützt wird (KELLER 1980).

Da der Schädelknochen ein guter Schalleiter ist, tritt bei der Ermittlung der Knochenleitungshörschwelle ein Überhören schon bei einer Differenz von 10 dB auf. Darum muß bei der Prüfung der Knochenleitung das Gegenohr fast immer vertäubt werden. Auch hierbei erfolgt die Vertäubung – wie bei der Vertäubung bei Prüfung der Luftleitung – über die Luftleitung des Gegenohres.

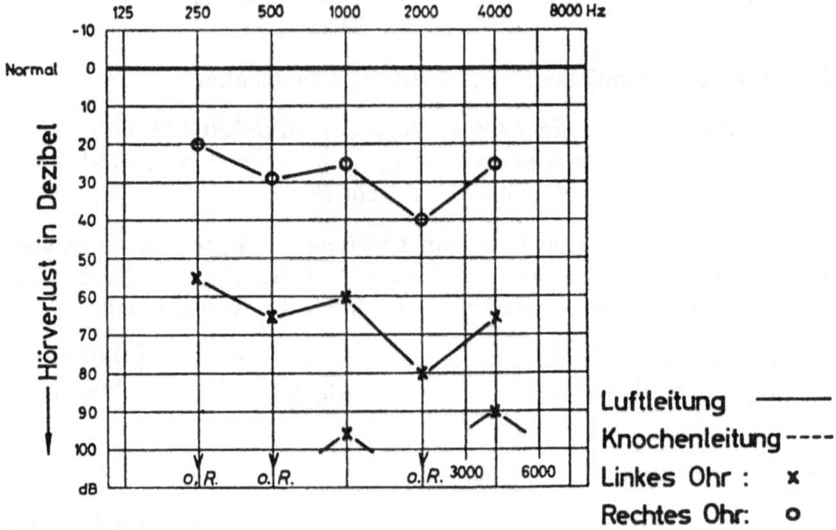

Abb. 44: Schattenkurve eines Kindes, das auf dem linken Ohr taub ist

Für die Vertäubung des Gegenohres bietet sich das als »weißes Rauschen« bezeichnete Vertäubungsgeräusch an, das mit Hilfe eines zu jedem Audiometer gehörenden Rauschgenerators erzeugt werden kann. Es klingt ähnlich wie das Brandungsrauschen und eignet sich vor allem zur Vermeidung des Überhörens im Frequenzbereich von 1000 Hz an aufwärts. Statt dieses breitbandigen Vertäubungsgeräusches lassen sich mit neueren Audiometern mehrere Schmalbandgeräusche erzeugen, mit denen jeweils in bestimmten Frequenzbereichen ein optimaler Effekt erzielt wird.

In Deutschland haben sich vor allem Wolfhart NIEMEYER (1972) und Friedrich KELLER (1980) eingehend mit den Fragen befaßt, die mit der Praxis der Vertäubung zusammenhängen. So soll bei jeder Hörschwellenbestimmung, Frequenz für Frequenz, nicht nur gefragt werden, ob vertäubt werden muß, sondern auch, wie stark höchstens vertäubt werden darf. Angaben über die zu wählende Mindest- und Höchststärke des Vertäubungsgeräusches bei Luftleitungsmessung wie auch bei Knochenleitungsmessung können im Bedarfsfall bei NIEMEYER, aber auch bei BÖHME/WELZL-MÜLLER (3/1992) nachgelesen werden.

Wie wichtig die Vertäubung auch ist, kein Untersucher wird leugnen können, daß die Erstellung eines Audiogrammes bei gleichzeitiger Vertäubung des Gegenohres vor allem bei hörgeschädigten Vorschulkindern auf Schwierigkeiten stößt. Wie soll man einem zuweilen noch nahezu sprachlosen Kind verständlich machen, daß es das Vertäubungsgeräusch auf dem einen Ohr ignorieren und nur auf den Prüfton auf dem anderen Ohr reagieren soll ? Bei Kindern im Schulalter sollte man allerdings auf die Anwendung der Vertäubung nur dann verzichten, wenn sie sich wirklich als undurchführbar erweist. In einem solchen Fall ist allerdings auf dem Audiogramm immer eine entsprechender Vermerk zu machen.

5.4.4 Die Aufblähkurve

Bei der Bestimmung der Hörschwelle eines Vorschulkindes geht es u.a. auch um die Frage, ob dieses Kind mit Hörhilfen versorgt werden soll. Während diese Frage in der Regel bei älteren Kindern, Jugendlichen und Erwachsenen u.a. mit Hilfe sprachaudiometrischer Untersuchungen beantwortet wird, muß sie bei einem noch sprachlosen Kind auch ohne eine solche Untersuchung erörtert und entschieden werden. Als Hilfestellung kann sich hierbei neben der kritischen Beurteilung der Kenndaten von Hörgeräten und der Beobachtung des Kindes bei der Erprobung verschiedener in die engere Wahl gezogener Geräte die Erstellung einer Aufblähkurve erweisen. Darunter versteht man die Reaktionsschwelle auf über Lautsprecher dargebotene Audiometertöne beim Tragen eines oder auch zweier Hörgeräte. Man kann sich hierbei je nach Lebens- und Entwicklungsalter des Kindes sowohl der Methode der Verhaltens-Beobachtungs-Audiometrie als auch der Spielaudiometrie bedienen.

Wenn ganz gewiß auch manche Vorbehalte gegenüber dem Aussagewert einer mittels Hörgerät angehobenen Schwellenkurve angemeldet werden können, so darf die Aufblähkurve dennoch als eine zusätzliche diagnostische Hilfe angesehen werden. Mit ihr lassen sich oft schon recht gut die Erfolgsaussichten einer Hörerziehung beurteilen. So kommt es vor, daß ein Kind zuweilen beim Tragen eines Hörgerätes auf Frequenzen reagiert, die es ohne Hörgerät überhaupt nicht wahrnehmen konnte. So kann eine Aufblähkurve in manchen Fällen von hochgradiger Hörschädigung dazu beitragen, Hörreste zu erkennen, die sonst unentdeckt bleiben würden.

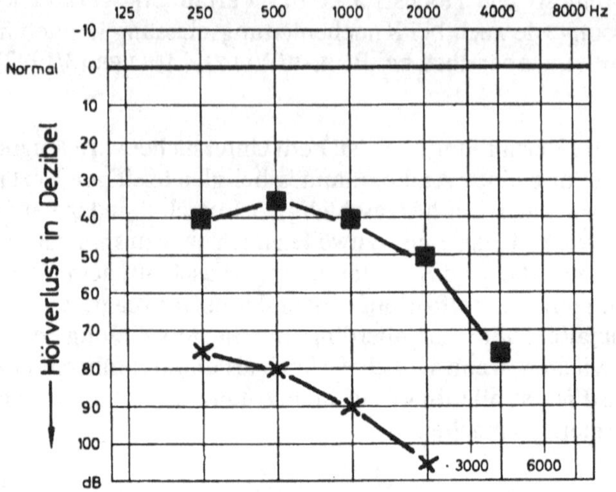

Abb. 45: Hörschwelle und Aufblähkurve des linken Ohres eines hochgradig hörgeschädigten Kindes

5.4.5 Die Unbehaglichkeitsschwelle

Besonders bei Kindern mit Lautheitsausgleich ist es erforderlich, auch Informationen über deren Unbehaglichkeitsschwelle zu erhalten. Sie verläuft bei diesen Kindern oft schon bei Lautstärken zwischen 90 und 110 dB. Während ihre Ermittlung bei älteren Kindern keine größeren Schwierigkeiten bereitet, ist es bei Kindern im Vorschulalter oft nicht möglich, sie exakt zu bestimmen. Um zu vermeiden, daß Kinder auch nur kurzfristig mit unangenehm lauten Prüftönen beschallt werden, geht man bei Vorschulkindern im Alter von etwa vier bis sechs Jahren so vor, daß man dem Kind einen Audiometerhörer in die Hand gibt und von ihm selbst an das Ohr halten läßt. Zuvor erklärt man ihm, gegebenenfalls durch entsprechende Mimik unterstützt, daß es den Hörer jeweils dann vom Ohr wegnehmen soll, wenn ihm der angebotene Schallreiz zu laut wird. Dann werden nach und nach immer größere Lautstärken angeboten, bis das Kind den Hörer vom Ohr nimmt oder die Leistungsgrenze des Audiometers erreicht ist. Meist kündigt sich das Erreichen der Unbehaglichkeitsschwelle kurz zuvor durch einen auffallenden Lidreflex an. Um eine Überlastung des Ohres zu vermeiden, hat es sich bewährt, die Lautstärkeerhöhung relativ zügig vorzunehnen und, falls technisch möglich, mit pulsierenden Tönen zu arbeiten.

Kinder im Schulalter sind bei dieser Untersuchung im allgemeinen sehr aufgeschlossen und machen sehr zuverlässige Angaben. In allen Fällen, in denen es nicht möglich ist, die Unbehaglichkeitsschwelle auf diese Weise zu bestimmen, empfiehlt es sich, sie mit Hilfe der nachstehend genannten, von C. POWELL und Ivan TUCKER (1977) für Kinder vorgelegten Formeln zu berechnen:

Formel 1:

Sie gilt für alle die Kinder, deren Hörschädigung nicht durch eine der für die Formel 2 angegebenen Ursachen bedingt ist:

$$\frac{\text{Mittlerer Hörverlust (250, 500 und 2000 Hz)} + 80}{2}$$

Formel 2:

Sie gilt für die Kinder, deren Hörschädigung auf eine der folgenden Ursachen zurückzuführen ist: Rhesus-Faktor-Unverträglichkeit, Bilirubinwert über der Austauschgrenze, Anoxie

$$\frac{\text{Hörverlust bei 2000 Hz} + 80}{2}$$

(Berechnungsbeispiele für diese Formeln finden sich in: LÖWE/BILLICH 1979, 60).

5.4.6 Der mittlere Hörverlust

Zahlreiche Fachleute haben sich mit den Zusammenhängen zwischen den Ergebnissen einer tonaudiometrischen Untersuchung und dem Hörverlust für Sprache befaßt. Einer der ersten war CARHART (1946), der festgestellt hat, daß er mit der Berechnung des mittleren Hörverlustes aus den Frequenzen von 500, 1000 und 2000 Hz besser als mit sieben anderen von ihm benützten Verfahren auf den Hörverlust für Sprache schließen konnte. Diese Methode, deren Anwendung auch von der Welt-Gesundheits-Organisation und vom Internationalen Bureau für Audiophonologie (biap) empfohlen wird, kann eine wertvolle Orientierungshilfe für den Übergang von der Ton- zur Sprachaudiometrie bedeuten. Darum seien die ihr zugrunde liegenden Regeln in Anlehnung an die biap-Empfehlungen nachstehend kurz wiedergegeben.

Der mittlere Hörverlust wird ermittelt, indem man die Werte des jeweils besseren Ohres bei 500, 1000 und 2000 Hz addiert und durch 3 dividiert. Für jede nicht wahrgenommene Frequenz wird ein Hörverlust von 120 dB angenommen und in die Berechnung einbezogen.

Beträgt die Differenz zwischen zwei der genannten drei Frequenzen mehr als 20 dB, dann bleibt die Frequenz mit dem stärksten Hörverlust unberücksichtigt. Der mittlere Hörverlust wird dann nur aus zwei Werten berechnet.

Besteht zwischen dem mittleren Hörverlust des besseren und des schlechteren Ohres eine Differenz von mehr als 25 dB, dann werden dem berechneten mittleren Hörverlust des besseren Ohres 5 dB hinzugezählt (Hallowell DAVIS und Richard SILVERMAN 1970).

Für Sonderfälle gelten folgende Empfehlungen:

- Beträgt der Unterschied zwischen 500 und 2000 Hz mehr als 40 dB, dann berechnet man den mittleren Hörverlust aus den Frequenzen von 500, 1000, 2000 und 4000 Hz.
- Ist der Hörverlust bei 4000 Hz geringer als bei 2000 Hz, dann wird die Berechnung des mittleren Hörverlustes nicht mit dem Wert von 2000 Hz, sondern mit dem von 4000 Hz vorgenommen.
- Bei (mittleren) Hörverlusten von mehr an 90 dB berechnet man, falls möglich, den mittleren Hörverlust aus den Frequenzen von 250, 500, 1000 und 2000 Hz.

5.4.7 Der Lautheitsausgleich

Die Besonderheit des Lautheitsausgleichs, der auch bei Kindern vorkommt, besteht darin, daß sich bei den davon Betroffenen trotz Nichthörenkönnens von leisen und mittelstarken Tönen das subjektive Lautheitsempfinden im Bereich großer Lautstärken dem Normalen annähert, sich ihm angleicht oder übertrifft. Nach Bernhard LANGENBECK (1963) tritt er auf, wenn eine Innenohr-Haarzellenstörung vorhanden ist. Dion DALE (1967) ist der Meinung, daß bei rund zwei Drittel aller in Gehörlosen- und Schwerhörigenschulen und in Sonderklassen unterrichteten Kinder zumindest ein teilweiser Lautheitsausgleich vorliegt. Es ist daher angezeigt, auf diese auch als »Recruitment« bezeichnete Erscheinung kurz einzugehen.

FOWLER stellte bereits 1928 fest, daß einseitig Schwerhörige zuweilen einen Ton auf beiden Ohren gleich gut hören. Er entwickelte ein Hörmeßverfahren, bei dem ein Schwerhöriger mittels eines Zwei-Kanal-Audiometers Prüftöne abwechselnd rechts und links angeboten bekam. Sofern ein Recruitment vorhanden war, wurden diese bei einer bestimmten Lautstärke als gleich laut empfunden. Dieses Verfahren war als binauraler Lautheitsausgleich bekannt. Andere Recruitment-Tests bemühten sich um die Ermittlung der Lautstärke-Unterschiedsschwelle. Es ist dies die geringste Reizverstärkung, die benötigt wird, um eine feststellbare Wahrnehmung der Lautstärkeveränderung zu bewirken. So konnten von BÉKÉSY (1947) sowie LÜSCHER und ZWISLOCKI (1948) nachweisen, daß Schwerhörige mit Recruitment schon sehr geringe Lautstärkeveränderungen wahrnehmen. Von BÉKÉSY entwickelte für seinen Test ein halbautomatisches Audiometer. Der Prüfling zeichnete damit sein eigenes Audiogramm auf, indem er jeweils anzeigte, wenn er einen Ton gerade eben hörte und gerade eben nicht mehr hörte. Dabei veränderte sich die Frequenz des angebotenen Prüftones ständig. Aus einem so ermittelten Audiogramm lassen sich Hinweise auf das Vorhandensein eines Lautheitsausgleiches entnehmen.

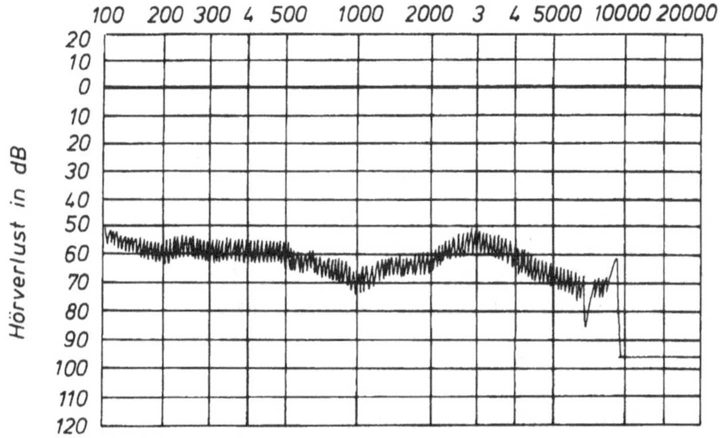

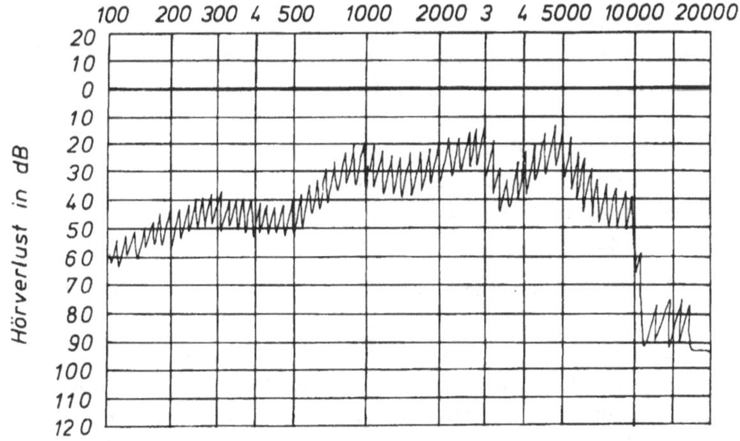

Abb. 46: BÉKÉSY-Audiogramm: oben mit, unten ohne Lautheitsausgleich

Obwohl es heute andere Methoden zur Feststellung eines Lautheitsausgleiches gibt, ist es bei Kindern nicht immer leicht, einen solchen tonaudiometrisch nachzuweisen. Darum haben verschiedene Autoren Symptome zusammengestellt, die bei Vorliegen eines Recruitments häufig angetroffen werden. So weist z.B. Henk Huizing (1952) darauf hin, daß bei allen Schwerhörigen, die bei der Hörschwellenermittlung sehr exakte Angaben machen, mit Recruitment gerechnet werden muß. Da sie geringfügige Veränderungen in der Lautstärke registrieren können, liegen bei ihnen Hören und Nicht-Hören nahe beieinander. Infolgedessen machen sie sehr genaue Angaben.

Während oft die Ansicht vertreten wird, daß sich ein Lautheitsausgleich nachteilig auf das Sprachgehör auswirke, sind auch andere Stimmen zu vernehmen. So konnte Harold (nach Dale 1967) bei einer Gruppe erwachsener Schwerhöriger mit und ohne Recruitment keinen signifikanten Unterschied im Sprachgehör feststellen. Bei einer Vergleichsgruppe von Kindern konnte er dagegen nachweisen, daß Kinder mit Recruitment bei der Sprachwahrnehmung Kindern ohne Recruitment überlegen waren. Auch Dale ist der Meinung, daß Kinder mit Recruitment eher besser hören als Kinder ohne Recruitment. Daraus darf allerdings nicht abgeleitet werden, daß bei ihnen sowohl bei der Hörgeräteanpassung als auch beim Einsatz anderer Verstärkersysteme keine besonderen Überlegungen erforderlich seien.

5.4.8 Ultra-audiometrisches Hochtongehör

Es gibt nicht nur Hörschäden, die leicht übersehen werden, sondern auch Höreinbußen, die, falls sie nur mit herkömmlichen Tonaudiometern geprüft werden, fehlinterpretiert werden können. Hier ist an das Phänomen des ultra-audiometrischen Hochtongehörs zu denken, über das Berlin (1978, 1982) berichtet hat. Als ultra-audiometrisches Hochtongehör bezeichnet man ein weitaus besseres Gehör im Frequenzbereich zwischen 6000 und 15000 Hz als etwa im Bereich zwischen 300 und 3000 Hz. Da jedoch die Frequenzen oberhalb von 8000 Hz mit den meisten handelsüblichen Audiometern überhaupt nicht gemessen werden können, bleibt das im Hochtonbereich möglicherweise vorhandene weitaus bessere Gehör in der Regel unentdeckt.

Bei guter und frühzeitig einsetzender Hör-Spracherziehung erlangen Kinder mit einem ultra-audiometrischen Hochtongehör, auch wenn sie, mit einem üblichen Tonaudiometer gemessen, als hochgradig schwerhörig oder sogar als gehörlos angesehen wurden, ein im allgemeinen von jedermann gut verständliches Sprechen. Ferner reagieren sie überempfindlich auf die hochfrequenten Anteile bestimmter Umweltgeräusche. Beides trägt dazu bei, daß Untersucher zuweilen verunsichert werden und Fehldiagnosen wie simulierte bzw. hysterische Schwerhörigkeit, zentrale Hörschädigung oder sogar normale Hörfähigkeit stellen.

Wie BERLIN mitteilt, hat er mit einem Spezialaudiometer, das Hörprüfungen im Frequenzbereich von 125 bis 16000 Hz erlaubt, innerhalb ganz kurzer Zeit an seiner Klinik nicht weniger als 76 Patienten, unter ihnen auch Kinder, mit ultra-audiometrischem Hochtongehör identifiziert. Sie reagierten alle mit fast normaler Empfindlichkeit auf die hochfrequenten Anteile von Geräuschen. Außerdem zeichneten sie sich durch eine sehr gute Aussprache der Reibelaute sowie durch ein nahezu völlig normales Sprechtempo aus, sofern sie nicht aufgrund ihres schlechten Gehörs im Frequenzbereich unterhalb von 4000 Hz beidohrig mit sehr starken Hörgeräten versorgt worden waren, die ihnen eine Ausnützung ihres guten Hochtongehörs verwehrt hatten. Mit anderen Worten: diese Kinder sind mit herkömmlichen Tonaudiometern nur sehr schwer als ultra-hochtonhörig zu erkennen, auch ihre apparative Versorgung bereitet große Schwierigkeiten. Als Anhaltspunkt kann gelten, daß immer dann, wenn eine Hörschwellenkurve oberhalb von 4000 Hz eine steigende Charakteristik aufweist, mit der Möglichkeit ultra-audiometrischen Hochtongehörs gerechnet werden muß. Die Prüfung des ultraaudiometrischen Hochtongehörs ist zuweilen aber auch wichtig, um eine eventuelle ototoxische Wirkung von Medikamenten zu untersuchen. In der Regel schädigen diese zunächst die oberen Frequenzbereiche.

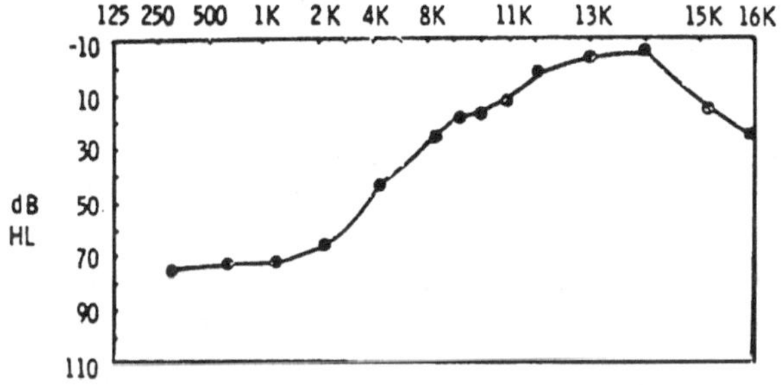

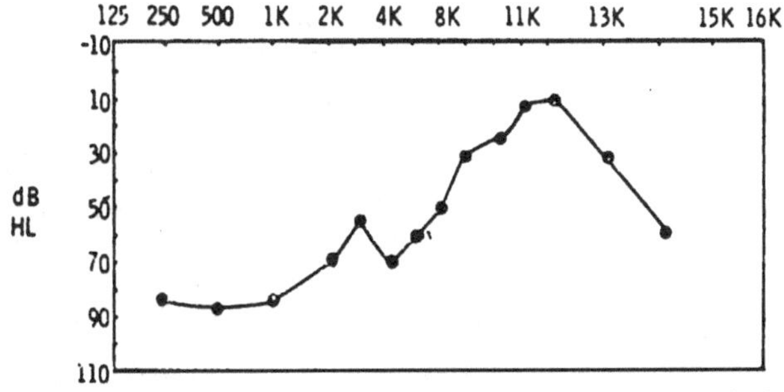

Abb. 47: Typische Hörkurven von zwei Kindern mit ultra-audiometrischem Hochtongehör

Die Firma HORTMANN trägt mit ihrem klinischen Audiometer »Audiomaster CA 540«, mit dem auch der Frequenzbereich von 8000 Hz bis 16000 Hz geprüft werden kann, diesen neuen, erstmals von BERLIN aufgezeigten Erkenntnissen, bereits Rechnung.

5.5 Bestimmungsuntersuchungen mit objektiven Verfahren bei Kleinkindern sowie bei mehrfachbehinderten Kindern

Agnes HILDMANN

Zu den objektiven Hörprüfmethoden wird neben der Ableitung der akustisch evozierten Hirnstamm- und Hirnrindenpotentiale häufig auch die Impedanzmessung und die Messung der evozierten otoakustischen Emissionen gezählt. Obwohl die beiden letzteren Verfahren objektiv sind in dem Sinn, daß sie keine aktive Mitarbeit des Untersuchten erfordern, handelt es sich bei beiden Meßverfahren nicht um Hörprüfmethoden.

Wie im Kapitel über die Impedanzmessung noch aufgezeigt wird, gibt diese nur Auskunft über die Funktionsfähigkeit des Mittelohres und läßt nur sehr beschränkt Rückschlüsse auf die Hörschwelle zu. Eine Hörschwellenbestimmung ist dagegen mit dieser Methode nicht möglich.

Ähnliches gilt für die Messung der click-evozierten transienten otoakustischen Emissionen. Diese lassen sich zum einen nur bei 95 % aller Normalhörenden nachweisen. Zum anderen sind sie bis zu einem peripheren Hörverlust von 30 bis 35 dB vorhanden, darüber nicht mehr. Sie reagieren also nach dem »Alles-oder-Nichts«-Gesetz, was eine exakte Schwellenbestimmung nicht zuläßt.

Die Verzerrungs-Produkt-Emissionen (DPOAE) lassen sich zwar bis zu einem Hörverlust von etwa 50 dB nachweisen, ermöglichen aber ebenfalls keine exakte Schwellenbestimmung. Für eine reine Aussonderungsuntersuchung ist letzteres Verfahren im Vergleich zur Messung click-evozierter transienter otoakustischer Emissionen zu zeitaufwendig.

In diesem Kapitel über objektive Hörprüfmethoden wird deshalb nur auf die Ableitung der akustisch evozierten Hirnstamm- und Hirnrindenpotentiale eingegangen. Im übrigen hat dieses Kapitel ganz bewußt nur rein informativen Charakter, denn es handelt sich bei den zur Erörterung kommenden beiden Hörprüfmethoden um Verfahren, die nur in Kliniken oder Arztpraxen unter ärztlicher Kontrolle bei großer persönlicher Erfahrung durchgeführt werden sollen. Das Prinzip der Verfahren wird erläutert, die genauen Details der Durchführung bleiben jedoch unerwähnt.

Ähnlich wie man mit Elektroden an der Körperoberfläche beim Elektrokardiogramm die bei der Herzaktivität entstehenden elektrischen Ströme messen kann und wie beim Elektroencephalogramm die bei der Hirnaktivität entstehenden elektrischen Ströme gemessen werden können, so kann man bei der Messung der akustisch evozierten Potentiale die beim Hören entstehenden elektrischen Ströme ableiten.

Da man nur Spannungsunterschiede zwischen zwei Punkten messen kann, bringt man für die Ableitung die Meßelektrode an dem zu prüfenden Ohr (z.B. am Ohrläppchen oder am Felsenbein) und die Referenzelektrode am Scheitel oder an der Stirn an. Die Spannungsänderungen zwischen diesen beiden Elektroden, die im unmittelbaren Anschluß an den Schallreiz auftreten, werden aufgezeichnet.

Die Schallstimulation erfolgt über Kopfhörer oder über Knochenleitungshörer. Der Schallreiz wird zunächst im Innenohr verarbeitet und die dort ausgelöste Nervenaktivität über den Hörnerven zum Hirnstamm und zur Hirnrinde weitergeleitet. Die zeitliche Abfolge spiegelt sich in dem zeitlichen Verlauf der zu messenden Spannungsänderung wieder:

> In den ersten 12 Millisekunden nach dem Schallreiz kann man die Aktivität der Cochlea und des Hirnstamms (sogenannte frühe oder Hirnstamm-Potentiale) und später bis etwa 500 Millisekunden nach dem Schallreiz die Aktivität der Hirnrinde (sogenannte späte oder Hirnrinden-Potentiale) aufzeichnen.

Da die zu messenden Spannungen im Vergleich zu der normalen Hirnstromaktivität sehr gering sind, sind sie auf einen Einzelreiz hin nicht meßbar. Sie gehen dann in der »Störspannung« der Hirnaktivität unter.

Man registriert deshalb nicht nur die Spannungsänderung, die nach einem einzelnen akustischen Reiz auftritt, sondern addiert die Einzelantworten auf viele gleichartige Schallreize und mittelt durch deren Anzahl. Die allgemeine Hirnstromaktivität ist bezüglich der Abfolge der Schallreize zufällig verteilt und wird deshalb bei dieser Mittelung (Averaging) eliminiert. Die akustisch evozierten Hirnströme, die von der Hörbahn ausgehend in festem und immer gleichem Muster auf den Schallreiz folgen, treten dafür isoliert hervor.

Schallübertragungsstörungen im Bereich des Mittelohres können nicht nur zu einer Anhebung der Hörschwelle führen, sondern sie können z.T. auch Auswirkungen auf das Potentialmuster haben.

5.5.1 Hirnstammpotentiale

Die akustisch evozierten Hirnstammpotentiale oder frühen akustisch evozierten Potentiale treten innerhalb von 12 bis 16 Millisekunden nach dem

Schallreiz auf. Zur Stimulation wird in der Regel ein Click verwendet. Ein Click ist ein elektrischer Rechteckimpuls, der einen sehr kurzen Schallreiz mit einer positiven und einer negativen Auslenkung hervorruft. Das durch den Click erzeugte Schallsignal hat ein Frequenzspektrum zwischen etwa 500 und 4000 Hz. Die click-evozierten Hirnstammpotentiale geben deshalb auch nur über die Hörschwelle in diesem Frequenzbereich Informationen. Sie lassen weder Rückschlüsse auf die Hörschwelle bei tieferen Frequenzen noch auf die Hörschwelle bei einzelnen Frequenzen im mittleren und hohen Tonbereich zu.

Das typische Potentialmuster des Hirnstammes ist nur dann nachweisbar, wenn alle an seiner Ausbildung beteiligten Nervenfasern im Gleichtakt (synchron) feuern. Bei hochgradigen nervalen Synchronisationsstörungen, wie sie bei manchen neurologischen Störungen auftreten können, sind deshalb trotz normalen peripheren Gehörs keine Hirnstammpotentiale nachweisbar.

Ein Fehlen von Hirnstammpotentialen muß deshalb nicht als gleichbedeutend mit einer Gehörlosigkeit des Untersuchten zu sehen sein !

Da sich eine normale oder gar erhöhte Muskelaktivität des Untersuchten störend auf die Ableitung der akustisch evozierten Hirnstammpotentiale auswirkt, kann die Messung bei Säuglingen und Kleinkindern oder auch bei älteren Kindern nur im Spontanschlaf oder unter Sedierung bzw. Narkose durchgeführt werden. Das ist glücklicherweise problemlos möglich, da die frühen Potentiale nicht vom Wachheits- und Aufmerksamkeitsgrad des Untersuchten abhängig sind. Gerade bei Kindern kann das Narkoserisiko jedoch aufgrund anderer Begleiterkrankungen erhöht sein, so daß sich im Einzelfall eine Sedierung oder Narkose verbietet. Dies wiederum kann unter Umständen die Messung erschweren, sie sehr zeitaufwendig werden lassen oder sie sogar völlig undurchführbar machen.

Um ein gut ausgebildetes Potentialmuster zu erhalten, sind in der Regel 1000 bis 4000 Mittelungen notwendig. Die Potentiale werden in Abhängigkeit von der Zeit ab Stimulation dargestellt. Bei Schallpegeln deutlich über der Hörschwelle des Untersuchten sind im Normalfall fünf charakteristische Potentialmaxima nachweisbar. Diese werden mit römischen Zahlen von I bis V numeriert. Davon sind das I., III. und V. Potential am deutlichsten ausgeprägt und für die Auswertung am wichtigsten. Als Ursprungsort der Potentiale rechnet man dem ersten Potential die Cochlea und dem fünften Potential die obere Olive zu. Nähert man den Stimuluspegel der Hörschwelle des Untersuchten an, nimmt die Amplitude der Potentiale ab, bis sich zunächst das I., später auch das III. Potential nicht mehr nachweisen läßt. Lediglich das V. Potential ist bis zur Hörschwelle ableitbar. Außerdem treten die Potentiale um so später auf, je näher man der Hörschwelle kommt. Dieses pegelabhängige Verhalten nutzt man, um schwellennahe das V. Potential zu identifizieren und damit eine gesicherte Aussage über die Hörschwelle zu erhalten.

Name: kai geb: 27.10.88 Dat: 06.05.92

	Latenz (ms)	I	II	III	IV	V	VI	VII	I-III	I-V
1: NK883-1	50dB L	2.4	3.2	4.5		6.2			2.12	3.84
2: NK883-2	40dB L	2.7	3.5	4.8		6.5			2.08	3.80
3: NK883-3	30dB L	3.1		5.2		6.9			2.08	3.80
4: NK883-4	20dB L					7.6				
5: NK883-5	10dB L					8.2				
6: NK883-6	00dB L									

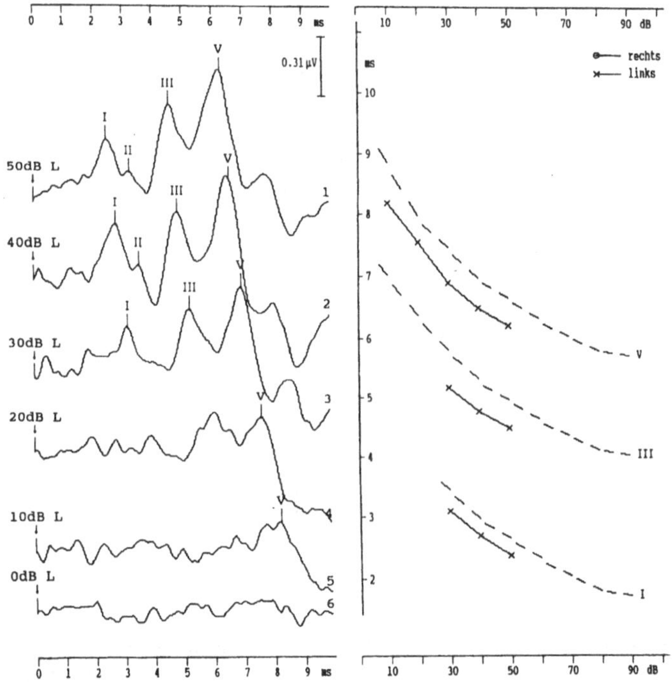

Abb. 48: Hirnstammpotentiale eines Kindes mit normalem Gehör in Abhängigkeit vom Reizpegel: Alle 5 charakteristischen Wellen lassen sich nur bei Pegeln deutlich über der Hörschwelle nachweisen. Mit abnehmendem Reizpegel (von oben nach unten) reduziert sich auch die Amplitude der Potentiale. Nur das V. Potential läßt sich bis zur Hörschwelle hin identifizieren. Die Latenz zwischen Stimulus und Potential nimmt mit Annäherung an die Hörschwelle zu.

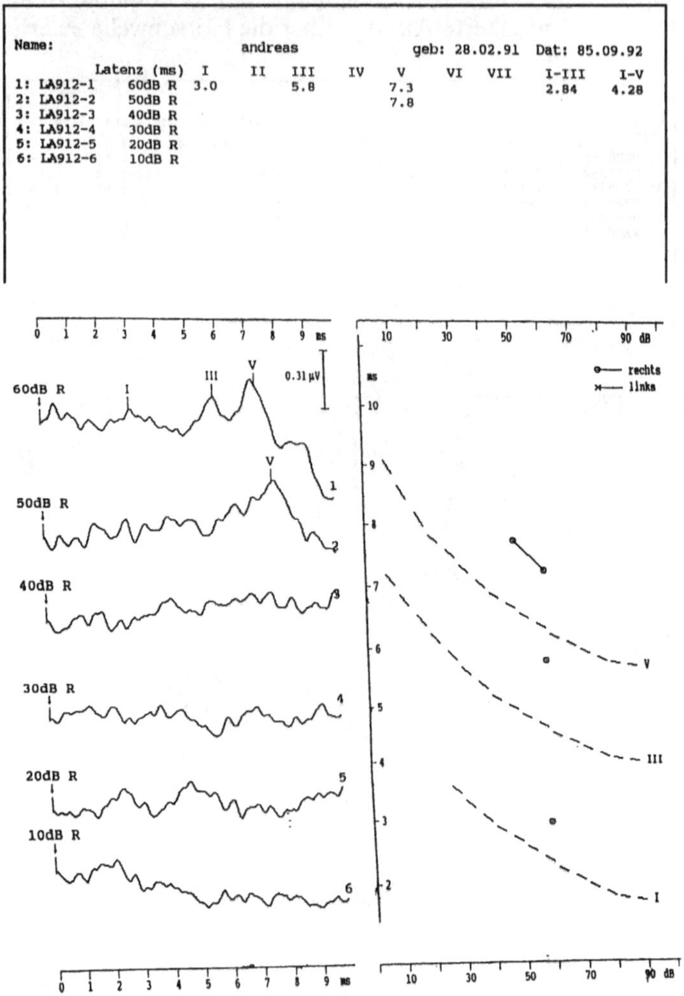

Abb. 49: Hirnstammpotentiale eines Kindes mit kombinierter Schwerhörigkeit und Recruitment. Mittelgradige sensorineurale Schwerhörigkeit und Recruitment (Lautheitsausgleich).

Neben der Bestimmung der Hörschwelle sind mit den akustisch evozierten Hirnstammpotentialen auch Aussagen über die Funktionsfähigkeit der Hörnervenbahnen möglich. Die Laufzeitdifferenz vom I. zum V. Potential beträgt normalerweise etwa 4 Millisekunden. Ist sie deutlich erhöht, spricht dies für eine neurologische Erkrankung. Dabei ist bei Kindern besonders an eine Reifestörung der Hörbahn zu denken, wie sie bei frühgeborenen und mehrfachbehinderten Kindern häufig aufzufinden ist. Bei Kindern kommt darüberhinaus selten, bei Erwachsenen dagegen häufiger eine Entmarkungserkrankung (z.B. multiple Sklerose) oder ein gutartiger Tumor des Hörnerven (Akustikusneuronom) als Ursache für solch eine Laufzeitverzögerung in Frage.

Wie bereits erwähnt, kann es im Extremfall einer hochgradigen Synchronisationsstörung der Nervenfasern sogar zu einem völligen Fehlen der Hirnstammpotentiale bei normalem peripheren Gehör kommen.

Die alleinige Ableitung der akustisch evozierten Hirnstammpotentiale ohne parallel durchgeführte subjektive Hörtests ist deshalb nicht ausreichend für die Indikation zu einer Hörgeräteanpassung.

Es sei an dieser Stelle auch noch einmal daran erinnert, daß die Ableitung click-evozierter akustischer Hirnstammpotentiale nur eine Aussage über den Frequenzbereich zwischen 500 und 4000 Hz erlaubt. Ein tieffrequentes Restgehör ist auf diese Weise nicht nachweisbar.

Meist werden die Hirnstammpotentiale abgeleitet und vom Untersucher entsprechend seiner persönlichen Erfahrung ausgewertet. Dadurch wird das Ergebnis, nämlich die Auswertung dieses Hörtests, subjektiv, obwohl die Meßmethode an sich eine objektive ist, denn bei dieser Untersuchung muß ja der Patient nicht aktiv mitarbeiten.

Seit einigen Jahren gibt es ein Gerät, nämlich das bereits an anderer Stelle vorgestellte Gerät Algo-1 Plus, das die erhaltenen Kurvenverläufe entsprechend vorgegebenen Kriterien selbständig bewertet. Als Ergebnis der Bewertung bietet es zwei Urteile an, nämlich entweder »Potential vorhanden« oder »Potential nicht vorhanden«. Damit ist neben einer objektiven Messung auch eine objektive Auswertung gegeben.

Da die vorgegebenen Bewertungskriterien für eine solche maschinelle Bewertung besonders streng sein müssen, wird es bei dieser Art der Auswertung nicht auszuschließen sein, daß ein fragwürdiges Potential nicht als solches akzeptiert wird. Mit anderen Worten: ein Kind kann durchaus fälschlich als auffällig eingestuft werden (siehe auch Kapitel 4.4.).

5.5.2 Hirnrindenpotentiale

Zur Ableitung der Hirnrindenpotentiale (auch späte oder cortikale Potentiale genannt) verwendet man in der Regel keinen Click, sondern Sinustöne. Dies hat den Vorteil, daß man mit den cortikalen Potentialen die Hörschwelle für verschiedene Tonhöhen bestimmen kann. Da man stets wenigstens drei Frequenzen prüft (500, 1000 und 4000 Hz), verlängert sich die Gesamtzeit der Untersuchung.

Im Gegensatz zu den Hirnstammpotentialen sind die Hirnrindenpotentiale von der Vigilanz – dem Wachheitsgrad des Untersuchten – abhängig, denn sie sind nur beim wachen Menschen nachweisbar. Gleichzeitig darf das untersuchte Kind aber motorisch nicht zu unruhig sein. Ist dies dennoch der Fall, dann können Potentiale, hervorgerufen von Muskelaktivität, die akustischen Potentiale überlagern.

Besonders bei Kindern ist diese Mischung von ausreichender Wachheit und genügender Ruhe oft nur schwer zu erreichen und selten über längere Zeit beizubehalten. Häufig ist man erfolgreich, wenn man dem Kind ein Video ohne Ton vorspielt und in dieser »Video-Sedierung« das notwendige Wach-Ruhe-Verhältnis erzielt. Bei Kindern muß zuweilen auch akzeptiert werden, daß das Untersuchungsergebnis nur mit Hilfe mehrerer Sitzungen zu erreichen ist. Nur wenigen Untersuchern ist es darüberhinaus möglich, die Angst der Kinder vor den fremden technischen Hilfsmitteln wie Elektroden und Kopfhörern zu nehmen, ihre Kooperation zu erreichen und zu bewahren. Hierfür sind viel Geduld, Zeit und Einfühlungsvermögen sowie eine auch visuell reizarme Umgebung notwendig. Wahrscheinlich ist dies der Grund dafür, daß diese Untersuchungsmethode trotz des Vorteils der frequenzspezifischen Schwellenbestimmung nur in wenigen Institutionen routinemäßig eingesetzt wird.

Die Hirnrindenpotentiale treten erst 300 bis 500 Millisekunden nach dem Schallreiz auf. Um sie im Störgeräusch des normalen Elektroencephalogramms erkennen zu können, reicht meist eine wesentlich geringere Anzahl von Mittelungen aus (etwa 30 bis 50). Das Hirnrindenpotential besteht nicht aus einem Potentialmuster mehrerer Maxima und Minima wie die Hirnstammpotentiale. Typischerweise folgt auf eine negative Auslenkung eine deutliche positive Welle.

Da die Hirnrindenpotentiale nur am wachen Kind abgeleitet werden können, ist das Störgeräusch automatisch größer als bei der Messung der Hirnstammpotentiale am schlafenden oder sedierten Kind. Dadurch sind die Hirnrindenpotentiale beim Normalhörenden aus meßtechnischen Gründen nicht bis zur Hörschwelle nachweisbar, sondern nur solange, bis sie im Störgeräusch verschwinden. Dies ist etwa bei einem Pegel von 30 dB HL der Fall. Geringgradige Schwerhörigkeiten mit einem Hörverlust von weniger als 30 dB lassen sich somit mit dieser Methode nicht nachweisen.

Bei der Auswertung der Hirnrindenpotentiale muß außerdem unbedingt bedacht werden, daß sich trotz normalen peripheren Gehörs bei

- Synchronisationsstörungen,
- Reifestörungen der Hörbahn,
- einer Großzahl von neurologischen Störungen und bei
- ungenügendem Wachheitsgrad des Untersuchten

keine Potentiale nachweisen lassen.

Gerade bei Reifestörungen oder Mehrfachbehinderungen können deshalb sowohl die subjektiven Hörtests als auch die Hirnrindenpotentiale auf eine Störung hinweisen, obwohl Mittel- und Innenohr normal funktionstüchtig sind.

Tatsächlich liegt bei diesen Kindern natürlich auch eine Hörstörung vor. Diese hat ihren Ursprung jedoch nicht im peripheren, sondern im zentralen Gehör. Bei diesen Kindern muß im Falle einer Versorgung mit Hörgeräten – die als entwicklungsbegleitende Hörgeräteversorgung und als durchaus hilfreich zu betrachten ist – unbedingt auf eine ausreichende Lautstärkebegrenzung (Peak Clipping) der Hörgeräte geachtet werden.

Dieses Kapitel über objektive Hörprüfverfahren möchte ich mit einem Zitat von Prof. Dr. Peter BIESALSKI abschließen. In einem Zeitschriftenbeitrag über »Die 'leichte' Diagnose mit dem Rechner« schreibt er u.a.:

> »Kinderaudiometrie ist zumeist ein mühsames, viel Geduld und Erfahrung erforderndes Geschäft:
> Kinderaudiometrie ist nicht allein der Einsatz von komplizierter Elektronik, sondern – in Kenntnis des Entwicklungsstandes eines Kindes – der geduldige Versuch, in kleinen Schritten die wahre Diagnose zu ermitteln.« (1985, 63-64)

6. Die Sprachaudiometrie

Projiziert man die tonaudiometrischen Schwellenkurven eines hörgeschädigten Kindes in das in der Abbildung 50 wiedergegebene Sprachfeld, erhält man eine ungefähre Vorstellung davon, was das Kind unter günstigen Umständen mit der ihm verbliebenen Hörfähigkeit noch an Sprachlauten wahrnehmen kann. Es sind dies die Laute, die unterhalb seiner Hörschwelle bzw. im Falle einer bereits erfolgten apparativen Versorgung unterhalb seiner Aufblähkurve liegen. Mehr als eine grobe Aussage ist auf dieser Basis allerdings nicht möglich, da in der fließenden Sprache Übergangsklänge vorkommen und Wörter, wie Friedrich KAINZ (1954) sagt,

> »keine akustische Undverbindung, sondern eine phonetische Prägnanzgestalt«

darstellen. Da somit ein Rückschließen vom Schwellengehör für reine Töne zum überschwelligen Gehör für Sprache nicht ohne weiteres möglich ist, bedarf es besonderer Sprachhörprüfungen, um das Hörvermögen für Sprache beurteilen zu können. Die verschiedenen hierfür von der Audiologie entwickelten Prüfverfahren werden als Sprachaudiometrie bezeichnet.

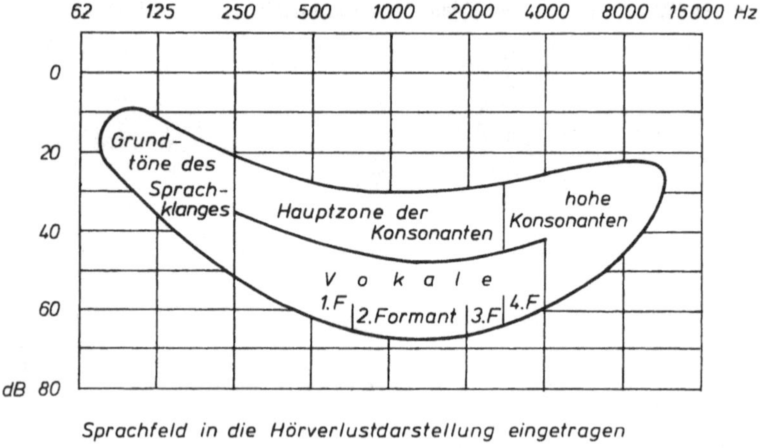

Abb. 50: Schematisierte Darstellung der Lage der Vokale und Konsonanten im Sprachfeld

Die Sprachaudiometrie versteht sich als eine standardisierte Methode, um das Gehör für Sprache zu prüfen, wobei das Prüfmaterial zur Einhaltung konstanter Reizparameter von einem Tonträger über Kopfhörer oder Lautsprecher dargeboten wird. Auf diese Weise werden die Fehlerquellen der früher einmal üblich gewesenen Sprachabstandsprüfung vermieden, nämlich wechselnder Sprecher, verschiedenes Testmaterial, unterschiedliche Raumakustik und Einwirkung von Störschall.

Bei der sprachaudiometrischen Untersuchung werden zwei verschiedene Prüfungen vorgenommen: es wird 1. der Hörverlust für Sprache und 2. der Diskriminationsverlust für Sprache bestimmt. Somit gehört auch die Sprachaudiometrie zu der großen Gruppe der als Bestimmungsuntersuchungen bezeichneten Hörprüfverfahren.

Nach Karl-Heinz HAHLBROCK (1970) soll der Hörverlust für Sprache

> »das Schwellengehör, also den Sprachpegel auffinden, der gerade notwendig ist, um die primitivsten Wörter ... wiederzugeben.«

Als Hörverlust für Sprache gilt dabei der Dezibelwert,

> »der zwischen dem gemittelten 50 %-Punkt Normalhörender und dem individuellen pathologischen Wert liegt.«

50 %-Punkt ist die Lautstärke, bei der 50 % der dargebotenen Spracheinheiten richtig wiedergegeben werden. Im Gegensatz dazu will die Bestimmung des Diskriminationsverlustes das Unterscheidungsvermögen des Ohres prüfen. Der Diskriminationsverlust gibt den Prozentsatz der Wörter an, den der Schwerhörige unter dem für ihn optimalen Schallpegel nicht richtig verstehen kann, Die Differenz zwischen dem Diskriminationsverlust und 100 % ergibt den Wert der Verständlichkeit.

Da die Sprachaudiometrie noch weit mehr als die Tonaudiometrie auf die Mitarbeit des Prüflings angewiesen ist, gehen in die mit ihr gewonnenen Prüfergebnisse viele persönlich bedingte Faktoren wie z.B. physische und psychische Verfassung, Konzentration, Interesse, Gewissenhaftigkeit und Ermüdung ein.

Dem Otologen sind sprachaudiometrische Befunde von Jugendlichen und Erwachsenen eine wichtige diagnostische Hilfe. Gibt ihm die tonaudiometrische Schwellenkurve Auskunft über das Ausmaß der Hörstörung und die Leistungsfähigkeit des Innenohres, so dient das Sprachaudiogramm zur Verfeinerung der Diagnose. So vermag es u.a. Anhaltspunkte für die Versorgung mit Hörgeräten zu geben. Den Pädaudiologen und den Hörgeschädigtenpädagogen interessieren ferner die dem hörgeschädigten Kind verbliebene Dynamikbreite, worunter man den Bereich zwischen der Hörschwelle und der Unbehaglichkeitsgrenze versteht. Die Dynamikbreite ist bei fast allen hörgeschädigten Kindern eingeengt. Während nämlich ihre Hörschwelle angehoben ist, liegt ihre Unbehaglichkeitsgrenze meist an derselben Stelle wie bei Normalhörenden. Mit der Dynamikbreite des Gehörs steht auch der bereits erwähnte Lautheitsausgleich in Verbindung. So zeigt sich bei Recruitment-Schwerhörigen im Sprachaudiogramm oft ein Diskriminationsverlust, der sich mit steigender Lautstärke nicht verringert, sondern weiter erhöht.

Das Anliegen des Hör-Spracherziehers, zuweilen auch als Audiopädagoge oder Hör-Sprach-Therapeut bezeichnet, muß es sein, die dem hörgeschädigten Kind noch verbliebene Hörfähigkeit durch konsequenten Einsatz der ihm verordneten apparativen Hilfen so zu fördern, daß die durch die Hörschädigung eingetretene Kommunikationsbarriere weitgehend überwunden wird. Dieses Ziel wird vor allem durch eine zielstrebig betriebene Hör-Spracherziehung, auch auditiv-verbale Therapie genannt, erreicht. Für die von ihm durchzuführenden Maßnahmen benötigt der Pädagoge bzw. Therapeut in regelmäßigen Zeitabständen Auskünfte über das Sprachhörvermögen und den Sprachentwicklungsstand jedes von ihm betreuten Kindes. Während das Tonaudiogramm in seinen Aussagen, vielleicht von der frühen Kindheit abgesehen, im allgemeinen konstant bleibt (Ausnahmen sind Fälle von progredienter Hörschädigung), zeigt das Sprachaudiogramm die in der Hör-Spracherziehung erreichten Fortschritte auf. Ihm kommt daher aus pädagogischer Sicht eine weitaus größere Bedeutung zu als dem Tonaudiogramm.

Bei der Interpretation sprachaudiometrischer Befunde werden sowohl der klinische als auch der pädagogische Audiologe aber auch bedenken, daß der Diskriminationsverlust – etwa für die Hörgeräteauswahl – nur eine begrenzte Aussagekraft besitzt, weil nämlich

- bei der traditionellen Sprachaudiometrie nur die auditive Sprachperzeption geprüft wird, andere Kanäle der Sprachaufnahme, z.B. das Absehen, dagegen unberücksichtigt bleiben;
- das Testmaterial nicht in einem Sinnzusammenhang steht, wenn es sich z.B. um Einsilber handelt;
- Störgeräusche bei der Sprachwahrnehmung bewußt ausgeschaltet werden, und somit unter wirklichkeitsfremden Bedingungen geprüft wird;
- Sprachaudiometer im allgemeinen alle Frequenzen gleichmäßig verstärken, also nicht, wie z.B. bei Hörgeräten üblich, eine Frequenzgangkorrektur vorgenommen wird;
- nicht nur Erwachsenen, sondern in noch stärkerem Umfang Kindern manche der ihnen bei sprachaudiometrischen Untersuchungen angebotenen Testwörter ungeläufig sind.

6.1 Forderungen an das Testmaterial

Für das Testmaterial, das bei der Prüfung des Sprachgehörs Verwendung findet, hält Karl-Heinz HAHLBROCK (1970) die weitgehende Erfüllung folgender Forderungen für notwendig:

Sinnhaftigkeit: Die Prüfung soll nicht mit sinnlosen Silben oder Wörtern erfolgen. Sinnvolle Wörter kommen der Alltagssituation näher, denn zum Verstehen eines bestimmten Wortes muß im Gegensatz zu sinnlosen Silben oder Wörtern nicht jeder einzelne Laut erkannt werden, um das Wort zu verstehen.

Allgemeinverständlichkeit und Gebräuchlichkeit: Mit der Berücksichtigung dieser Forderung sollen Faktoren wie unterschiedliche Bildung, Größe des individuellen Wortschatzes, soziales Milieu usw. ausgeschaltet werden. Dieser Forderung kommt aber auch angesichts der von LIBERMAN (1962) aufgestellten Motor-Theorie der Sprachwahrnehmnung eine hohe Bedeutung zu. Diese Motor-Theorie besagt,

> »daß beim Hören von Sprache die Tendenz ausgelöst wird, die gehörten Sprachlaute selbst zu produzieren. Das Wahrnehmungsgeschehen wird also durch die artikulatorischen Vorgänge, die zur Produktion eines sprachlichen Stimulus notwendig sind, mitbestimmt. Der Hörer wiederholt andeutungsweise die Artikulation des Sprechers. Diese stumme Andeutung der artikulatorischen Innervation und Bewegungen vermag die Wahrnehmung zu stützen« (BRAUN 1969),

bekommt doch der Prüfling, und das gilt in gleicher Weise für Erwachsene wie für Kinder, durch die Rückempfindung der Artikulation, sei diese nur latent oder deutlich nachvollzogen, Gliederungshilfen für den nicht immer prägnanten Höreindruck.

Homogenität: Die Forderung nach Allgemeinverständlichkeit und Gebräuchlichkeit impliziert die Forderung nach Homogenität. Wenn alle Wörter bei der gleichen Lautstärke gleich gut verstanden werden sollen, müssen sie für den Prüfling den gleichen Bekanntheitsgrad haben. Dies ist am ehesten gewährleistet, wenn nur eine Wortart Verwendung findet.

Keine zu großen Vereinfachungen: Diese Forderung gilt nur für das Testmaterial, mit dem der Diskriminationsverlust für Sprache ermittelt wird, nicht dagegen für das Testmaterial zur Ermittlung des Hörverlustes für Sprache. Größere Vereinfachungen wären z.B. bei zusammengesetzten Hauptwörtern wie »Eisenbahn«, »Bauernhof«, »Sportplatz«, »Schwimmbad« usw. gegeben.

Phonetische Ausgewogenheit: Um die bei verschiedener Lautstärke gefundenen Werte für die Verständlichkeit bzw. den Diskriminationsverlust miteinander vergleichen zu können, sollen die einzelnen Testreihen phonetisch ausgewogen sein.

Vorkommen der Laute im gleichen Verhältnis wie in der fließenden Sprache: Soll eine möglichst wirklichkeitsgetreue Aussage über die auditive Sprachauffassung gemacht werden, muß das für die Untersuchung verwendete Testmaterial die in der deutschen Sprache vorkommenden Laute möglichst in derselben Zusammensetzung aufweisen, wie dies in der Umgangssprache der Fall ist.

Möglichst geringe Anzahl von Prüfwörtern: Damit eine sprachaudiometrische Untersuchung zügig und ohne Überbeanspruchung der Konzentration des Prüflings vonstatten gehen kann, sollte eine möglichst kurze Prüfdauer angestrebt werden.

6.2 Der Freiburger Hörtest für Sprache

Im deutschsprachigen Mitteleuropa ist der von Karl-Heinz HAHLBROCK vorgelegte »Freiburger Hörtest für Sprache« am weitesten verbreitet. Er umfaßt einen Zahlentest, mit dem der Hörverlust für Sprache, und einen Sprachverständnistest, mit dem der Diskriminationsverlust bestimmt wird.

Der Zahlentest: Dieser Test setzt sich aus den Zahlen 13 bis 99 zusammen. Diese sind in 10 Gruppen zu je 10 Zahlen so zusammengestellt, daß die einzelnen Gruppen phonetisch weitgehend gleich sind, wobei allerdings festzuhalten ist, daß dieser Test, wie MEIER (1967) nachgewiesen hat, nicht einmal die Hälfte der in der deutschen Sprache vorkommenden Laute enthält. Dank ihres hohen Grades an Redundanz sind die Zahlen leicht zu identifizieren. So genügt, wie aus der Abbildung 51 zu ersehen ist, ein Anheben der Lautstärke von nur etwa 10 bis 15 dB, um das Verstehen von Zahlen von 10 % auf 90 % zu steigern.

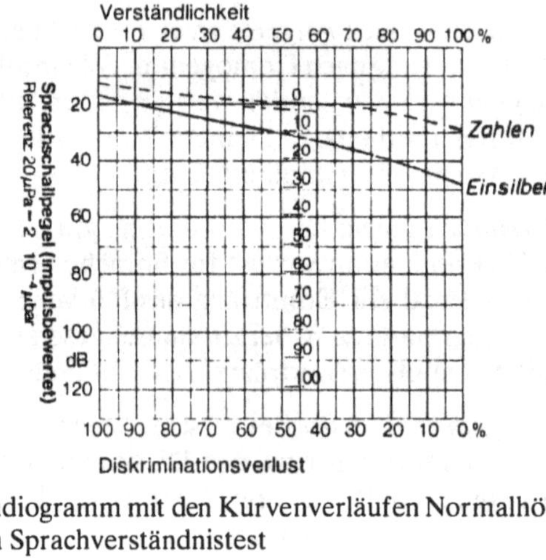

Abb. 51: Sprachaudiogramm mit den Kurvenverläufen Normalhörender beim Zahlen- und beim Sprachverständnistest

Der Sprachverständnistest: Zu diesem Test gehören 20 Wortreihen mit jeweils 20 Testwörtern. Jede Gruppe ist nach phonetischen Gesichtspunkten lautlich gleich zusammengestellt. Eine repräsentative Wiedergabe der in der deutschen Sprache vorkommenden Sprachlaute ließ sich allerdings nur bedingt erfüllen, da sie Wortreihen mit 50 Wörtern erfordert hätte. HAHLBROCK hat deshalb einen Kompromiß geschlossen und die über 50 Laute der deutschen Sprache zu 20 zusammengefaßt. Kriterium für das Zusammenfassen der Laute war dabei die ähnliche Lage der Hauptformanten. Durch die Reduktion der Lautanzahl war es möglich, den Gesichtspunkt der gleichen lautlichen Zusammensetzung einer jeden Testreihe einzuhalten.

Bei dem Wortmaterial des Sprachverständnistests handelt es sich um einsilbige Hauptwörter. Da diese eine geringe Redundanz aufweisen, können sie nur dann richtig verstanden und wiedergegeben werden, wenn sie vollständig erfaßt werden. Das zeigt auch der im Gegensatz zum Zahlentest flachere Kurzverlauf. Um bei Normalhörenden das Verstehen von 10 % auf 90 % zu erhöhen, bedarf es einer durchschnittlichen Lautstärkesteigerung von 25 dB.

Bezugsnachweis: Der Freiburger Sprachtest ist auf folgender CD aufgespielt »WESTRA CD Nr.1: Freiburger Sprachtest. Inhalt: Freiburger Zahlen- und Wörtertest für Gehörprüfung mit Sprache nach DIN 45621 und 45626 in verbesserter Neuaufsprache von 1976 in phonetisch ausgewogener Gruppenzusammenstellung« und kann von folgender Firma bezogen werden: WESTRA Electronic, Wertingen.

6.3 Sprachaudiometrie bei Kindern

Da sprachaudiometrische Untersuchungen das Verstehen von Lautsprache voraussetzen, ergeben sich bei ihrer Anwendung bei Kindern im allgemeinen und bei hörgeschädigten Kindern im besonderen weitaus größere Schwierigkeiten als bei Erwachsenen. Es hängt von individuell so unterschiedlichen Parametern wie Alter, Intelligenz, soziales Milieu, Art, Grad, Umfang und Zeitpunkt des Eintritts der Hörschädigung, Qualität und Quantität der erhaltenen Hör-Spracherziehung usw. ab, wie weit die Sprachentwicklung eines hörgeschädigten Kindes fortgeschritten ist. Diese hat wiederum einen Einfluß darauf, wie weit seine Artikulationsmotorik geschult ist und in welchem Umfang es über die semantischen Bekanntheitsgrade verfügt,

> »durch die sprachliche Reize trotz der unzulänglichen Reizvermittlung noch identifiziert werden können« (BRAUN 1969).

Daß darüber hinaus gerade bei Kindern Faktoren wie Ermüdbarkeit, Konzentrationsfähigkeit, physische und psychische Verfassung sowie Bereitschaft zur Kooperation nicht gering zu veranschlagen sind, bedarf keiner Erklärung. Es darf daher nicht verwundern, daß Kinder nicht mit den für Erwachsene entwickelten Verfahren der Sprachaudiometrie untersucht werden können, entspricht doch ihr Sprachentwicklungsstand im allgemeinen noch nicht dem dabei zum Einsatz gelangenden Wortmaterial. Darum war es notwendig, für Kinder modifizierte, d.h. ihrem Sprachstand entsprechende Verfahren zu entwickeln.

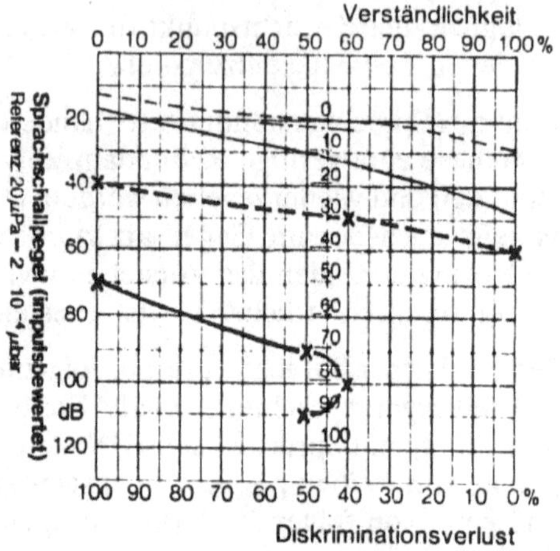

Abb. 52: Sprachaudiogramm mit einem Diskriminationsverlust von 40 % auf dem linken Ohr

So wurden u.a. bereits in den fünfziger und sechziger Jahren von folgenden Autoren Kindersprachtests vorgelegt: JACOBI (1954), DIETZEL (1956), BECKMANN (1957), SCHILLING (1958), HOF und TREMMEL (1959), KÖNIG (1966) und ALBRECHT (1967, 1973). Von diesen Tests wird heute sehr wahrscheinlich nur noch der von König verwendet. Da er jedoch für Kinder der deutschsprachigen Schweiz entwickelt worden ist, ist sein Einsatz regional begrenzt. Es wird darum hier auf ihn nicht näher eingegangen. Dagegen sollen die Verfahren vorgestellt werden, die heute bei der Sprachaudiometrie von Kindern bevorzugt zum Einsatz gelangen. Es sind dies der Mainzer Kindersprachtest, der Göttinger Kindersprachverständnistest, die Heidelberger CVC-Audiometrie und der am Cochlear Implant Centrum in Hannover entwickelte Sprachtest.

6.3.1 Der Mainzer Kindersprachtest

Der Mainzer Kindersprachtest versteht sich als Sprachaudiometrie im Vorschulalter und wurde von Peter BIESALSKI (1974) und seinen Mitarbeitern entwickelt. Er besteht aus drei Subtests, die sich einerseits durch die Zahl der in ihnen vorkommenden Wörter und andererseits durch zunehmende phonetische Schwierigkeit unterscheiden. So setzen sich die 50 Testwörter der Sprachtests I aus nur 10 ein- und zweisilbigen Wörtern zusammen, die in fünf Gruppen angeordnet sind. Die 50 Testwörter des Sprachtests II umfassen insgesamt 25 und die des Sprachtests III 50 verschiedene Wörter. Sprachtest I ist für normalhörende Kinder im Alter von vier, Sprachtest II von etwa fünf und Sprachtest III von etwa sechs Jahren vorgesehen. Bei schwerhörigen Kindern können sich die angegebenen Alternsnormen je nach Sprachentwicklungsstand gegebenenfalls um ein bis zwei Jahre oder mehr verschieben.

Da manche schwerhörigen Kinder im Vorschul- und im Schuleintrittsalter zuweilen ein von ihnen richtig verstandenes Testwort sprechtechnisch noch nicht so wiedergeben können, daß es vom Prüfer eindeutig verstanden wird, sind dem Mainzer Kindersprachtest Bildserien beigegeben. Kinder mit Sprechschwierigkeiten können dann das von ihnen verstandene Wort durch Ablegen eines Kärtchens bzw. durch Zeigen auf das diesem entsprechende Bild benennen.

Obwohl BIESALSKI den Mainzer Kindersprachtest als Sprachaudiometrie im Vorschulalter bezeichnet, versteht er ihn dennoch nicht im strengen Wortsinn als sprachaudiometrischen Test. Er betrachtet ihn vor allem als Hilfsmittel für die Auswahl, Anpassung und Einstellung von individuellen Hörgeräten.

CHILLA, GABRIEL u.a. (1976) weisen darauf hin, daß die Praxis des Mainzer Kindersprachtests, bei der das Kind jeweils 10 Bilder vorgelegt bekommt, die es dann beim Hören des dazugehörigen Testwortes, ähnlich wie bei einem Bilderlotto, eines nach dem anderen auf eine Bildtafel legen soll, zwei Nachteile aufweist. So sei es einerseits für ein Vorschulkind nicht immer leicht, 20 Bilder gleichzeitig zu übersehen. Andererseits werden die Auswahlmöglichkeiten mit zunehmender Testdauer immer geringer und somit der Test immer leichter.

Bezugsnachweis: Der Mainzer Kindersprachtest, bestehend aus der WESTRA CD Nr. 4 (Kinderaudiometrie-CD), Plastik-Box, Bildkarten, Bildtafeln, Testband, einem Block Formblätter und Anleitung zur Durchführung kann von der Firma WESTRA Electronic, Wertingen, bezogen werden.

6.3.2 Der Göttinger Kindersprachverständnistest

Strenge sprachwissenschaftliche und phonetische Maßstäbe haben CHILLA und seine Mitarbeiter (1976) für die Entwicklung des Göttinger Kindersprachverständnistests I für das Kindergartenkind (drei bis vier Jahre) und GABRIEL und seine Mitarbeiter (1976) für die Entwicklung des Göttinger Kindersprachverständnistests II für das Vorschulkind (fünf bis sechs Jahre) anzulegen versucht. Bei den Testwörtern beider Tests handelt es sich um einsilbige Substantive mit einfachem Begriffsinhalt, die größtenteils aus dem Freiburger Sprachverständnistest von HAHLBROCK entnommen sind und sich bildlich gut darstellen lassen. Beide Tests verstehen sich, ähnlich wie der Mainzer Kindersprachtest, als Sprach-Bild-Tests. Für jedes Testwort wird dem Kind ein Blatt mit vier Bildern unterschiedlicher Begriffsinhalte angeboten. Dabei handelt es sich immer um vier Begriffe mit gleichem Vokal (z.B. Uhr, Schuh, Kuh, Bus). Dadurch soll das Erkennen eines Testwortes allein aufgrund eines Vokals verhindert werden.

Da beide Sprachverständnistests als Sprach-Bild-Tests entwickelt worden sind, lassen sie sich weitgehend unabhängig vom aktiven Wortschatz eines Kindes und von der Verständlichkeit seines Sprechens einsetzen. Der Hauptunterschied zwischen Test I und II besteht in den Anforderungen an den Wortschatz der Kinder. Während der Test I aus 20 Wörtern besteht, die sich in 10 Testreihen zu je 10 Testwörtern wiederholen, besteht der Test II aus 100 verschiedenen Einsilbern.

Sprach-Bild-Tests erweisen sich vor allem bei Kindern mit noch unverständlicher Aussprache als vorteilhaft. Ein Nachteil ist, daß sie, und das gilt in besonderem Maße für den Göttinger Test, ohne Mithilfe eines Assistenten, dem das Umblättern der vor dem Kind liegenden Bildbogen obliegt, kaum durchgeführt werden können. Und auch hierauf sei hingewiesen: die Ergebnisse können selbst bei Verwendung derselben Testreihen bei einem Kind sehr unterschiedlich ausfallen, wenn dieses einmal mit Bildvorlagen und einmal ohne Bildvorlagen geprüft wird. Manche hörgeschädigte Kinder zeigen ohne Bildvorlagen sogar bessere Ergebnisse als mit Bildvorlagen, bei anderen ist es gerade umgekehrt. Peter BILLICH macht aufgrund dieser gemeinsam mit einem der Verfasser dieses Buches gemachten Erfahrungen darauf aufmerksam,

> »daß bei Vorgabe von vier Auswahlantworten semantische Distraktoren auftreten, die bei hörgeschädigten Kindern Erwartungswahrscheinlichkeiten setzen können, die der Hörleistung entgegenstehen« (1981).

Bezugsnachweis: Der Göttinger Kindersprachverständnistest ist auf der WESTRA CD Nr. 4 (Kinderaudiometrie-CD) aufgespielt und kann von der Firma WESTRA Electronic, Wertingen, bezogen werden. Er soll nach Mitteilung von Dr. GABRIEL aber auch über die Firma DORN GmbH in Hamburg erhältlich sein.

6.3.3 Die Heidelberger CVC-Audiometrie

Die Heidelberger CVC-Audiometrie, von Peter BILLICH (1981) auf Anregung des Phonetikers Martin KLOSTER-JENSEN zur Ergänzung bereits vorhandener sprachaudiometrischer Verfahren entwickelt und erprobt, ist für den Einsatz bei hörgeschädigten Kindern im Grund- und Hauptschulalter gedacht. Die Bezeichnung CVC wurde aus dem Englischen übernommen und besagt, daß ausschließlich einsilbige Prüfwörter vom Typ Konsonant-Vokal-Konsonant Verwendung gefunden haben. Da derartige Wörter in der deutschen Sprache sehr selten sind, bereitete die Zusammenstellung des Wortmaterials große Schwierigkeiten. Eine weitere Besonderheit der Heidelberger CVC-Audiometrie ist darin zu sehen, daß sie die beim Zusammentreffen von Sprachlauten auftretenden Übergangserscheinungen beachtet. Jede Prüfreihe enthält vergleichbare Lautverbindungen, bei denen das Phänomen der Formantabbiegung berücksichtigt worden ist. Ferner arbeitet die Heidelberger CVC-Audiometrie wie auch andere Verfahren der Sprachaudiometrie nach dem Prinzip von Hören und Nachsprechen. Sie erfaßt aber im Gegensatz zu allen anderen Verfahren auch Diskriminationsleistungen, die nur teilweise richtig sind. Mit anderen Worten: an Stelle der sonst üblichen Ganzwortbewertung erfolgt eine Phonembewertung. Hierfür hat BILLICH eine enge und eine weite Wertung auf Phonembasis vorgesehen. Beide Bewertungsmaßstäbe führen zu vergleichbaren Ergebnissen. Für junge Kinder ist die weite Wertung vorzuziehen, während die Wahrnehmungsleistungen älterer Kinder nach der engen Wertung beurteilt werden. So gibt es für jedes völlig richtig ausgesprochene Wort bei der engen Wertung drei Punkte. Werden nur zwei Phoneme richtig wiederholt, gibt es zwei Punkte. Für nur einen richtig ausgesprochenen Phonem erhält das Kind immerhin noch einen Punkt.

		labial	*alveolar*	*postalv.*	*palatal*
Vokale F_2 hoch	Plos.	PENG	TISCH		WEG
	Nas. Lat.	MEER	SEIL		PENG
	Frik.	WEG	SEIL	TISCH	MEER
Vokale F_2 tief	Plos.	BOOT	BOOT		GONG
	Nas. Lat.	SCHAUM	LAUF		GONG
	Frik.	LAUF	RAUS	SCHAUM	RAUS

Abb. 53: Beispiel für den Aufbau der Prüfreihen der Heidelberger CVC-Audiometrie

Dank dieser Art der Bewertung war es zu vertreten, auch einige weniger bekannte CVC-Testwörter in die Prüfreihen aufzunehmen, denn auch dann, wenn ein Kind ein solches Wort nicht völlig richtig erfaßt hat und darum nur teilweise richtig wiedergeben kann, erhält es dafür noch einen oder zwei Punkte.

Obgleich diese Art der quantitativen Auswertung bereits mehr Informationen als die einfache Richtig-Falsch-Beurteilung nach der Ganzwort-Bewertungsmethode anbietet, erlaubt die CVC-Audiometrie auch noch eine qualitative Auswertung nach der von Martin KLOSTER-JENSEN (1978) entwickelten SNA-sAm-Methode, die vor allem für die logopädische Praxis wichtige therapeutische Hinweise vermittelt. Darum aber kommt der CVC-Audiometrie nicht nur für die Beurteilung hörgeschädigter Kinder im Schulalter eine hohe Bedeutung zu. Sie ist ein Verfahren, das sich auch für die Beurteilung der Sprachwahrnehmungsleistungen sprachbehinderter Kinder im allgemeinen und von Kindern mit auditiver Diskriminationsstörung im besonderen empfiehlt.

Durch die Möglichkeit der Erfassung von Teildiskriminationsleistungen und deren quantitativer und qualitativer Auswertung unterscheidet sich die CVC-Audiometrie von allen anderen sprachaudiometrischen Verfahren. Trotz dieser Sonderstellung versteht sie sich nur als ein ergänzendes Verfahren. Sie soll darum niemals allein als Grundlage für die sprachaudiometrische Beurteilung hörgeschädigter Kinder dienen, sondern immer nur in Verbindung mit anderen Verfahren, etwa dem Göttinger oder Freiburger Sprachverständnistest, eingesetzt werden.

Informationen über die Bezugsmöglichkeiten des CVC-Testmaterials können bei folgender Stelle erfragt werden:

Oberstudienrat Peter BILLICH,
Pädagogische Hochschule Heidelberg,
Fachbereich Sonderpädagogik,
Zeppelinstraße 3, 69121 Heidelberg.

Ein weiterer, bei Kindern allerdings noch wenig erprobter Sprachtest, der nicht das sinngemäße Verstehen eines Wortes verlangt, sondern sich mit dem phonetischen Erfassen einer dargebotenen Silbe begnügt, ist der Reimtest nach SOTSCHEK.

Schließlich sei an dieser Stelle noch der dichotische Sprachtest für Kinder nach UTTENWEILER genannt. Er dient zum Aufspüren zentraler und retrocochleärer Hörstörungen.

6.3.4 Der Hannoversche Sprachtest

Dieser Test wurde am Cochlear Implant Centrum Hannover von dem Hörgeschädigtenpädagogen Bodo BERTRAM unter Mitarbeit von Dipl. Ing. V. MEYER entwickelt und dient dazu, die auditiven Fähigkeiten der gehörlos gewesenen und dann mit einem Cochlear Implantat versorgten Kinder zu dokumentieren. Mit Hilfe dieses Hannover-Hörtests lassen sich die unterschiedlichen Stufen der auditiven Perzeption objektivieren. So überprüft der von BERTRAM vorgelegte Test das Entdecken von Geräuschen und Sprachlauten, die Diskrimination von Silben, die Identifikation von Wort- und Satzmaterial sowie das offene Sprachverstehen von Wörtern und Sätzen. Schließlich kann auch das Sprachverständnis und die Sprachproduktion des Prüflings anhand von Satzmaterial erfaßt werden.

Da mit dem Hannover-Hörtest Kinder unterschiedlicher Alterstufen geprüft werden sollen, sind seine insgesamt 11 Subtests in ihrem Schwierigkeitsgrad den zu erwartenden Fähigkeiten in der auditiven Perzeption und in der expressiven Sprache angepaßt. Und da es bei der Zusammenstellung des Testmaterials vor allem darum ging, Wörter und Sätze zu finden, die dem Vorstellungsvermögen von Kindern unterschiedlichen Alters entsprechen, wurde auf eine phonetische Ausgewogenheit verzichtet.

Die Subtests 1 bis 9 gelangen rein auditiv, d.h. ohne die Möglichkeit des Absehens, zum Einsatz. Für die Subtests 2 bis 6, die »closed set tests« sind, steht dem Prüfling unterstützendes Bildmaterial zur Verfügung. Die Subtests 7 bis 9 sind dagegen »open set tests« und werden ohne Bildmaterial durchgeführt. Anders ist die Vorgehensweise bei den Subtests 10 und 11. Ihre Darbietung erfolgt auditiv-visuell.

Für die praktische Handhabung des Tests, die übrigens »live-voice« erfolgt, da sich eine Darbietung über Kassette oder Diskette nach den Erfahrungen von BERTRAM für Kinder als wenig motivierend erweist, liegt eine Handreichung vor, die auch das farbige Bildmaterial und die Testformulare beinhaltet.

Bisher liegen noch keine Veröffentlichungen über die Brauchbarkeit des von Bodo BERTRAM vorgelegten Testmaterials vor. Es darf jedoch angenommen werden, daß sich dieses nicht nur für prä- und postoperative Untersuchungen bei Cochlear Implantat Kindern, sondern auch für die regelmäßige Überprüfung der Fortschritte eignet, die in der Hörerziehung bei nicht mit einem Cochlear Implantat versorgten hochgradig schwerhörigen und resthörigen Kinder erzielt werden.

Bezugnachweis: Der »Hannover-Hörtest« von Bodo BERTRAM ist im Cochlear Implant Centrum, Neue-Land-Straße 57, 30655 Hannover entwickelt worden und kann vorerst nur dort bestellt werden.

6.3.5 Bisherige Erfahrungen

Die im Laufe der vergangenen 25 Jahre bei sprachaudiometrischen Untersuchungen einer großen Zahl von hörgeschädigten Kindern gewonnenen Erfahrungen lassen folgende Bewertung der in diesem Kapitel erwähnten sprachaudiometrischen Verfahren zu:

Freiburger Zahlentest: Bei fast allen damit untersuchten Kindern ließ sich im allgemeinen spätestens vom 2. Schuljahr an aufwärts mit diesem Test der Hörverlust für Sprache schnell und zuverlässig ermitteln. Hier fand sich die von Alfred BRAUN (1969) mitgeteilte Erfahrung bestätigt, daß selbst Kinder mit einer an Taubheit grenzenden hochgradigen Schwerhörigkeit in der Sprachaudiometrie bei der Prüfung mit zweistelligen Zahlen erstaunlich gute Ergebnisse zeigen. Bei mehr als zwei Drittel der untersuchten Kinder war es zudem möglich, von ihrem mittleren Hörverlust durch Addition von 15/20 dB auf den voraussichtlichen Wert für 50 % Zahlenverständnis und damit auf den bei ihnen vorliegenden Hörverlust für Sprache zu schließen. Bei den Kindern, bei denen sich diese Vorabschätzung nicht als zutreffend erwies, handelte es sich entweder um Kinder, die bei der Tonaudiometrie noch stark überschwellig reagiert hatten, oder um Kinder mit noch verhältnismäßig gutem Hörvermögen im Frequenzbereich unterhalb von 500 Hz, das bei der Berechnung des mittleren Hörverlustes in der Regel unberücksichtigt bleibt.

Freiburger Sprachverständnistest: Es ist keinesfalls so, daß dieser Test für hörgeschädigte Kinder völlig ungeeignet ist. Sprachlich gut geförderte hörgeschädigte Kinder, selbst solche mit einer hochgradigen Schwerhörigkeit, können bei diesem Test im Alter von zehn und mehr Jahren zuweilen ein Wortverständnis von mehr als 50 % erreichen. Wenn man weiß, daß 50 % Wortverständnis mit ungefähr 95 % Satzverständnis gleichzusetzen ist, haben derartige Ergebnisse eine nicht geringe Aussagekraft. Dennoch bleibt festzuhalten, daß das in diesem Test benützte Wortmaterial bei hochgradig schwerhörigen Kindern vielfach erst gegen Ende der Hauptschulzeit in vollem Umfang bekannt ist. Daß dabei aber auch erhebliche Unterschiede zwischen den einzelnen Wortreihen bestehen, wurde von BANGERT (1980) mit einer homogenen Gruppe von schwerhörigen Probanden nachgewiesen. Er hat alle 20 Testreihen mit einer für jede Versuchsperson optimalen und dann gleichbleibenden Intensität angeboten. Darum empfiehlt BANGERT, die außerhalb des Vertrauensbereiches plus/minus 1 Sigma liegenden Testreihen 3, 5, 9, 12, 13, 14, 15 und 20 nicht mehr zu verwenden.

Mainzer Kindersprachtest: Dieser Test eignet sich für die hochgradig schwerhörigen Kinder, denen eine gute frühkindliche Hör-Spracherziehung zuteil geworden ist, bereits vom 4. Lebensjahr an aufwärts. Dagegen können Kinder, die ohne eine gute frühe Hör-Spracherziehung aufgewachsen sind, oft erst im Laufe des 1. Schuljahres damit geprüft werden.

Göttinger Kindesprachverständnistest: Von diesem Test hat sich der Test I bei allen und der Test II bei vielen hochgradig schwerhörigen Kindern im Grundschulalter gut bewährt. Vereinzelt kann der Test I aber auch schon im Vorschulalter eingesetzt werden. Nicht selten findet der Test II aber auch noch bei älteren hochgradig schwerhörigen Kindern Anwendung, für die das Wortmaterial des Freiburger Sprachverständnistests noch zu schwer ist.

Heidelberger CVC-Audiometrie: Sie ist eine aus pädagogischer Sicht wertvolle Ergänzung für die sprachaudiometrische Untersuchung aller der Kinder, die schon mit dem Göttinger Test geprüft werden können. Dank der Möglichkeit, damit auch Teildiskriminationsleistungen bewerten zu können, erbringt sie Zusatzinformationen über die Sprachwahrnehmungsfähigkeit der damit untersuchten Kinder.

Der Hannoversche Sprachtest: Da dieser Test erst seit kurzer Zeit erhältlich ist, liegen über seine Brauchbarkeit noch keine eigenen Erfahrungen vor.

6.3.6 Hinweise für die Praxis der Sprachaudiometrie bei Kindern

Sprachaudiometrische Untersuchungen sind bei hörgeschädigten Kindern immer erst dann durchführbar, wenn diese über einen gewissen Wortschatz verfügen. Dieser sollte dem Prüfer bekannt sein. Da er jedoch von Kind zu Kind variiert, bleibt ihm oft nichts anderes übrig, als zunächst einmal festzustellen, welche Begriffe dem Kind bekannt sind. Dies ist umso wichtiger, je jünger das Kind ist. Darum ist es aber auch vor allem im Vorschulalter bei manchen hörgeschädigten Kindern nicht möglich, mit vorgegebenem und nach ganz bestimmten Gesichtspunkten zusammengestelltem Wortmaterial zu prüfen. In der Regel wird man sich bei diesen Kindern mit einem einfachen Spielzeug- oder Bildertest begnügen müssen.

Für die Durchführung eines Spielzeugtests benötigt man einen Behälter mit einer größeren Zahl darin befindlicher kleiner Spielgegenstände, die dem Kind nacheinander gezeigt werden. Dabei wird es aufgefordert, auf Fragen wie »Was ist das?« oder »Wie heißt das?« eine Antwort zu geben. Diejenigen Gegenstände, die das Kind benennen kann oder von denen man auf andere Weise festgestellt hat, daß sie ihm bekannt sind, breitet man dann auf dem Tisch aus, an dem das Kind sitzt. Hat man auf diese Weise (das Kind durfte hierbei dem Untersucher auf den Mund sehen) etwa 12 Gegenstände gefunden, die für einen einfachen Sprachhörtest verwendet werden können, bieten sich zwei Wege an, das Sprachgehör des Kindes (ohne Zuhilfenahme des Absehens) zu prüfen:

- Das hörgeschädigte Kind wird aufgefordert, jeweils auf einen vor ihm liegenden Gegenstand zu schauen oder ihn zu zeigen: »Schau auf den Ball!«, »Zeige das Auto!«, »Wo ist die Maus?« usw.

- Bei hörgeschädigten Kindern, die noch nicht fünf Jahre alt sind, führt diese Methode nicht immer zum Erfolg. Dagegen zeigen sie sich häufig sehr kooperativ, wenn man sie auffordert, jeweils einen bestimmten Gegenstand zu reichen: »Gib mir das Auto!«, »Hole das Boot!« usw. Bei einem derartigen Vorgehen verringert sich allerdings die Zahl der auf dem Tisch befindlichen Gegenstände ständig. Zugleich wird dadurch die vom Kind zu lösende Aufgabe immer leichter. Dem kann man auf folgende Weise zu begegnen versuchen: entweder man bewertet jeweils nur die ersten sechs bis acht Antworten oder erhöht vor Beginn der Sprachhörprüfung die Gesamtzahl der Gegenstände durch Hinzufügen einiger weiterer, nur als »Füllwörter« dienender Gegenstände, die nicht abgefragt werden.

Bei nicht wenigen Kindern ist es etwa vom 5. Lebensjahr an aufwärts möglich, das beschriebene Vorgehen an Stelle von Gegenständen mit Bildern durchzuführen.

Welchen der beiden Wege man auch wählen mag, vor Beginn wird man sich fragen müssen, mit welcher Lautstärke dem Kind die Wörter oder Sätze zugesprochen werden sollen. Einen Anhaltspunkt hierfür findet man in dem aus dem Tonaudiogramm berechneten mittleren Hörverlust (siehe Seite 134). Beträgt dieser zwischen 30 und 50 dB, ist Zusprache mit etwa 75 dB angezeigt (ohne Hörgeräte). Für mittlere Hörverluste zwischen 50 und 75 dB wird eine Lautstärke von etwa 90 dB und für solche zwischen 75 und 90 dB von 100 dB vorgeschlagen. Um die vorgesehene Lautstärke möglichst exakt festlegen und gegebenenfalls auch für das rechte und linke Ohr getrennt anbieten zu können, empfiehlt sich, falls hierfür kein exakt einstellbares Sprachaudiometer zur Verfügung steht, die Verwendung eines guten Hörtrainers, dessen Kopfhörer für das jeweils zu prüfende Ohr auf einen exakt festgelegten Schallausgangspegel eingestellt werden kann. Bei Zusprache aus dem freien Schallfeld, die bei manchen Kindern nicht zu vermeiden sein wird, ist an den Einsatz eines Lautstärkemessers zu denken.

Selbst bei einer nur informellen Hörprüfung sollten alle dabei verwendeten Testwörter registriert und die verstandenen notiert werden. Selbstverständlich muß auch festgehalten werden, mit welcher Lautstärke und unter welchen Bedingungen sie dem Kind zur Wahrnehmung angeboten worden sind.

Wenn die Sprachaudiometrie in der beschriebenen improvisierten Form zunächst durch den Mainzer Kindersprachtest und später durch den Göttinger Kindersprachverständnistest (Test I) ergänzt werden kann, kann häufig schon bald auch der Zahlentest zum Einsatz gelangen. Wenn auch davon ausgegangen werden darf, daß 50 % Zahlenverständnis bei einer Lautstärke von etwa 15/20 dB über dem mittleren Hörverlust liegt, ist es dennoch nicht ratsam, dem Prüfling die erste Reihe von zehn Zahlen mit einer Lautstärke anzubieten, die nur etwa 15/20 dB über der Hörschwelle seines Hörverlustaudiogrammes liegt, wie dies Gerhard LINDNER (1966) vorgeschlagen hat. Die Empfehlung von NIEMEYER (1972), mit etwa 25 dB über dem mittleren Hörverlust zu beginnen, ist realistischer. Wenn man diesen oder einen noch etwas höheren Wert zugrunde legt und dann der Methode »Down by tens and up by fives« folgt, kommt man am raschesten zum Ziel. Wichtig ist, daß das Kind die erste Reihe möglichst gut wahrnehmen kann, um zunächst einmal die vom ihm zu erwartende Aufgabe ganz klar erkennen zu können.

Zuweilen kann es dabei vor allem bei hochgradig schwerhörigen Kindern ratsam sein, ihnen die ersten Zahlen, die ihnen über Kopfhörer vom Tonträger dargeboten werden, gleichzeitig auch zuzusprechen, um ihnen die Möglichkeit des zusätzlichen Absehens zu bieten. Auf diese Weise verstehen auch die Kinder, denen verbal schwer verständlich zu machen ist, daß es sich um einen reinen Zahlentest handelt, im allgemeinen sehr schnell, daß es sich bei dem Gehörten nur um Zahlen handelt. Außerdem kann man auf diese Weise »Fehlleistungen« etwa folgender Art vorbeugen: manche Kinder verstehen eine Zahl wie »34« als »4 + 3« und beantworten die vermeintliche Rechenaufgabe völlig richtig mit »7«. Es kann aber auch vorkommen, daß ein hörgeschädigtes Kind die Zahl »34« als »vierunddrei« nachspricht, weil ihm die korrekte Aussprache des ganzen Zahlwortes noch artikulatorische Schwierigkeiten bereitet. Da bei der Sprachaudiometrie die Sprachwahrnehmung und nicht die Sprechleistung geprüft wird, gibt es eine von Kind zu Kind unterschiedliche Variationsbreite für noch als richtig zu bewertende Antworten.

Bei der sprachaudiometrischen Untersuchung hat der Prüfer ein Formular vor sich liegen, auf dem das von ihm angebotene Wortmaterial, also auch die 10 Reihen des Zahlentests, vermerkt ist. Während bei Erwachsenen jede richtig wiedergegebene Zahl abgehakt und jede falsch wiedergegebene durchgestrichen wird, sollten bei Kindern auch Teilleistungen, etwa die richtige Wiedergabe des Zehners oder Einers, vermerkt werden. Diese in der nebenstehenden Art und Weise zu kennzeichnen, ist für die spätere Interpretation der Hörleistungen wichtig. Die Berechnung des Hörverlustes für Sprache erfolgt allerdings auch bei Kindern nur auf der Grundlage der völlig richtig wiedergegebenen Zahlen. So wird nach Abspielen jeweils einer Zahlenreihe berechnet, wieviel Prozent der Zahlen verstanden worden sind. Waren es mehr als 50 %, muß die nächste Reihe mit herabgesetzter Intensität angeboten werden. Eine Intensitätserhöhung ist dann notwendig, wenn weniger als 50 % der Zahlen richtig angegeben worden sind.

Kennzeichnung

98✓ = völlig richtig

~~98~~ = völlig falsch

9̲8 = Zehner richtig

98̲ = Einer richtig

Abb. 54: Kennzeichnung der Zahlen beim Zahlentest

Zuweilen beträgt der maximale Ausgangspegel eines Sprachaudiometers nur 100 dB. Dann ist es bei hochgradig schwerhörigen Kindern nicht immer möglich, den Wert für 50 % Zahlenverständnis über die Kopfhörer des Audiometers zu ermitteln. In einem solchen Fall wird der Zahlentest über Lautsprecher angeboten und der Hörverlust für Sprache bei gleichzeitigem Einsatz der vom Kind getragenen individuellen Hörhilfen bestimmt. Geschieht dies, müssen allerdings zuvor die Hörgeräte auf ihre Funktionstüchtigkeit hin überprüft werden.

Für die Bestimmung des Diskriminationsverlustes für Sprache mit Hilfe der Einsilber fordert HAHLBROCK (1970) aus otologischer Sicht die Erstellung einer möglichst kompletten Sprachverständniskurve. Ihre Gewinnung ist jedoch so zeitraubend, daß sie bei Kindern kaum durchführbar ist, muß doch hierfür jede Wortreihe mit allen ihren 20 Testwörtern bei gleicher Lautstärke ganz durchgespielt werden. Aus pädagogischer Sicht ist ein Verzicht auf die Ermittlung einer vollständigen Sprachverständniskurve möglich. Auf keinen Fall kann aber auf die Ermittlung des Punktes des optimalen Sprachverständnisses, d.h. des geringsten Diskriminationsverlustes verzichtet werden. Es geht dabei um die Feststellung des Punktes, bei dem das größte Wortverständnis bzw. der geringste Diskriminationsverlust erzielt wird. Dieser Punkt liegt keinesfalls immer bei der größten Intensität, mit der die Einsilber geprüft worden sind. Da es hier um eine Frage geht, die für die Hör-Spracherziehung von großer Bedeutung ist, kann seine Ermittlung, sobald diese möglich ist, nicht sorgfältig genug vorgenommen werden.

Bei der Ermittlung des Diskriminationsverlustes für Sprache treten unabhängig davon, welches Wortmaterial dabei Verwendung findet, mit zunehmendem Hörverlust der Kinder zahlreiche »Hörfehler« auf. So antworten Kinder z.B,. statt »Rind« mit »Ring«, statt »Fall« mit »Ball« und statt »Ziel« mit »viel«. Derartige Antworten werden als Fehler gewertet, ohne daß dies jedoch dem Kind gesagt wird. Dieses darf auf keinen Fall korrigiert werden, denn eine sprachaudiometrische Untersuchung ist kein Artikulationsunterricht. Das Kind muß im Gegenteil zuweilen sogar ermuntert werden, eher eine falsche Antwort zu riskieren als überhaupt nichts zu sagen. Für einen

Pädagogen sind selbstverständlich auch die erwähnten »falschen« Antworten nicht uninteressant. Sie müssen darum ebenfalls aufgezeichnet und bei der Interpretation der ermittelten Befunde berücksichtigt werden. Eine bloße Angabe der nicht diskriminierten Testwörter in Prozenten kann hier nicht genügen.

Bei der Prüfung der Diskrimination für Einsilber beginnt man, sofern dies bei hochgradig hörgeschädigten Kindern überhaupt noch möglich ist, mit einer Lautstärke, die ungefähr 30 bis 40 dB über der Lautstärke liegt, bei der 50 % Zahlenverständnis festgestellt worden ist. Von diesem Wert aus verändert man die weiteren Wortreihen um jeweils 10 dB, bis entweder alle Testwörter verstanden werden oder die optimale Diskrimination erreicht ist. Dies erkennt man daran, daß bei weiterer Verstärkung der Diskriminationsverlust nicht mehr geringer wird, sondern sogar wieder zunimmt.

6.4 Die audiovisuelle Sprachaudiometrie

Manche Kinder mit einer an Taubheit grenzenden Schwerhörigkeit und fast alle als gehörlos anzusehenden Kinder können auch mit den eigens für die Bedürfnisse hörgeschädigter Kinder modifizierten Verfahren der Sprachaudiometrie nicht mehr untersucht werden. Ihr extremer Hörverlust erlaubt ihnen keine ausschließliche auditive Sprachperzeption mehr. Um gesprochene Sprache verstehen zu können, sind sie auf das zusätzliche Absehen angewiesen. Mit anderen Worten: es besteht die Möglichkeit, bei einer Störung des auditiven Kanals Sprache in einem gewissen Umfang auch über den visuellen Kanal zu empfangen. Schließlich können aber auch beide Kanäle gleichzeitig zur Sprachwahrnehmung genützt werden. Dies ist im täglichen Leben selbst guthörender Menschen viel öfter der Fall, als den meisten Menschen bewußt ist. Es sei hier nur an Unterhaltungen in Räumen mit einem starken Störschallpegel erinnert, bei denen fast jeder seinem Gesprächspartner bewußt oder unbewußt auf den Mund sieht (z.B. in einem voll besetzten Restaurant oder in einem fahrenden Zug).

Nach informationstheoretischen Berechnungen von LINDNER und BRANDT (1969) weist der auditive Kanal einen Wirkungsgrad von 50 % und der visuelle Kanal einen solchen von 25 % auf. Der Wirkungsgrad beider Kanäle zusammen beträgt dagegen nicht nur 75 %, sondern liegt bei rund 90 %. Es ist darum nicht weiter verwunderlich, daß der Gehörlosenpädagoge und Audiologe Knud BORRILD (1961) die bis dahin rein auditiv orientiert gewesene Sprachaudiometrie schon vor mehr als 30 Jahren für die dänische Sprache zu einer audiovisuellen Sprachaudiometrie für hochgradig hörgeschädigte Kinder weiterentwickelt hat. Er wurde dazu veranlaßt, weil sich die herkömmliche Sprachaudiometrie bei den von ihm audiologisch zu betreuenden Schülern der Gehörlosenschule in Fredericia als völlig unzureichend erwiesen hatte. Fast alle von ihm damit untersuchten Kinder hatten einen Diskriminationsverlust von 100 %. Aus solchen Werten konnten keine Anhaltspunkte für die vorzunehmende apparative Versorgung sowie für die Hör-Spracherziehung der Schüler gewonnen werden. BORRILD hat darum nicht, wie sonst üblich, das für die Sprachaudiometrie benützte Wortmaterial nur von einem Tonträger abgespielt, sondern den Sprecher der Testwörter auch auf einem Tonfilm aufgenommen (damals gab es noch keine Videotechnik) und diesen dann mit einem Sprachaudiometer den einzelnen Schülern vorgespielt. Dabei stand ihm eine dreifache Prüfmöglichkeit zur Verfügung:

1. es wurde nur der Ton angeboten;
2. es wurde nur das Bild angeboten; und
3. es wurden Ton und Bild gleichzeitig dargeboten.

Zu welch differenzierten Ausssagen BORRILD mit Hilfe dieser von ihm damals als Tonfilmaudiometrie bezeichneten audiovisuellen Sprachaudiometrie fähig war, zeigen exemplarisch die folgenden, von ihm erwähnten Beispiele:

Diskriminationsverlust für Sprache			
	nur Hören	nur Absehen	Hören und Absehen
Schüler A	96 %	68 %	36 %
Schüler B	100 %	76 %	52 %
Schüler C	100 %	84 %	64 %

Diese Beispiele belegen, daß der Diskriminationsverlust hochgradig schwerhöriger und gehörloser Kinder bei kombiniertem Hören und Absehen am geringsten bzw. das Sprachverständnis am größten ist. Außerdem lassen diese Werte gegenüber den Werten für Hören allein oder für Absehen allein eine starke Differenzierung erkennen. Die von BORRILD mitgeteilten Werte sind aber auch ein überzeugender Beweis dafür, daß selbst bei Kindern, die kein einziges Wort auditiv wahrnehmen können, eine Vernachlässigung ihrer Hörreste pädagogisch nicht zu verantworten ist. Ihnen Sprache ausschließlich über das Absehen (oder sogar nur über Gebärden) anbieten zu wollen, kommt angesichts dieser Erkenntnisse einer gewollten Erschwerung ihrer Lebensbedingungen gleich. Dies beweisen u.a. auch die folgenden, von Antonius van UDEN (1969) mitgeteilten Ergebnisse einer Untersuchung, in der die Absehleistungen gehörloser Kinder mit und ohne gleichzeitige Lautwahrnehmung miteinander verglichen worden sind:

Hörverluste	Absehen von Wörtern einer P.B.-Wörterliste (P.B. = phonetically balanced)	
	ohne Lautwahrnehmung	mit Lautwahrnehmung
90 – 99 dB	79 %	89 %
100 – 109 dB	81 %	94 %
110 – 119 dB	64 %	80 %
Vibrationsfälle	53 %	69 %
	Der Gewinn war für alle Gruppen signifikant auf 1 % Niveau)	

Angeregt durch die positiven Erfahrungen, die BORRILD mit der Tonfilmaudiometrie machen konnte, wurde in den beiden vergangenen Jahrzehnten in der Pädaudiologischen Untersuchungsstelle an der Pädagogischen Hochschule in Heidelberg die moderne Videotechnik genützt, um bei Hörprüfungen hochgradig hörgeschädigter Kinder auch die audiovisuelle Sprachaudiometrie einsetzen zu können. Hierbei kamen Videobänder mit dem Freiburger Zahlentest, dem Göttinger Kindersprachverständnistest und der Heidelberger CVC-Audiometrie zum Einsatz. (BILLICH 1981)

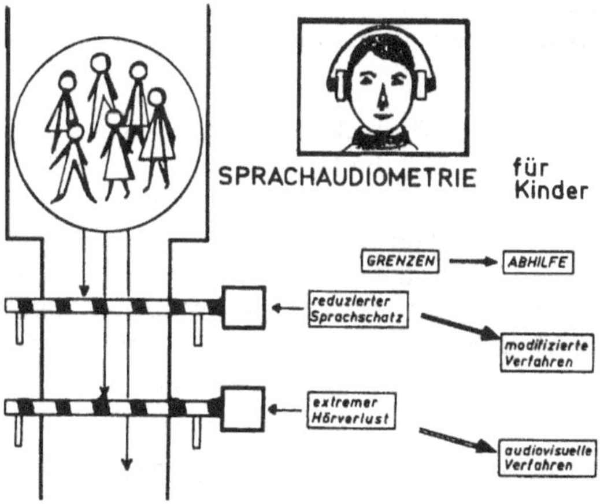

Abb. 55: Lösungswege für eine erfolgverheißende Sprachaudiometrie bei hochgradig hörgeschädigten Kindern

7. Die Impedanzmessung

Agnes Hildmann

Obwohl die Impedanzmessung in der Literatur häufig auch als Impedanzaudiometrie bezeichnet wird, handelt es sich bei diesem Verfahren nicht um eine audiometrische Messung, denn die Impedanzmessung läßt keine oder nur minimale Rückschlüsse auf die Hörschwelle zu. Unter dem Begriff »Impedanzmessung« werden die Tympanometrie und die Bestimmung der Stapediusreflexschwelle zusammengefaßt.

7.1 Anatomische und physiologische Grundlagen

Im Normalfall wird ein Schall vom Außenohr über das Mittelohr zum Innenohr übertragen. Das Außenohr reicht von der Ohrmuschel über den äußeren Gehörgang bis hin zur Außenfläche des Trommelfells. Das Mittelohr besteht aus der normalerweise luftgefüllten Paukenhöhle, an die sich waben- oder schwammförmig eine Reihe von Knochenhohlräumen im Felsenbein anschließen. Diese sind normalerweise luftgefüllt. Die Knochenwände der Paukenhöhle und der Hohlräume im Felsenbein sowie die innere Seite des Trommelfells sind von Schleimhaut überzogen, die ständig ein dünnflüssiges Sekret absondert.

Dieses Sekret fließt über die Eustachische Röhre (auch Tube genannt) in den Nasenrachen ab. Die Eustachische Röhre (Tube) ist sehr dünn, zum Mittelohr hin trichterförmig offen und im Nasenrachen durch einen Muskelmechanismus verschlossen. Nur wenn sich dieser Verschluß öffnet und nicht mechanisch verlegt ist, kann der Schleim aus dem Mittelohr über die Eustachische Röhre (Tube) in den Nasenrachenraum abfließen. Diese ständige, durch Öffnen des Verschlusses möglich werdende Luftzufuhr ist erforderlich, um ein Druckgleichgewicht zwischen dem Luftdruck im äußeren Gehörgang und dem Mittelohr herzustellen.

Das Luftdruckgleichgewicht wiederum garantiert bei normalen anatomischen Verhältnissen einen unbehinderten Bewegungsmechanismus des Trommelfell-Gehörknöchelchen-Apparates für den Weitertransport und die Verstärkung akustischer Signale zum Innenohr.

Das Mittelohr wird zum äußeren Gehörgang durch das Trommelfell und zum Innenohr hin durch die Membranen des runden und ovalen Fensters verschlossen. Das Trommelfell ist in der Aufsicht annähernd rund und ringsherum in einer Knochenrille verankert. Es wölbt sich trichterförmig zum Mittelohr hin. Die Schallübertragung zwischen Trommelfell und Innenohr erfolgt über drei kleine Knochen: Hammer, Amboß und Steigbügel, die sogenannten Gehörknöchelchen. Sie sind untereinander gelenkig verbunden und bilden die Gehörknöchelchenkette. Das äußerste Gehörknöchelchen, der Hammer, ist mit einem Fortsatz, dem Hammergriff, fest mit dem Trommelfell verwachsen. Vom Hammer wird der Schall über den Amboß auf den Steigbügel übertragen. Dieser sitzt der Membran des ovalen Fensters auf und überträgt den ankommenden Schall durch diese Membran auf die Flüssigkeit im Innenohr.

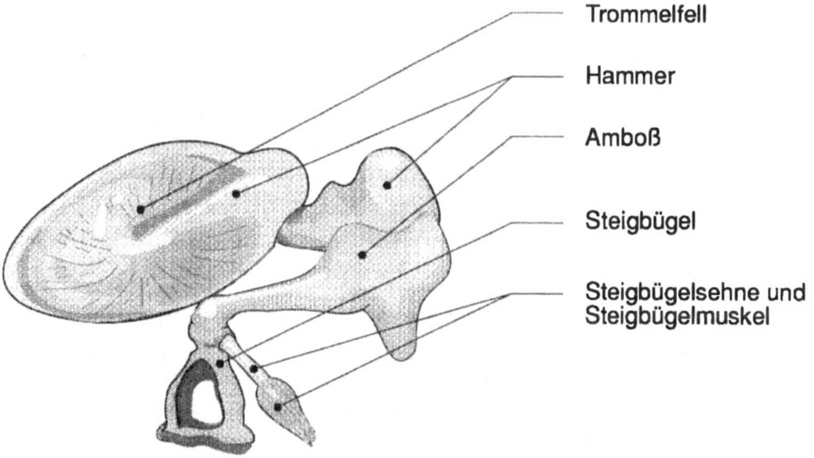

Abb. 56: Aufsicht auf das Trommelfell mit Gehörknöchelchen

Am oberen Anteil des Steigbügels nahe dem Gelenk zum Amboß setzt ein kleiner Muskel an, der vom Steigbügelkopf zur knöchernen Begrenzung des Mittelohres zieht. Dieser Muskel heißt »musculus stapedius«. Er wird durch einen Ast des Facialisnerven (Gesichtsnerven) innerviert. Wird dem Ohr zu lauter Schall zugeführt, kommt es über einen Reflexbogen zur Innervation und damit zum Zusammenziehen dieses Muskels. Dadurch wird der Steigbügel aus seiner normalen Lage heraus verkantet. Dies wiederum führt zu einer schlechteren Schallübertragung über die Gehörknöchelchenkette zum Innenohr. Da der Muskelreflex bei mittleren bis hohen Schallstärken ausgelöst wird, wird auf diesem Weg das Innenohr vor einem zu lauten Schall geschützt.

Dieser Muskelreflex wird Stapediusreflex genannt. Da die Nerven, die an dem Reflexbogen (acustico facialer Reflex) beteiligt sind, im Gehirn von der einen auf die andere Seite kreuzen, wird der Reflex auch bei zu lauter Beschallung nur eines Ohres auf beiden Seiten ausgelöst. Das gesunde Trommelfell ist optimal schwingungsfähig, wenn auf seinen beiden Seiten, also im Gehörgang und im Mittelohr, derselbe Luftdruck herrscht. Besteht im Mittelohr ein Unter- oder Überdruck, wird das Trommelfell aus seiner normalen Lage zu der Seite hingezogen, auf welcher der geringere Druck herrscht. Dadurch wird das Trommelfell mehr angespannt und somit weniger schwingungsfähig. Das führt zu einer Verschlechterung der Schallübertragung. Wir alle haben dies schon selbst erlebt, wenn wir mit dem Lift, dem Auto oder dem Flugzeug schnell größere Höhenunterschiede überwunden haben, ohne daß wir durch Schlucken oder Gähnen einen Druckausgleich (durch Öffnen der Eustachischen Röhre [Tube]) herbeigeführt haben.

Befindet sich hinter dem Trommelfell im Mittelohr nicht Luft, sondern Schleim (Paukenerguß), so ist die Schwingungsfähigkeit des Trommelfells hochgradig eingeschränkt und bei sehr zähem Schleim fast vollständig aufgehoben. Auch bei Auslösung des Stapediusreflexes und dadurch hervorgerufener Verkantung des Steigbügels und deshalb Versteifung der gesamten Gehörknöchelchenkette ist die Schwingungsfähigkeit des Trommelfells eingeschränkt.

Trifft Schall durch den äußeren Gehörgang auf das Trommelfell auf, wird nicht der gesamte Schall über Trommelfell und Gehörknöchelchenkette auf das Innenohr übertragen. Immer wird ein gewisser Anteil des Schalls reflektiert. Dieser Anteil ist bei optimal schwingungsfähigem, »weichem« Trommelfell am geringsten. Ist das Trommelfell durch einen Unterdruck im Mittelohr, Verkantung der Gehörknöchelchen oder gar einen Paukenerguß angespannt und dadurch versteift oder »härter« geworden, wird ein größerer Anteil des Schalls reflektiert.

7.2 Tympanometrie

Bei der Tympanometrie wird nun die Schwingungsfähigkeit (Compliance) des Trommelfells gemessen. Die Messung ist nicht durchführbar, wenn der Gehörgang – z.B. durch Ohrenschmalz – vollständig blockiert ist, wenn das Trommelfell ein Loch hat, durch Entzündungen stark vernarbt oder mit der hinteren Mittelohrwand verwachsen ist.

Es wird eine Sonde in den Gehörgang eingebracht, in der sowohl ein Mikrofon als auch ein Lautsprecher und ein Schlauch, über den der Luftdruck im Gehörgang verändert und gemessen werden kann, enthalten sind. Voraussetzung hierfür ist, daß die Sonde den Gehörgang luftdicht abschließt. Hierzu wird die Sonde entsprechend der individuellen Gehörgangsweite mit einem Gummistöpsel ummantelt.

Nachdem der Gehörgang luftdicht verschlossen worden ist, wird im Gehörgang zunächst ein Druck von + 200 mm bis 300 mm Wassersäule aufgebaut, der dann langsam verringert wird, bis ein Druck von –300 mm Wassersäule erreicht ist. Während der gesamten Zeit der Druckänderung wird gleichzeitig ein Ton konstanter Frequenz (in der Regel bei den Screening-Geräten ein Ton von 220 Hz, der für Säuglinge allerdings recht ungünstig ist) durch den in der Sonde enthaltenen Lautsprecher in den Gehörgang abgestrahlt und dessen reflektierter Anteil über das Sondenmikrofon registriert.

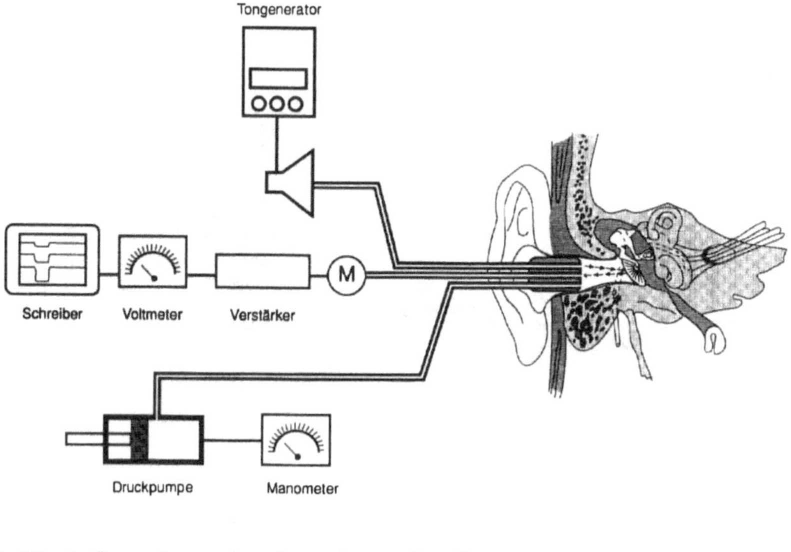

Abb. 57: Aufbauschema eines Impedanzmeßgerätes

Da der Pegel des abgestrahlten Tones bekannt ist, kann man aus der Dämpfung des reflektierten, also nicht durchgelassenen Tones Rückschlüsse auf die Dehnbarkeit (Compliance) des Trommelfells ziehen. Wie oben erläutert, ist der reflektierte Schallanteil am niedrigsten bei hoher Compliance (guter Beweglichkeit) des Trommelfells und besonders hoch bei niedriger Compliance (schlechter Beweglichkeit).

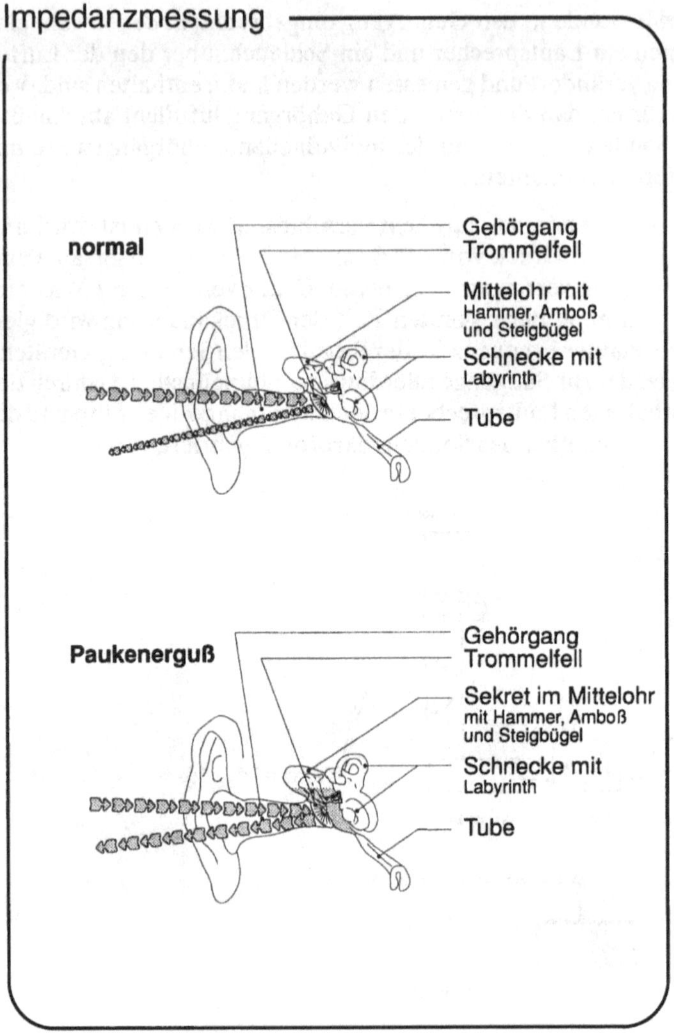

Abb. 58: Schallreflektion bei hoher Compliance und bei niedriger Compliance (Paukenerguß)

Die Compliance (Dehnbarkeit des Trommelfells) wird registriert und von einem x-y-Schreiber in Abhängigkeit vom Luftdruck dargestellt. Entsprechend dem oben Gesagten ist somit die Compliance normalerweise bei einem Luftdruck von 0 mm Wassersäule vor und hinter dem Trommelfell am größten. Dadurch liegt normalerweise der Gipfel der Kurve bei 0 mm H_20. Bei einem

Unterdruck im Mittelohr ist die Beweglichkeit des Trommelfells und damit die Compliance am größten, wenn im Gehörgang ein Unterdruck aufgebaut wird, der genauso groß ist, wie der im Mittelohr. Dadurch verschiebt sich der Gipfel der Meßkurve zu den negativen Druckwerten. Ist das Mittelohr vollständig mit Sekret angefüllt (Paukenerguß) oder bestehen nur noch winzige Luftblasen, so ist das Trommelfell zum einen zum Mittelohr hin eingezogen und zum anderen kaum mehr schwingungsfähig. Die für einen Paukenerguß typische Kurve ist deshalb stark abgeflacht und ihr Maximum zu den negativen Druckwerten hin verschoben. Daneben gibt es eine Vielfalt von Übergangsformen und untypischen Kurvenverläufen, die hier nicht erläutert werden können.

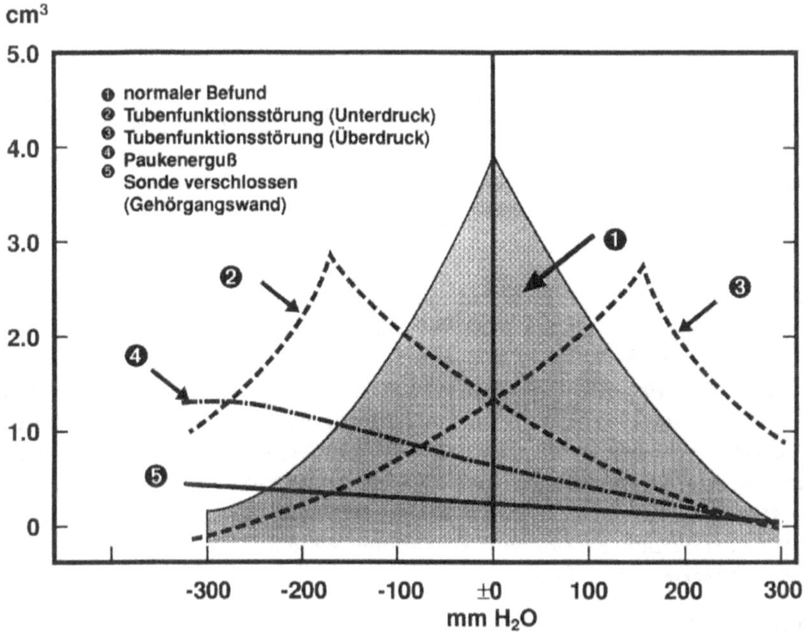

Abb. 59: Formen der Kurvenverläufe

Mit der Messung der Compliance des Trommelfells, allgemein Tympanometrie genannt, erhält man also keine Aussage über die Hörschwelle des Untersuchten, sondern eine Information über die Schwingungseigenschaften des Trommelfell-Mittelohr-Systems der untersuchten Seite.

7.3 Stapediusreflexschwelle

Mit allen Geräten zur Impedanzmessung kann man nicht nur eine Typmpanometrie durchführen, sondern außerdem auch prüfen, ob und bei welchen Lautstärken ein Stapediusreflex ausgelöst werden kann. Hierfür wird ebenfalls der Gehörgang mit der Sonde luftdicht verschlossen. Bei dem Druck, bei dem die beste Trommelfellbeweglichkeit erreicht worden ist (größte Compliance), wird ein Ton angeboten. Die üblichen Prüffrequenzen für den Stapediusreflex sind 500, 1000, 2000 und 4000 Hz. Die Lautstärke eines dieser Töne wird solange in 5 dB-Schritten erhöht, bis es zur Auslösung des Stapediusreflexes kommt, was man an einer plötzlichen Versteifung des Trommelfells als Folge der Verkantung der Gehörknöchelchen erkennt. Die geringsten Lautstärken, bei denen sich bei verschiedenen Tönen der Stapediusreflex auslösen läßt, bilden die sogenannte Stapediusreflexschwelle. Sie liegt im Normalfall bei etwa 80 dB.

Da der Stapediusreflex bei Reizung eines Ohres bei intakten Nervenbahnen an beiden Ohren nachweisbar ist, kann man die Auslösung des Stapediusreflexes *ipsilateral* (akustischer Reiz am Sondenohr) oder *kontralateral* (akustischer Reiz am Gegenohr) durchführen. Damit ist bei Vorliegen einer Schädigung mit Ausfall des Stapediusreflexes eine Lokalisation der Schädigung möglich.

Auch die Messung der Stapediusreflexschwelle läßt keinen oder nur einen minimalen Rückschluß auf die Hörschwelle des Untersuchten zu. Es gibt eine ganze Reihe von Erkrankungen, bei denen kein Stapediusreflex ausgelöst werden kann. Beispielhaft seien hier der Paukenerguß, die Otosklerose, die Facialisparese und die Gehörlosigkeit genannt. Umgekehrt kann die Stapediusreflexschwelle bei Schwerhörigen mit Lautheitsausgleich (Recruitment) normal sein. *Es muß deshalb ausdrücklich davor gewarnt werden, von einer normalen Stapediusreflexschwelle auf ein normales Hörvermögen des Untersuchten zu schließen.* Leider wird dies immer wieder vergessen bzw. besonders von Kinderärzten nicht bedacht.

Es gibt auch Menschen, die bei einer völlig normalen Mittelohrfunktion und gutem Hörvermögen keinen Stapediusreflex besitzen. Auch daran muß man denken.

7.4 Probleme bei der Messung

Grundsätzlich muß eine Ohrinspektion der Impedanzmessung vorausgehen, um nicht die Compliance von

- fest sitzendem Ohrenschmalz,
- einem Legosteinchen,
- einem Miniautoreifen oder
- dem Rest eines Gummibärchens

zu messen. Dies kommt häufiger vor, als man so annimmt. Bei liegendem Paukenröhrchen soll keine Tympanometrie erfolgen !

Obwohl die Messung an sich leicht durchführbar ist, wenn man erst gelernt hat, mit einem passenden Gummistöpsel den Gehörgang luftdicht abzuschließen, kann die Durchführung einer Impedanzmessung oder gar die Bestimmung der Stapediusreflexschwelle am wachen Kind schwierig oder gar unmöglich sein. Das liegt ganz einfach daran, daß der untersuchte Proband bei einer Messung hinreichend still halten muß. Bei Unruhe des Kindes, auf jeden Fall aber bei Gegenwehr und Schreien, ist die Messung nicht möglich. Zuviel Unruhe ist schon vorhanden, wenn ein gesunder, fröhlicher Säugling während der Messung mit Armen und Beinen strampelt.

Die modernen, vollautomatischen Meßgeräte brechen den Meßvorgang dann sofort ab. Bei älteren, auch manuell bedienbaren Geräten, ist es dann z.T. noch möglich, eine zwar unruhige, aber in ihren Grundzügen erkennbare Kurve zu erhalten.

Säuglinge und Kleinkinder lieben es nicht, wenn ihr Kopf festgehalten wird. Daher ist es empfehlenswert, das Kind während der Messung akustisch überschwellig mit einer Spieluhr abzulenken *und* visuell mit Bildern oder Fingerspielen zu beschäftigen.

Bei sehr engen oder extrem gebogenen Gehörgängen kommt es vor, daß die Messung ebenfalls nicht möglich ist, weil das Sondenlumen stets gegen den Gehörgang drückt (häufig bei Säuglingen mit Morbus Down oder bei Kindern mit kleinen Mittelgesichtsfehlbildungen). Man erhält dann eine flache Kurve, ähnlich der beim Paukenerguß, obwohl das Mittelohr belüftet und das Trommelfell gut beweglich sein kann.

8. Hörprüfungen bei mehrfachbehinderten Kindern

8.1 Hörprüfungen mit subjektiven Verfahren

Während die Durchführung von Hörprüfungen bei Kindern mit peripheren Hörbeeinträchtigungen einem erfahrenen Untersucher im allgemeinen keine größeren Schwierigkeiten bereitet, kann sie bei manchen mehrfachbehinderten Kindern zuweilen sehr problematisch werden. Dies gilt vor allem für Hörprüfungen bei geistigbehinderten, cerebral bewegungsgestörten, dysmelen und taubblinden Kindern.

8.1.1 Geistigbehinderte Kinder

Bei einer umfassenden audiologischen Untersuchung einer größeren Zahl von Kindern mit DOWN-Syndrom (Mongolismus) hat Marion DOWNS (1980) festgestellt, daß bei 78 % aller von ihr untersuchten Kinder Hörstörungen vorlagen. Bei 54 % handelte es sich um Schalleitungsstörungen, bei 16 % um sensorisch-neurale Schwerhörigkeiten und bei 8 % um kombinierte Schwerhörigkeiten. Das aber heißt: drei von vier Kindern mit DOWN-Syndrom haben Hörprobleme. Aber auch bei geistigbehinderten Kindern ohne DOWN-Syndrom ist von verschiedenen Untersuchern eine überdurchschnittlich große Zahl von Kindern mit Höreinbußen ermittelt worden. Fast alle Untersucher berichten, daß die von ihnen diagnostizierten Hörschäden bis zum Zeitpunkt der Untersuchung unerkannt geblieben waren. Als Erklärung hierfür dürfen folgende Gründe angenommen werden:

- Geistigbehinderte Kind galten in der Vergangenheit weithin als nicht untersuchungsfähig.
- Die retardierte Sprachentwicklung der zusätzlich hörgeschädigten geistigbehinderten Kinder wurde ursächlich allein auf die geistige Behinderung zurückgeführt.
- Kinder mit DOWN-Syndrom hatten in der Vergangenheit eine relativ geringe Lebenserwartung. Das Problem einer Hörschädigung als Teil einer umfassenden Behinderung trat darum früher nicht so deutlich hervor wie in unseren Tagen.

Nun sind Sprachentwicklungsstörungen ganz gewiß sowohl für Hörschäden als auch für geistige Behinderungen symptomatisch, wenn sie auch ganz verschiedene Ursachen haben. Diese Ursachen gilt es zu ergründen. So muß abgeklärt werden, ob die Beeinträchtigung oder gar das gänzliche Ausbleiben der Sprachentwicklung auf die eine oder die andere oder auf beide Ursachen zurückzuführen ist.

Welche Untersuchungsmethoden bieten sich an, um bei diesen Kindern zu einer zuverlässigen Differentialdiagnose zwischen Hörschädigung einerseits und geistiger Behinderung andererseits zu kommen ? Ganz gewiß läßt sich sagen, daß Hörprüfungen bei einer großen Zahl geistigbehinderter Kinder nicht schwieriger sind als Hörprüfungen bei nicht-geistigbehinderten Kindern wesentlich jüngeren Alters. Das heißt, daß man ein geistigbehindertes Kind im allgemeinen mit einem Hörprüfverfahren untersuchen wird, das für normal entwickelte Kinder jüngeren Alters vorgesehen ist. Dies wiederum besagt, daß man bei Hörprüfungen geistigbehinderter Kinder auf die gleichen Schwierigkeiten stoßen wird, denen man bei Hörprüfungen von Kleinkindern begegnet. Man muß sich demnach bei Überlegungen, mit welchem Verfahren man die Hörfähigkeit eines geistigbehinderten Kindes überprüfen soll, nicht am Lebensalter, sondern zunächst am Intelligenz- oder Entwicklungsalter des Kindes orientieren.

Nun gibt es jedoch unter den geistigbehinderten Kindern einige, die besonders schwierig zu untersuchen sind. Es sind dies die leicht ablenkbaren Kinder, die Kinder mit kurzer Aufmerksamkeitsspanne, die apathischen Kinder und die hyperkinetischen Kinder. Wie kann man den Schwierigkeiten, die diese Kinder machen, begegnen?

Zunächst kann ganz allgemein gesagt werden, daß ein Kind dann auf einen Testreiz reagiert, wenn dieser für es eine signifikante Veränderung in seiner Umgebung bedeutet. Je ruhiger ein Untersuchungsraum ist und je weniger Ablenkung er bietet, desto leichter ist es für einen Untersucher, eine solche signifikante Veränderung durch einen Testreiz hervorzurufen. Das geistigbehinderte Kind hat entweder Schwierigkeiten, den Testreiz als signifikant vom Hintergrund anderer Umweltreize abzuheben, oder es hat Schwierigkeiten, Umweltinformationen weiterzuleiten. Es kann aber auch vorübergehend unfähig sein, sich einer Schallquelle zuzuwenden, weil es bereits vordergründig mit etwas anderem beschäftigt ist. Diese Schwierigkeiten können durch abnorme Verhaltensweisen des Kindes noch verstärkt werden. Wenn ein Kind apathisch ist, benötigt es viel Zuspruch und Aufmunterung, bevor es auf irgendeinen Reiz zu reagieren beginnt. Das hyperkinetische Kind benötigt dagegen so wenig Anreiz wie möglich.

Hin und wieder wird es sich empfehlen, die Reaktion auf akustische Reize mit der auf andere Reize wie Berühren, Anblasen, Lichtsignale und eventuell auch Vibrationen zu vergleichen. Dies ist nicht nur wichtig, um eine Sinneswahrnehmung mit einer anderen zu vergleichen, sondern auch, um eine Vorstellung davon zu bekommen, auf welche Weise ein extrem behindertes Kind überhaupt zu reagieren vermag. Unbedingt erforderlich ist das Anbieten anderer Sinnesreize, wenn ein Kind überhaupt nicht auf Schallreize reagiert.

Eine wichtige Hilfe bei der Differentialdiagnose zwischen geistiger Behinderung und hochgradiger Hörschädigung kann die Stimmqualität des Kindes sein. Die Stimmqualität eines unbetreuten und apparativ unversorgt gebliebenen hochgradig hörgeschädigten Kindes ist arm an Sprechmelodik, während ein sprachloses, aber normalhörendes geistigbehindertes Kind mit guter Sprechmelodik vokalisiert.

Es gibt verschiedene Krankheitsbilder, bei denen Hörschäden und geistige Behinderung als Teil eines Syndroms zusammen vorkommen können. Außer dem bereits erwähnten DOWN-Syndrom ist hier an das GREGG-Syndrom (Röteln während der Schwangerschaft) und an das HURLER-Syndrom (Zwergwuchs) sowie an Cerebralparesen und an manche postmeningitischen Zustände zu denken. Nicht in allen solchen Fällen muß eine Hörschädigung vorliegen, aber ihr Vorkommen ist signifikant häufiger als bei Kindern, die keiner der genannten Gruppen angehören. Bei einigen Syndromen muß auch nicht unbedingt eine Intelligenzminderung vorhanden sein. Die Fälle von HURLER- und von DOWN-Syndrom sind jedoch immer mit herabgesetzter Intelligenz verbunden. Da bei allen diesen Syndromen Hörschäden gehäuft vorkommen, ist es wichtig, daß alle Kinder, die einer dieser Gruppen angehören, prophylaktisch auf eventuell vorliegende Hörschäden untersucht werden.

Henk HUIZING hat schon 1958 darauf hingewiesen, daß mehr als 10 % der geistigbehinderten Kinder schwerhörig sind. Der Hördiagnostik kommt darum im Bereich der Geistigbehindertenpädagogik ein hoher Stellenwert zu.

8.1.2 Cerebral bewegungsgestörte Kinder

Auch bei Kindern mit infantiler Cerebralparese kommen Hörschäden häufig vor. Ladislaus FISCH (1960) berichtet, daß er unter 420 audiometrierten Kindern mit infantiler Cerebralparese bei etwa 20 % schwerwiegende Hörschäden festgestellt habe. Alfons MATHIS (1967) fand in seiner Untersuchungsgruppe von 100 cerebral bewegungsgestörten Kindern 27 mit beträchtlichen Höreinbußen. Bei einer Aufteilung dieser Kinder in die beiden Hauptgruppen der infantilen Cerebralparesen, nämlich in die Spastiker und die Athetotiker, zeigte sich, daß auf die insgesamt 23 Athetotiker der Untersuchungsgruppe 74 % aller ermittelten Hörschäden entfielen. Und alle auffälligen Kinder dieser Gruppe wiesen beträchtliche Höreinbußen auf. Auch FISCH weist darauf hin, daß die meisten Hörschäden bei der Gruppe der Athetotiker ermittelt wurden, obwohl diese nur einen Anteil von 15 bis 20 % unter den verschiedenen Krankheitsbildern der infantilen Cerebralparesen haben. Angesichts dieser Zahlen muß es an sich verwundern, daß dem erhöhten Vorkommen von Hörschäden bei Kindern mit infantiler Cerebralparese (ihre Zahl ist erfreulicherweise seit etwa 20 Jahren stark zurückgegangen) in der Vergangenheit wenig Aufmerksamkeit geschenkt worden ist. Die folgenden Gründe mögen hierfür verantwortlich sein:

- Die Hörschäden, die im Regelfall bei cerebral bewegungsgestörten Kindern diagnostiziert werden, sind meistens mittelgradige Schwerhörigkeiten, die von einem Laien, der nicht um die sprachlichen Folgen eines Hörverlustes weiß, kaum erkannt werden. Ein solches Kind hört ja unter günstigen Bedingungen noch verhältnismäßig gut. Und da es vor allem in der frühen Kindheit sehr von der Hilfe seiner Mutter und Therapeutin abhängig ist, wird es fast immer nur aus unmittelbarer Nähe angesprochen. Unter weniger günstigen Bedingungen hat es jedoch erhebliche Schwierigkeiten, Sprache zu verstehen.
- Bei einem nicht-bewegungsgestörten Kind wird eine Beeinträchtigung seines Hörvermögens häufig aus folgenden Gründen vermutet:
    - seine Aussprache ist undeutlich;
    - seine Sprachentwicklung ist verzögert;
    - es spricht noch nicht;
    - es versteht noch keine Sprache;
    - es reagiert nicht auf Schallreize.

  Ein Kind mit infantiler Cerebralparese kann alle diese Symptome auch zeigen, ohne daß dafür ein Hörschaden als Ursache in Frage kommen muß. So können Sprechfehler bei ihm ihre Ursache in einer ungenügenden Koordination der Muskeln der Sprechwerkzeuge haben. Der neurologische Defekt kann für das gänzliche oder teilweise Ausbleiben der Sprachentwicklung verantwortlich sein. Und schließlich kann das Fehlen von Reaktionen auf Schallreize auch daran liegen, daß ein solches Kind infolge einer spastischen Lähmung oder mangels Koordination seiner Muskeln unfähig ist, sich einer Schallquelle zuzuwenden.
- Außerdem gilt es zu bedenken, daß der typische Hörverlust bei Athetotikern, bei denen prozentual die meisten Hörschäden festgestellt werden, ein Hochtonverlust ist. Diese Kinder haben ein weitgehend normales Gehör für tiefe Töne. Sie können die tieffrequenten Anteile selbst geflüsterter

Sprache noch wahrnehmen, verstehen aber nicht, was gesagt wird, weil die für das Verstehen der Sprache so wichtigen Konsonanten vornehmlich im oberen Frequenzbereich liegen und von ihnen nicht wahrgenommen werden können.

Aus dem Gesagten ergibt sich, daß es bei cerebral bewegungsgestörten Kindern nicht ohne weiteres möglich ist, von den Symptomen auf das Vorliegen einer Hörschädigung zu schließen. Darum aber ist es notwendig, möglichst alle Kinder mit infantilen Cerebralparesen, auf jeden Fall aber alle Athetotiker, prophylaktisch auf das mögliche Vorhandensein einer Hörschädigung zu überprüfen. Geschieht dies nicht, dann bleiben bei einem Teil dieser Kinder Hörschäden unentdeckt. Und diese Forderung muß auch dann aufrecht erhalten werden, wenn man weiß, daß die Durchführung von zuverlässigen subjektiven Hörprüfungen bei diesen Kindern auf große Schwierigkeiten stoßen kann.

Am Beispiel der Spielaudiometrie soll auf einige Schwierigkeiten eingegangen werden, die es bei der Abklärung von Hörschäden bei cerebral bewegungsgestörten Kindern zu überwinden gilt. Grundsätzlich läßt sich sagen, daß bei Kindern mit infantiler Cerebralparese die Durchführung einer spielaudiometrischen Untersuchung die gleiche ist wie bei Kindern ohne Körperbehinderung. Anders ist dagegen die Art und Weise der Einübung der als Antwort auf die wahrgenommenen akustischen Reize erwarteten Reaktionen. Sie werden vom Krankheitsbild des einzelnen Kindes bestimmt. Bevor es angeleitet werden kann, die von ihm gewünschte Bewegung jeweils nur dann auszuführen, wenn es einen bestimmten akustischen Reiz wahrgenommen hat, muß für den Untersucher geklärt sein, welche Körperbewegungen es bewußt steuern kann. Einige Beispiele sollen verdeutlichen, was damit gemeint ist. Ein Kind kann unfähig sein, die Bewegungen seiner Hände unter Kontrolle zu bringen. Vielleicht kann es aber die Bewegungen seiner Füße oder auch nur die eines Fußes bewußt steuern. In einem solchen Fall wird man das Kind anleiten, als Antwort auf einen wahrgenommenen Reiz jeweils eine vor ihm aufgestellte Kegelfigur mit dem Fuß umzustoßen. Wichtig ist, daß die Antwort, die vom Kind erwartet wird, eindeutig ist und sich von seinen unfreiwilligen Bewegungen abhebt. Gleichzeitig muß sie aber auch so einfach sein, daß sie das Kind auch geben kann. Darum gibt es für Hörprüfungen bei cerebral bewegungsgestörten Kindern kein vorgegebenes Schema. Im Gegenteil, der Untersucher muß oft sehr erfinderisch sein und jedes Kind nach seinen Möglichkeiten anzuleiten versuchen.

Wie immer man die Hörprüfung bzw. ihre Vorbereitung auch gestalten mag, man darf nicht vergessen, daß das Aufmerken auf einen akustischen Reiz und die Ausführung der gewünschten Bewegung für viele Kinder mit infantiler Cerebralparese eine große Anstrengung bedeutet. Man tut darum gut daran, den

Testvorgang von Zeit zu Zeit durch kurze Pausen zu unterbrechen. Es kann zuweilen viele Monate dauern, bevor ein befriedigendes Audiogramm ermittelt werden kann. Häufig ist dies sogar nur dann möglich, wenn in der Zwischenzeit Hörerziehung im Sinne einer Wahrnehmungsschulung betrieben worden ist.

Ian TAYLOR (1964) weist darauf hin, daß es bei einzelnen ihm zur Beurteilung zugeführten Kindern vor Beginn einer Untersuchung mit der Verhaltens-Beobachtungs-Audiometrie notwendig war, sämtliche Spielsachen, Bilder und andere Gegenstände aus dem Hörprüfraum zu entfernen, weil nämlich Reaktionen auf akustische Reize erst dann beobachtet werden konnten, als keinerlei visuelle Ablenkung mehr möglich war. Interessant ist in diesem Zusammenhang auch die folgende Beobachtung. Bei einem Kind mit infantiler Cerebralparese konnte TAYLOR im Alter von neun Monaten, als es noch nicht sitzen konnte, normale Hörreaktionen feststellen. Als er dasselbe Kind einige Monate später, nachdem es inzwischen sitzen konnte, erneut überprüfte, war es visuell bereits so stark abgelenkt, daß es den Eindruck eines hochgradig schwerhörigen Kindes machte.

8.1.3 Taubblinde Kinder

Wenn man von taubblinden Kindern spricht, denkt man im allgemeinen an Kinder, deren Hör- und Sehvermögen von Geburt an so stark geschädigt sind, daß sie zur Sprachperzeption und zur Bewältigung des praktischen Lebens weitgehend auf den Tastsinn angewiesen sind. Es gibt erfreulicherweise nur ganz wenige Kinder, für die eine solche Umschreibung des Begriffes Taubblindheit wirklich zutrifft. Für die meisten der heute in pädagogischen Einrichtungen für taubblinde Kinder betreuten Kinder ist diese Zustandsbeschreibung unzutreffend. Mit Recht wenden sich darum namhafte Taubblindenpädagogen der Gegenwart gegen eine so enge Fassung dieses Begriffes. So weist Hubert CARDINAUX (1972) darauf hin, daß bei einer so engen Auslegung des Begriffes Taubblindheit die Gefahr bestehe, daß die Früherfassung und Früherziehung derjenigen Kinder gehemmt werde,

> »welche zwar eine angeborene Hör- und Sehschädigung aufweisen, aber noch über Hör- und/oder Sehreste verfügen und deshalb von den Eltern, von Ärzten, Vertretern der Hör- und Sehgeschädigtenpädagogik, von Fürsorgerinnen und Amtsstellen usw. meistens nicht als taubblind erkannt werden können.«

So versteht CARDINAUX unter taubblinden Kindern

> »Kinder mit einer angeborenen oder vor dem Spracherwerb liegenden, Hör- und/oder Sehreste umfassenden Hörschädigung und Sehbehinderung sowie häufig neurologisch-hirnorganischen (z.B. Hirnschädigung, cerebrale Bewegungsstörung, Mikrozephalie) und organischen Schädigungen (z.B. Herzfehler) als auch sekundär bedingten psychischen Schädigungen (u.a. Hospitalismus, autistische Verhaltensweisen).«

Daneben kennt die Taubblindenpädagogik der Gegenwart selbstverständlich auch noch das von Geburt an oder vor dem Spracherwerb wirklich taube und blinde Kind sowie das nach dem Spracherwerb ertaubte und erblindete Kind. Im Vergleich zu der von CARDINAUX umschriebenen Gruppe ist deren Zahl jedoch sehr klein.

Die Feststellung der noch vorhandenen Hörfähigkeit mit Hilfe der Verhaltens-Beobachtungs-Audiometrie ist bei taubblinden Kindern insofern ein Problem, weil viele dieser Kinder Schallreize nicht mit den Augen lokalisieren, sondern nach ihnen zu greifen versuchen. Welche weiteren Gesichtspunkte noch zu bedenken sind, wurde (LÖWE 1980) in einem Zeitschriftenbeitrag aufgezeigt. Taubblinde Kinder im Schulalter lassen sich in der Regel unschwer mit der Spielaudiometrie untersuchen, sofern es gelingt, ihnen die als Antwort auf einen wahrgenommenen Schallreiz erwartete Reaktion beizubringen. Angesichts der bei einem Teil der taubblinden Kinder vorliegenden weiteren Behinderungen gelten manche von ihnen, ähnlich wie einige der geistigbehinderten Kinder, als audiologisch schwer zu untersuchende Kinder. Darum ist bei ihnen gegebenenfalls auch an den Einsatz der Visuellen-Verstärker-Audiometrie nach LIDEN und KANKKUNEN, an die Tastfühl-Verstärker-Audiometrie nach LLOYD, SPRADLIN und REID (1975) und an den Einsatz objektiver Verfahren zu denken. Vor allem visuelle Verstärker haben sich bei taubblinden Kindern als ein wirkungsvolles Mittel bewährt, um verläßliche Befunde zu bekommen. Die meisten dieser Kinder verfügen ja noch über eine ausreichende Sehschärfe, um einen Lichtreiz wahrnehmen zu können. Es ist dann allerdings erforderlich, den Hörprüfraum weitgehend zu verdunkeln.

8.1.4 Dysmelie-Kinder

Kinder mit angeborenen Gliedmaßenfehlbildungen unterschiedlicher Art bezeichnet man mit dem Oberbegriff Dysmelie-Kinder. Dieser Oberbegriff kennt mehrere Unterbegriffe. So versteht man unter Amelie das völlige Fehlen eines oder mehrerer Gliedmaßen. Von Phokomelie spricht man, wenn statt eines Armes oder Beines nur eine Hand oder ein Fuß vorhanden ist. Bei der Ektromelie bleiben die Gliedmaßen in der Längsachse mehr oder weniger unterentwickelt. Eine phokomele Ektromelie liegt schließlich vor, wenn die Unterentwicklung der Gliedmaßen so groß ist, daß das Bild mehr einer Phokomelie ähnelt.

Alle die mit diesen orthopädischen Begriffen umschriebenen Mißbildungen faßt man unter der Bezeichnung Dysmelie zusammen. Sie kamen bei vielen der Kinder vor, die zu Beginn der sechziger Jahre infolge vorgeburtlicher Thalidomidschädigung mit Gliedmaßenfehlbildungen geboren wurden. Ein nicht geringer Prozentsatz dieser Kinder war zusätzlich hörgeschädigt. Ihre Hörschäden wurden allerdings, sofern sie nicht durch Mißbildungen am äußeren Ohr oder durch Gehörgangsatresien offensichtlich waren, häufig erst spät erkannt. Da es sich nämlich in vielen Fällen um mittelgradige Schalleitungsschwerhörigkeiten gehandelt hat, konnten diese Kinder bei Zusprache aus kurzer Entfernung das Sprechen ihrer Mütter und Betreuer noch recht gut verstehen. Und weil sie wegen ihrer Körperbehinderung bei ihrer Betreuung in der frühen Kindheit auf einen engen körperlichen Kontakt angewiesen waren, fiel ihre Schwerhörigkeit zunächst nicht auf. Wurde sie jedoch offenkundig, konnte es vorkommen, daß sich die einschlägigen Kliniken mit der Lösung der auf sie zukommenden nicht leichten Aufgabe überfordert fühlten. (MARQUARDT 1965, 143).

Wenn auch in den Jahren nach 1965 in Europa nur noch wenige Kinder mit Mißbildungen der beschriebenen Art geboren wurden (in Brasilien kommen sie infolge unkritischer Einnahme teratogener Medikamente seit einigen Jahren wieder gehäuft vor), so stellt sich für jedes dieser Kinder auch heute noch das Problem, sie so früh wie möglich im Hinblick auf ihre Hörfähigkeit zu überprüfen. Daß dabei nicht auf die gleiche Art und Weise vorgegangen werden kann wie bei Kindern mit gesunden Gliedmaßen, bedarf keiner Begründung. In einem illustrierten Bericht (LÖWE 1965) ist anschaulich aufgezeigt, wie z.B. armlose Kinder die Wahrnehmung eines ihnen dargebotenen akustischen Reizes durch Ausführung einer kleinen Spielhandlung mittels ihrer Zehen anzeigen.

9. Die Einteilung von Hörschäden bei Kindern

An der pädaudiologischen Diagnostik sind Vertreter verschiedener Disziplinen beteiligt: Audiologen, Otologen und Pädagogen. Jeder von ihnen hat eine andere Fragestellung an die Kinderaudiometrie. So sind für den Otologen Fragen der Ätiologie besonders wichtig. Ihn interessiert ferner, ob er operieren muß oder nicht. Er sucht den Sitz der Hörschädigung und unterscheidet Schalleitungs- von Schallempfindungsschwerhörigkeiten, wobei er die letzteren weiter zu differenzieren versucht. Andere Fragen wie Grad der Hörschädigung, Beeinträchtigung der interpersonalen Beziehungen, Auswirkung auf die Schulleistungen, das Berufsleben und die Persönlichkeitsentwicklung sind für ihn ebenfalls wichtig. Für den Pädagogen ist es nicht so wichtig, ob eine Hörschädigung hereditären Ursprungs oder pränatal erworben ist. Ihn interessiert primär, ob er mit einer Progredienz der Hörschädigung rechnen muß und ob und in welchem Umfang die von ihm angestrebte Hör-Spracherziehung durch Zusatzbehinderungen erschwert wird.

Von den hier am Beispiel der Otologie und der Hörgeschädigtenpädagogik nur kurz angedeuteten, nicht immer identischen Fragestellungen der verschiedenen an der pädaudiologischen Diagnostik beteiligten Berufsgruppen finden die zahlreichen Einteilungsvorschläge für Hörschäden bei Kindern ihre Erklärung, die vor allem in der audiologischen, otologischen, pädagogischen und psychologischen Literatur anzutreffen sind. Einige sollen nachstehend kurz vorgestellt werden.

9.1 Einteilung aus audiologischer Sicht

Einteilung von Henk Huizing

Die mit Hilfe der Tonaudiometrie ermittelten Hörschwellenkurven geben dem Pädaudiologen die Möglichkeit, den Grad einer Hörschädigung näher zu bestimmen. Dabei kommt, worauf der niederländische Physiker und Audiologe Huizing (1953) nachdrücklich hingewiesen hat, dem 60 dB Pegel eine große Bedeutung zu. Viele Hörreize des täglichen Lebens begegnen dem Kind mit Intensitäten, die diese dB Zahl erreichen bzw. geringfügig übersteigen.

Bleiben sie jedoch infolge einer Hörbeeinträchtigung unterschwellig, so lebt ein solches Kind mehr oder weniger in einer stillen Welt. HUIZING benützte darum die 60 dB Linie als Ausgangsbasis für seine Einteilung der Hörschäden in vier Stufen:

Stufe 1: 0 bis 30 dB: normalhörend/leicht schwerhörig

Stufe 2: 30 bis 60 dB: mäßig schwerhörig

Stufe 3: 60 bis 90 dB: schwer schwerhörig

Stufe 4: über 90 dB: taub

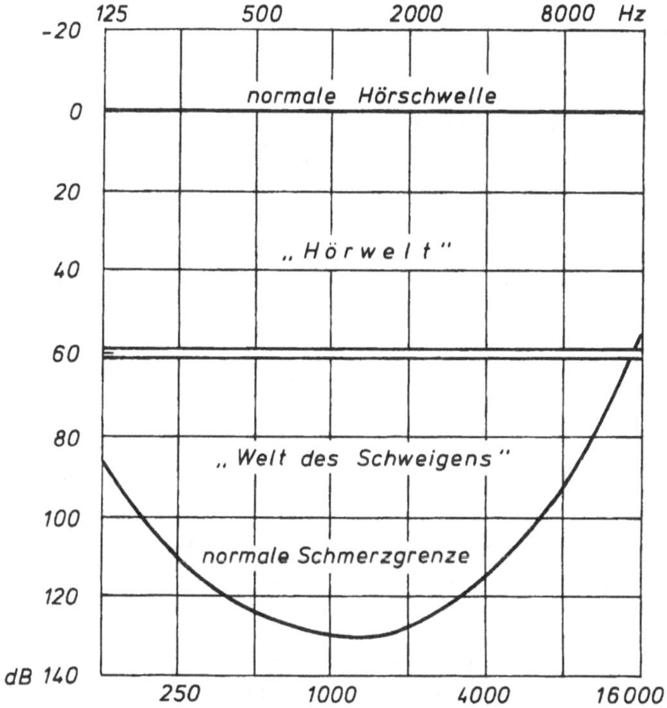

Abb. 60: Die 60 dB-Linie als Grenze zwischen »Hörwelt« und »Welt des Schweigens«

Einteilung von Hallowell Davis

Ein anderes Einteilungsschema hat der amerikanische Physiologe und Audiologe Hallowell DAVIS (1970) vorgelegt. Für ihn ist das soziale Kriterium für Gehörlosigkeit dann gegeben, wenn eine »everyday auditory communication« unmöglich oder nahezu unmöglich wird. Wörtlich führt er aus:

»Bezogen auf das Hören stellen mittlere Hörverluste zwischen 70 und 90 dB (ISO) eine Zone der Unsicherheit dar. Innerhalb dieser Zone gibt es Menschen, die sozial als taub anzusehen sind; die meisten sind allerdings lediglich schwerhörig.«

Der heute mögliche große Nutzen, den Hörgeräte gerade für Hörgeschädigte dieser Schädigungsgruppe bieten, läßt es nach Davis nicht mehr ratsam erscheinen, diese »graue Zone« automatisch mit dem Begriff »gehörlos« zu bezeichnen, wie dies in den USA heute noch oft geschieht. Er schlägt deshalb vor, den Begriff »Gehörlosigkeit« auf solche Hörverluste zu beschränken, die größer als 92 dB sind.

Für die Einteilung von Hörschäden im Bereich zwischen dem Normalgehör und der Gehörlosigkeit gibt Davis folgende Empfehlung:

Gruppe	Grad der Hörschädigung	Hörverlust in dB (ISO)	
		mehr als	nicht mehr als
A	nicht signifikant		25
B	leicht	25	40
C	mittel	40	55
D	markant	55	70
E	schwer	70	90
F	extrem	90	

Abb. 61: Einteilungsschema von Hallowell Davis

Gruppe A: Normalhörigkeit bis annähernde Normalhörigkeit; keine signifikanten Schwierigkeiten beim Verstehen von gesprochener Sprache

Gruppe B: Geringgradige Schwerhörigkeit; Schwierigkeiten beim Verstehen von Flüstersprache

Gruppe C: mittelgradige Schwerhörigkeit; Schwierigkeiten beim Verstehen von Sprache in normaler Lautstärke

Gruppe D: hochgradige Schwerhörigkeit; Schwierigkeiten beim Verstehen auch von laut gesprochener Sprache

Gruppe E: an Taubheit grenzende hochgradige Schwerhörigkeit; nur verstärkte Sprache wird noch verstanden

Gruppe F: Gehörlosigkeit; in der Regel wird auch verstärkte Sprache nicht mehr auditiv verstanden

Diese Interpretation legt den Schluß nahe, einen Hörschaden damit zu umschreiben, wie jemand Sprache unter normalen Alltagsbedingungen versteht. Es ist gewiß angezeigt, annähernd normales Gehör anzunehmen, wenn jemand in der Lage ist, in ruhiger Umgebung gehörte Alltagssprache ohne Hörhilfen zu verstehen. Was aber ist normale Alltagssprache? Was sind normale Alltagsbedingungen? Hierüber gibt es unter Audiologen keine Übereinstimmung, vor allem aber gibt es kein sprachaudiometrisches Verfahren, das Kinder mit standardisierter »normaler Alltagssprache« prüft. Darum ist es noch immer üblich, die Hörschwelle für Sprache, oft auch als mittlerer Hörverlust bezeichnet, aus den bei einer tonaudiometrischen Untersuchung über Luftleitung gewonnenen Werten bei den Frequenzen von 500, 1000 und 2000 Hz zu berechnen (siehe Seite 137).

Wie die Abbildung zeigt, besteht nach Davis praktisch noch keine Behinderung, wenn die Hörschwelle für Sprache bei den angegebenen Frequenzen weniger als 26 dB beträgt. Andererseits betrachtet er eine Hörschwelle für Sprache von 93 und mehr dB als einen totalen Verlust, weist allerdings darauf hin, daß dabei die Möglichkeit einer apparativen Kompensation nicht berücksichtigt ist.

Einteilung von Arne Risberg und J. Mártony

Arne Risberg und J. Mártony (1972) haben in Anlehnung an Erik Wedenberg (1954) ein Einteilungschema vorgelegt, das die informationstragenden Elemente der akustischen Sprachsignale, die Grenze zwischen Hören und Vibration in den tiefen Frequenzen, die Intensität der Sprache des Sprechers und die Unbehaglichkeitsgrenze berücksichtigt. Ferner haben sie den Sprachfrequenzbereich von 125 bis 6000 Hz in zwei Bereiche aufgeteilt, nämlich in den Bereich von 125 bis 1000 Hz und in den von 1500 bis 6000 Hz. Jeder dieser beiden Bereiche wurde ferner in mehrere Intensitätsfelder unterteilt. So liegt der C-Bereich in der Übergangszone zwischen Hören und Fühlen. Hier kann nicht eindeutig gesagt werden, ob es sich noch um Hören oder schon um Fühlen handelt. Der B-Bereich indiziert hingegen eindeutig Hören. Im hohen Frequenzbereich wurde das Intensitätsfeld 4 nur 10 dB breit festgelegt, weil die Erfahrung gezeigt hat, daß Kinder mit Hörkurven, die in diesem Bereich liegen, häufig Unbehaglichkeitserscheinungen zeigen.

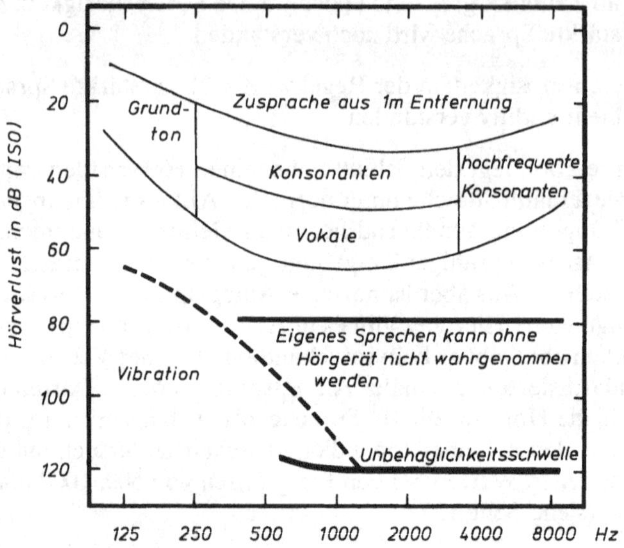

Abb. 62: Faktoren, die Erik WEDENBERG für seine Einteilung von Hörschäden benützt hat

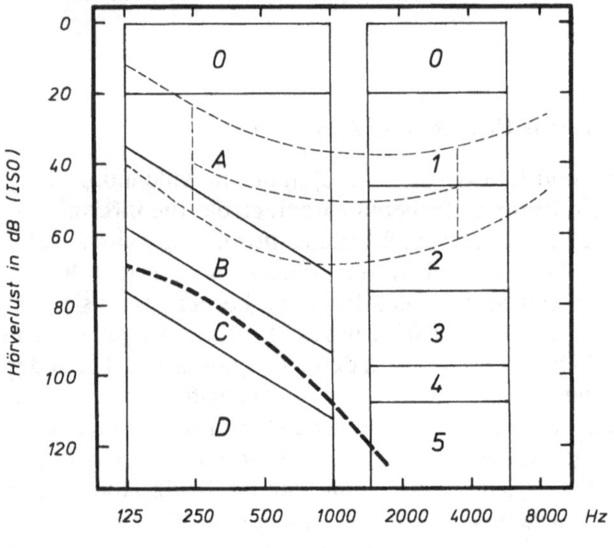

Abb. 63: Das Einteilungschema von RISBERG und MÁRTONY

9.2 Einteilung aus otologischer Sicht

Der Otologe orientiert sich bei der Beurteilung von kindlichen Hörschäden zunächst an folgenden zwei Fragen: welcher Art ist der Hörschaden und welche Ursache hat er. Er kommt folglich zu einer Einteilung der Hörschäden nach ihrer Lokalisation und Ätiologie.

9.2.1 Einteilung nach der Art

Hinsichtlich ihrer Art unterscheidet die Otologie vor allem zwischen Schalleitungsschwerhörigkeiten, Schallempfindungsschwerhörigkeiten und kombinierten Schwerhörigkeiten. Liegt bei einer pathologischen Luftleitungskurve eine normale Knochenleitungskurve vor, handelt es sich um eine Schalleitungsschwerhörigkeit. Eine solche Schwerhörigkeit kann heute in der Regel mit Erfolg medizinisch behandelt werden. Bei jeder Schalleitungsschwerhörigkeit, aber auch bei jeder kombinierten Schwerhörigkeit muß darum von otologischer Seite abgeklärt werden, ob durch medikamentöse oder operative Therapie eine Besserung oder gar eine Heilung/Beseitigung der Hörstörung zu erzielen ist.

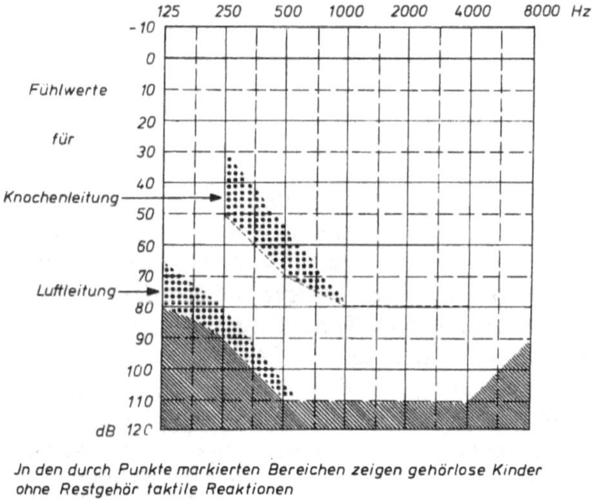

Abb. 64: Bereiche taktiler Reaktionen bei der Luft- und Knochenleitungsmessung

Ursachen der Schalleitungsschwerhörigkeit beim Kind

Bei der Schalleitungsschwerhörigkeit ist der Schallantransport von außen zur Schnecke behindert. Störungen können sich entweder im Gehörgang, am

Trommelfell oder an den Gehörknöchelchen befinden. Folgt man dem Schall zum Innenohr, ergibt sich – unabhängig von der Häufigkeit der Störungen – folgende Aufzählung:

- Verlegung des Gehörgangs durch Cerumen oder Fremdkörper
- Gehörgangsatresie
- Trommelfellperforationen
- Mittelohrentzündungen:
  - akute, eitrige Mittelohrentzündungen
  - Paukenerguß (Sero-Mucotympanon)
- Trommelfellperforation:
  - bei chronischer Mittelohrentzündung
  - bei Cholesteatom
  - bei Verletzung
- Zerstörung der Gehörknöchelchen:
  - bei chronischen Entzündungen
  - bei Cholesteatom
  - bei Verletzungen
- Fixierungen der Kette:
  - bei Mißbildung
  - bei Tympanosklerose

Während diese Schwerhörigkeiten im allgemeinen einer medizinischen Behandlung zugänglich sind, ist dies bei Schallempfindungsschwerhörigkeiten noch nicht der Fall, wenn man einmal von der Möglichkeit einer Versorgung mit einem Cochlear-Implantat bei völliger Gehörlosigkeit oder nur geringem Restgehör absieht. Auf einem Tonaudiogramm sind Schallempfindungsschwerhörigkeiten vor allem daran zu erkennen, daß bei ihnen die Knochenleitungskurve ebenso stark geschädigt ist wie die Luftleitungskurve. Ein weiteres Kennzeichen für Schallempfindungsschwerhörigkeiten ist ferner, daß die Kurven oft eine fallende Charakteristik zeigen. So kann man zuweilen bereits aus dem Kurvenverlauf auf die Art einer Hörschädigung schließen.

Henk HUIZING (1953) unterscheidet sechs Arten von Kurvenverläufen:

- 1: die flache Kurve mit nahezu gleichen Hörverlusten in allen Frequenzen
- 2: die ansteigende Kurve mit allmählich geringer werdenden Hörverlusten für die hohen Frequenzen

- 3: die fallende Kurve mit allmählich größer werdenden Hörverlusten für die hohen Frequenzen
- 4: den abrupten Abfall für hohe Töne (Hochtonverlust); der Abfall beträgt mehr als 40 dB pro Oktave
- 5: die wannenförmige Kurve; der Hörverlust ist in den mittleren Frequenzen größer als in den Höhen und in den Bässen
- 6: die Normalkurve mit einem selektiven Verlust im oberen Frequenzbereich (Senken)

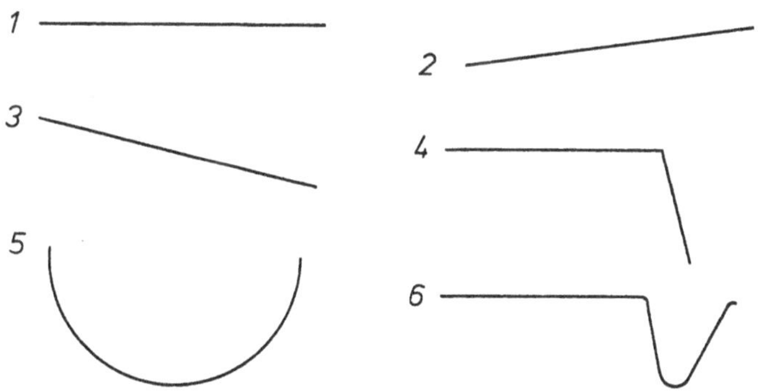

Abb. 65: Typische Kurvenverläufe (nach Henk HUIZING;)

Die zuletzt genannten Senken wurden von Bernhard LANGENBECK (1963) näher interpretiert:

c3-Senke: Senke bei 1000 bis 2000 Hz; sie ist zuweilen innenohr-, öfters jedoch schalleitungsbedingt (Otosklerose)

c4 -Senke: sie deutet auf eine Schädelkontusion hin

c5-Senke: bei sonst gleichförmigem Kurvenverlauf findet sich bei c5 plötzlich ein sehr viel schlechteres Hörvermögen; zu den ganz hohen Tönen hin erholt es sich dann wieder. Bei praktisch normalem Gehör ist eine solche Senke Ausdruck des Beginns einer Schädigung. c5-Senken sind in der Regel auf Schalltraumata zurückzuführen.

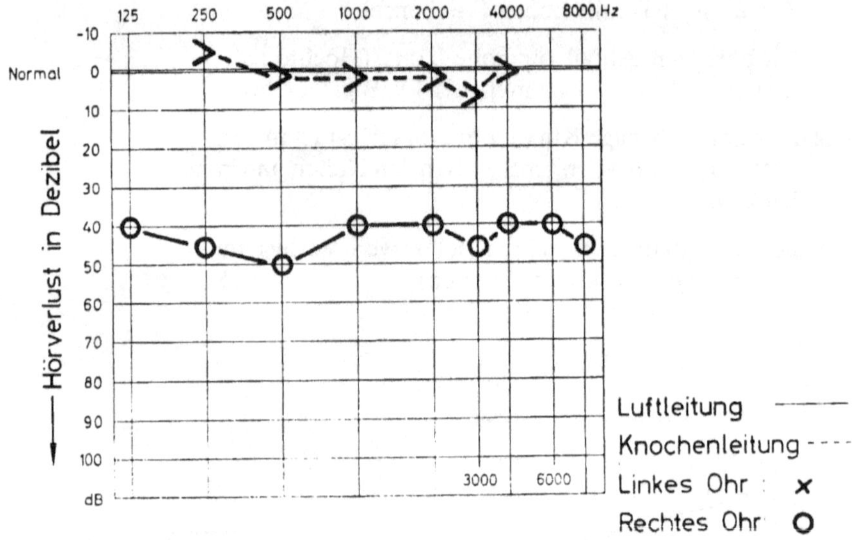

Abb. 66: Tonaudiogramm vom rechten Ohr eines Kindes mit Schalleitungsschwerhörigkeit

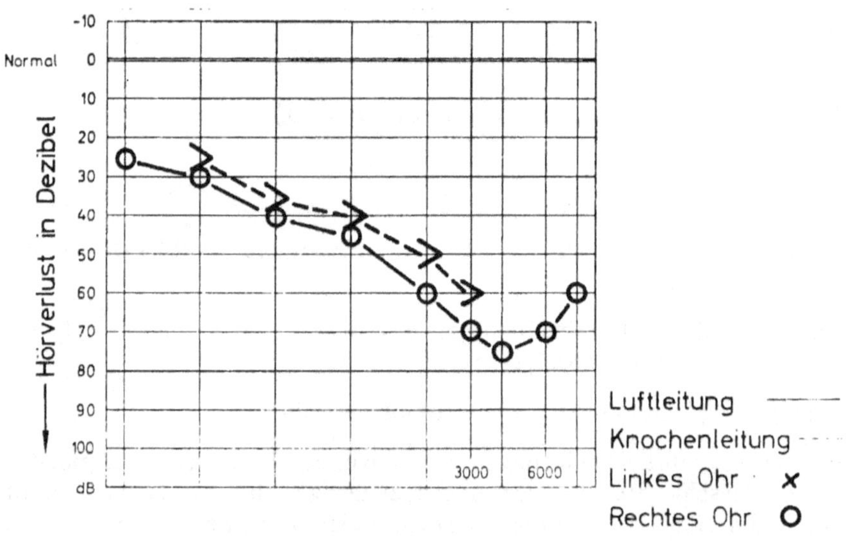

Abb. 67: Tonaudiogramm vom rechten Ohr eines Kindes mit Schallempfindungsschwerhörigkeit

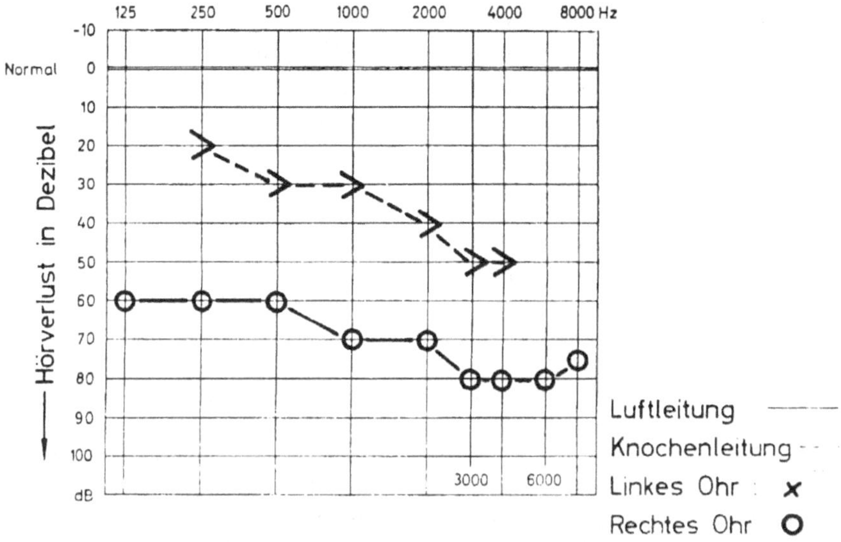

Abb. 68: Tonaudiogramm vom rechten Ohr eines Kindes mit kombinierter Schwerhörigkeit

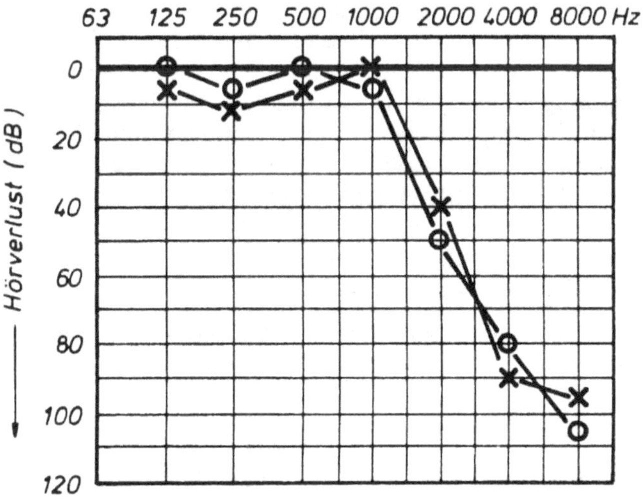

Abb. 69: Tonaudiogramm eines Kindes mit Hochtonverlust (Luftleitung für das rechte und linke Ohr)

9.2.2 Einteilung nach der Ätiologie

Es gibt viele Ursachen für das Entstehen von Hörschäden bei Kindern. Während man früher zwischen angeborenen und erworbenen Hörschäden unterschieden hat, unterscheidet die Otologie heute begrifflich klarer zwischen erblichen und erworbenen Hörschäden, denn auch erworbene Hörschäden können angeboren sein, z.B. bei einer Rötelnembryopathie. Und manche erbliche Hörschäden, z.B. bei Vorliegen einer progredienten Schwerhörigkeit, können sich erst im Laufe der frühen Kindheit oder noch später manifestieren. Ferner spricht man je nach dem Zeitpunkt des Entstehens der Hörschädigung von prä-, peri- und postnatalen Ursachen.

9.2.2.1 Hereditäre Hörschäden

Irreversible Hörschäden sind bei Kindern viel häufiger vererbt, als allgemein bekannt ist. So konnten zahlreiche Untersucher nachweisen, daß heute in Ländern mit einer guten ärztlichen Versorgung und Betreuung etwa 40 bis 60 % der Hörschäden der Kinder, die in einer Sonderschule für gehörlose oder schwerhörige Kinder unterrichtet werden, eine genetische Ursache haben (siehe: Löwe 1989). Und da gegenwärtig vor allem bei der Prävention nichtgenetischer Hörschäden Fortschritte erzielt werden, muß in Zukunft möglicherweise mit einem noch höheren Prozentsatz genetischer Hörschäden gerechnet werden.

In diesem Zusammenhang sei auf eine Mitteilung von Ian Taylor (1974) verwiesen, der bei einer Untersuchung hörgeschädigter Kinder feststellen konnte, daß sich die gemittelten audiometrischen Kurvenverläufe der verschiedenen Ätiologiegruppen hörgeschädigter Kinder deutlich voneinander unterscheiden. Nur bei zwei Gruppen stellte er identische audiologische Charakteristika fest, nämlich bei den Kindern, deren Hörschädigung eindeutig erblich bedingt war (24,4 %), und bei den Kindern mit Hörschäden unbekannter Ursache (27,8 %). Taylor folgert daraus, daß viele Kinder, deren Hörschädigung unbekannter Ursache ist, erbliche Hörschäden haben. Auch Lutz Kessler (1977) ist der Auffassung, daß

> »viele der ätiologisch ungeklärten kindlichen Hördefekte genetisch bedingt sind, d.h. im Rahmen eines rezessiven Erbganges entstanden sein können.«

9.2.2.2 Erworbene Hörschäden

Pränatale Ursachen: Als wichtigste Ursachen für eine pränatal erworbene Hörschädigung gelten Asphyxie, Viruserkrankungen, nichtinfektiöse Noxen, Toxoplasmose, Zytomegalie, Lues und Alkohol-Fetopathie. Von diesen Ursachen spielten bis gegen Ende der siebziger Jahre Viruserkrankungen die größte Rolle. So waren damals die Hörschäden von rund 20 % aller Schüler deutscher Gehörlosen- und Schwerhörigenschulen durch eine Rötelnerkrankung ihrer Mütter während der Embryogenese verursacht. Unter den nichtinfektiösen Ursachen für eine pränatal erworbene Hörbeeinträchtigung sind medikamentös-toxische Schäden an erster Stelle zu nennen. So haben Streptomyzin, Kanamyzin und Neomyzin in der Vergangenheit nachweislich zu pränatal verursachten Hörschäden geführt. In manchen Entwicklungsländern, vor allem aber in der Volksrepublik China, werden gegenwärtig bis zu 70 % aller Hörschäden bei Kindern durch Verabreichung ototoxischer Medikamente verursacht, sei es während der Schwangerschaft an ihre Mütter bzw. später direkt an die Kinder (KAPUR 1993; LÖWE 1993; NAMJILMAA 1993).

Perinatale Ursachen: Perinatale Ursachen haben dank der Fortschritte in der Neonatologie im Vergleich zu früher stark an Bedeutung verloren, kommen aber auch heute noch oft genug vor. So haben frühgeborene Kinder z.B. einen höheren Anteil an Hörschäden als ausgetragene Kinder. Mechanische Geburtsschäden, perinatale Hypoxie und Neugeborenen-Hyperbilirubinämie sind weitere mögliche Ursachen für eine perinatal erworbene Hörschädigung.

Postnatale Ursachen: Auch postnatale Hörschäden spielen, seitdem es Antibiotika gibt, keinesfalls mehr die Rolle wie etwa noch vor 50 Jahren. Während z.B. vor dem Zweiten Weltkrieg die Mehrzahl der Schüler deutscher Gehörlosenschulen ihr Gehör erst im Laufe der frühen Kindheit eingebüßt hatte, kommen solche Fälle heute vergleichsweise nur selten vor. So können zahlreiche Infektionskrankheiten auf meningogenem, neuritisch-toxischem und tympanogenem Wege Hörschäden verursachen. Hauptursache für das Entstehen einer bleibenden Hörschädigung im Säuglings- und Kleinkindalter ist noch immer die bakterielle Meningitis. Die Ausbildung einer postnatalen Hörschädigung ist aber auch auf traumatischem Wege möglich.

9.2.3 Einteilung aus pädagogischer Sicht

Wichtige medizinische Kriterien für eine Klassifizierung von Hörschäden bei Kindern sind neben der Ätiologie Aussagen über deren Art, Grad und Topographie. Aus pädagogischer Sicht bildet dagegen vor allem das Vorhandensein bzw. Nichtvorhandensein von expressiver und rezeptiver Lautsprache ein wichtiges Kriterium für die Abgrenzung einer Gehörlosigkeit von einer Schwerhörigkeit. Hat ein hörgeschädigtes Kind im Vorschulalter Sprache auf natürlichem Wege erworben, und sei es nur dank des ständigen Benützens zweier ihm optimal angepaßter Hörgeräte und dank einer ihm muttersprachlich angebotenen frühen interaktionalen Hör-Spracherziehung, und verständigt es sich mit seiner Umwelt vorwiegend lautsprachlich, gilt es als schwerhörig. Daraus folgert, daß eine pädagogische Abgrenzung zwischen Gehörlosigkeit und Schwerhörigkeit – anders als im medizinischen Bereich – immer erst nach einer sich wenigstens über zwei volle Jahre erstreckt habenden Förderung und Beobachtung eines hörgeschädigten Kindes, auf keinen Fall aber schon bei seiner Erstuntersuchung erfolgen kann. Sie kann dann aber auch durch relativ zuverlässige Werte der Kinderaudiometrie (Ton- und Sprachaudiometrie sowie objektiver Meßverfahren) abgesichert werden.

URSACHE		ART			EIN-TRITT			HÖRVERLUST					STABILI-TÄT			ZUSÄTZLICHE SCHÄDIGUNGEN
Allgemeine Ursache	**Konkretes Beispiel**	**Mittelohr**	**Innenohr**	**neural**	**vor der Geburt**	**bei der Geburt**	**nach der Geburt**	**leichtgradig sh.**	**mittelgradig sh.**	**hochgradig sh.**	**resthörig**	**völlig taub**	**gleichbleibend**	**fortschreitend**	**schwankend**	
VER-ERBUNG	**dominant**	○	●		●	●	●	●	●	●	●	●	●	○		
	rezessiv	○	●		●	●	●	●	●	●	●	●	●	○		
KRANK-HEITEN	**Röteln**	○	●	●	●			●	●	●	●		●			●
	Rh-Faktor		●	●	●			●	●	●	●		●			●
	Meningitis		●	○			●			●	●	●	●	○	○	○
	Mumps		●				●			●	●	●	●			
	Mittelohrentzündung	●					●	●	●						●	
MEDIKA-MENTE	**teratogene**	●	●	●	●			●	●	●	●		●			●
	ototoxische		●				●			●	●	●	●			
TRAUMATA	**im Mutterleib**	●	●	●	●			●	●	●	●		●			●
	Frühgeburt		●	●		●		●	●	●	●		●			●
	bei der Geburt		●	●		●		●	●	●	●		●			●
	Anoxie		●	●		●	○	●	●	●	●		●			●
	Lärm		●				●	●	●	●			●			
	Kopfverletzung	●	●				●	●	●	●	●	●	●			○
	Ohrenschmalzpfropf	●					●	●	●						●	

Hinweise: ● = wahrscheinlich
○ = möglich
sh. = schwerhörig

Abb. 70: Die Ätiologie frühkindlicher Hörschäden und ihre Auswirkungen auf Art, Grad und Stabilität des Hörverlustes (in Anlehnung an BOOTHROYD)

Der Hauptunterschied zwischen einem wirklich gehörlosen und einem schwerhörigen Kind kann aus pädagogischer Sicht auch wie folgt umschrieben werden:

Gehörlose Kinder, und dazu zählen im eigentlichen Wortsinn nur wenige der Kinder, die zur Zeit eine Gehörlosenschule besuchen, sind vor allem Augenmenschen. Sie nehmen Sprache hauptsächlich durch das Sehen auf: sie sehen sie als gesprochene Sprache vom Mund ihrer Mitmenschen ab, sofern sie nicht durch eine das Erlernen des Absehens weitgehend verhindernde gebärdensprachliche Erziehung statt zur Antlitzgerichtetheit zur Handgerichtetheit erzogen worden sind. Hörgeräte sind auch für gehörlose Kinder, die ja fast alle wenigstens im tieffrequenten Bereich noch Hörreste haben, wichtige ergänzende Kommunikationshilfen. Ein wirklich gehörloses Kind kann jedoch auch mit Hilfe der besten Hörgeräte Sprache nicht vornehmlich über das Gehör wahrnehmen, es sei denn, daß ihm durch eine frühe Cochlear-Implantat-Versorgung das Hören erschlossen worden ist. *Das Sehen ist gehörlosen Kindern das hauptsächliche Mittel bei der Sprachwahrnehmung.*

Bei schwerhörigen Kindern verhält es sich gerade umgekehrt. Das ihnen im Vergleich zu gehörlosen Kindern in einem weitaus größerem Umfang verbliebene oder durch eine Cochlear-Implantat-Versorgung erschlossene Hörvermögen befähigt sie, die Sprache hauptsächlich über das Gehör aufzunehmen, und sei es auch nur mit Hilfe zweier ihnen gut angepaßter individueller Hörgeräte bzw. eines Cochlear Implantats. Aber auch viele schwerhörige Kinder können in Alltagssituationen bei der Sprachwahrnehmung auf das Sehen nicht ganz verzichten (anders verhält es sich bei individuellen Übungssituationen unter günstigen raumakustischen Bedingungen). Es ist ihnen eine Hilfe zum besseren Sprechen, wie ja auch den gehörlosen Kindern bei entsprechender Schulung ihre geringen Hörreste noch eine Hilfe zum besseren Absehen und Sprechen sein können.

Der niederländische Gehörlosenpädagoge Antonius van UDEN (1960) hat den dargestellten Sachverhalt einmal ganz prägnant wie folgt umschrieben:

> »Taub ist derjenige, der die Sprache hauptsächlich durch das Sehen aufnehmen muß; die Lautwahrnehmung ist ihm dabei eine Hilfe. Schwerhörig ist derjenige, der die Sprache, und sei es auch nur unvollkommen, durch Hören aufnehmen kann; das Sehen ist ihm dabei eine Hilfe.«

An einer anderen Stelle umschreibt van UDEN (1969) die Gehörlosigkeit als einen solchen

> »Hörverlust, daß man seine eigene Stimme und sein eigenes Sprechen nicht mehr hören und durch Hören steuern kann.«

Vor mehr als 40 Jahren hat von BÉKÉSY (1949) aufgrund damals von ihm vorgenommener Untersuchungen angenommen, daß dies bei einem derartigen oder noch größerem Hörverlust der Fall sei:

Hz	125	250	500	1000	2000	4000
dB (ISO)	50	60	90	90	90	80

Diese Werte bedürfen aus heutiger Sicht einer gewissen Korrektur. Heute kann frühgeförderten und nicht noch zusätzlich behinderten hörgeschädigten Kindern, wenn sie mit ihren Hörgeräten in den Frequenzen des Hauptsprachbereiches eine Aufblähkurve von 45/50 dB erreichen und ihnen von klein auf eine gute Hör-Spracherziehung angeboten worden ist, Sprache zuweilen noch auditiv zur Wahrnehmung gebracht werden, wenn sie etwa folgende Hörschwellenwerte haben:

Hz	250	500	1000	2000	4000
dB	85	100	110	110	90

Einteilung nach Herbert Breiner

Eine weitaus differenziertere Abgrenzung zwischen Gehörlosigkeit und Schwerhörigkeit einerseits und innerhalb der bis etwa gegen Ende der achtziger Jahre als »gehörlos« angesehenen Höreinbußen mit einem mittleren Hörverlust von mehr als 90 dB hat aus pädagogischer Sicht Herbert BREINER (1982, 1988) vorgeschlagen. Er begnügt sich nicht mit der quantitativen Beurteilung des Hörverlustes, die z.B. über das arithmetische Mittel aus dem Hörverlust bei 500, 1000 und 2000 Hz vorgenommen werden kann, sondern fügt dieser noch eine qualitative Beurteilung hinzu. Diese hat zur Voraussetzung,

> »daß der Verlauf der Kurve beachtet und der Bereich der praktischen Auswertbarkeit festgestellt wird, also der Frequenzpunkt, oberhalb dessen keine praktische Auswertbarkeit mehr besteht. Wir setzen hierbei 120 dB als Schwelle an oder den Punkt, wo eine Aufblähkurve abbricht.«

Zur Typisierung teilt BREINER den sprachwichtigen Frequenzbereich durch drei wichtige Einschnittfrequenzen auf, nämlich 300/400 Hz, 800/1000 Hz und 3000 Hz. So unterscheidet er bei einem mittleren Hörverlust von mehr als 90 dB bei hochgradig hörgeschädigten Kindern folgende fünf Hörtypen:

Typ F 0: die Hörkurve erfaßt die Grundfrequenz bis 300/400 Hz; sie ist identisch mit der Grundschwelle für Vibrationsrezeption;

Typ F 1: die Hörkurve ist oberhalb 800/1000 Hz praktisch nicht mehr existent;

Typ F 3: die Hörkurve ist oberhalb 3000 Hz praktisch nicht mehr existent;

Typ F GS: die Hörkurve ist auch oberhalb 3000 Hz praktisch existent (Kurve geht durch), obwohl der Hörverlust größer als 90 dB ist.

Von diesen vier Hörverlusttypen hebt BREINER bei einem mittleren Hörverlust bis 90 dB folgenden Hörverlusttyp ab:

Typ F S: die Hörkurve ist durchgehend praktisch auswertbar.

Kinder mit Audiogrammen vom Hörverlusttyp F 0 gelten nach BREINER als ganz taub, solche mit Audiogrammen vom Hörverlusttyp F 1 oder F 3 als resthörig und die mit Audiogrammen vom Hörverlusttyp F S als schwerhörig.

9.2.4 Einteilung aus psychologischer Sicht

Eine pädagogische Abgrenzung zwischen schwerhörig und gehörlos kann sich niemals allein auf audiometrische Befunde stützen. Sie muß immer auch Faktoren wie Intelligenzgrad, Sprachentwicklungsstand, Sprachbegabung, Zusatzbehinderungen, familiäre Umwelt, Zeitpunkt des Eintritts der Behinderung und des Beginns der sonderpädagogischen Betreuung mit in ihre Überlegungen einbeziehen, wie dies u.a. von Hans-Dietrich KLINGHAMMER (1968) und von einem der Verfasser dieses Buches (LÖWE 1970) vorgeschlagen worden ist. So hat KLINGHAMMER ein Schema vorgelegt, das die Wechselbeziehung zwischen Hörfähigkeit einerseits und Intelligenz andererseits auf die Sprachentwicklung aufzeigt. Dieses Schema, das auf einem angenommenen Lebensalter von etwa vier Jahren basiert, wurde auf der Grundlage der Hör-, Sprach- und Intelligenzbefunde von etwa 600 im Audiologischen Zentrum in Münster untersuchten (zuvor nicht vorschulisch betreuten) Kleinkindern gewonnen. Wenn auch, wie KLINGHAMMER betont, eine völlige Übereinstimmung nicht erwartet werden kann, da das Schema andere Einflüsse auf die Sprachentwicklung nicht berücksichtigt, so bietet es doch eine gewisse Orientierungshilfe.

Eine weitere, psychologisch orientierte Einteilung der Hörschäden bei Kindern haben die Mitarbeiter eines an der Dr. Karl-KROISS-Schule für gehörlose und schwerhörige Kinder in Würzburg unter Leitung von Dietrich AXMANN durchgeführten Forschungsprojektes vorgelegt. Sie unterscheiden im Hinblick auf die Beschulung hörgeschädigter Kinder

»1. Schüler mit peripherer Schwerhörigkeit (und zentralen Beeinträchtigungen der auditiven Wahrnehmung) ohne umfassende Lern- und Entwicklungsbeeinträchtigungen, einschließlich der

- Schüler, die nach dem Spracherwerb ertaubt sind;
- Schüler mit Cochlea-Implantaten;

- Schüler mit abgrenzbaren neurogenen Lernstörungen beim Spracherwerb.

2. Schüler, mit zentralen Beeinträchtigungen der auditiven Wahrnehmung ohne/mit geringer periphere(r) Schwerhörigkeit, einschließlich der

- Schüler mit abgrenzbaren neurogenen Lernstörungen beim Spracherwerb.

3. Schüler mit peripherer Schwerhörigkeit und umfassenden nachhaltigen Lern- und Entwicklungsbeeinträchtigungen«. (Bundesministerium für Arbeit und Sozialordnung, 1992, 319).

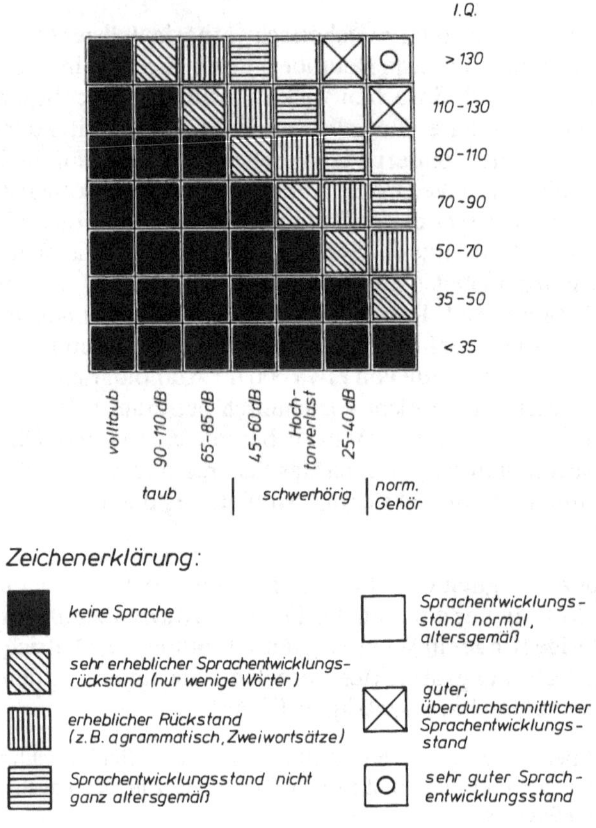

Abb. 71: Die Wechselbeziehung zwischen Hörfähigkeit und Intelligenz nach KLINGHAMMER

9.3 Audiometrische Befunde von Kindern bedürfen einer vor-aus-sichtigen Interpretation

Für wie wichtig auch immer die verschiedenen an der Diagnose und Therapie von Hörschäden bei Kindern beteiligten Disziplinen ihre jeweiligen Einteilungskriterien ansehen mögen, es muß hier nachdrücklich darauf hingewiesen werden, daß vor allem audiometrische Befunde von Säuglingen und von Kleinkindern, mit welchen subjektiven oder objektiven Verfahren sie auch ermittelt worden sein mögen, im Gegensatz zu den bei Erwachsenen ermittelten Befunden, vorsichtig, darüber hinaus aber auch vor-aus-sichtig interpretiert werden müssen. Nicht das, was nicht mehr vorhanden ist, also der Hörverlust, sondern das, was noch der Förderung bedarf, nämlich die noch verbliebene, erst noch zu stimulierende Hörfähigkeit, zuweilen auch als Basisgehör bezeichnet, gilt es zu sehen und zu betonen. Die noch vorhandene Hörfähigkeit kann durch hörpädagogische Maßnahmen in den meisten Fällen noch beträchtlich entwickelt werden. Darum aber ist eine durch Hörprüfungen nachgewiesene Hörbeeinträchtigung bei Säuglingen und Kleinkindern keinesfalls als eine statische Größe anzusehen. Ob und wie sie sich weiter entwickelt, hängt weitgehend davon ab, wie die Eltern der von einer Hörschädigung betroffenen Kinder von Fachleuten betreut und beraten werden und in welchem Maße sie sich für ihre Kinder einzusetzen bereit und fähig sind. Die kanadischen Hörgeschädigtenpädgogen Agnes und Daniel LING haben diesen Sachverhalt unmißverständlich wie folgt ausgesprochen:

> »For most hearing impaired children the greatest barrier to verbal learning is not their sensory deficit, but what people in their environment fail to provide for them.« (1978, 51)

10. Hinweise auf einige apparative Hilfen sowie Tests für Hörprüfungen bei Säuglingen und Kleinkindern

Für die Durchführung von Hörprüfungen bei Säuglingen und Kleinkindern bieten sich einige, in diesem Buch erwähnte apparative Hilfen an, die nicht jedermann bekannt sind und die darum in diesem Kapitel kurz vorgestellt werden sollen. Manche von ihnen sind fast unentbehrlich, andere eher wünschenswert. Einige, und das gilt erfreulicherweise eher für die als unentbehrlich angesehenen Geräte, werden sehr preisgünstig angeboten, für andere wird sich die Anschaffung dagegen wegen ihres höheren Preises nur für eine große Praxis oder Klinik lohnen.

10.1 Die Manchester Hochton-Rassel

Die Manchester Hochton-Rassel, die sich bei einfachen Hörprüfungen im Rahmen der Vorsorgeuntersuchungen vor allem bei Säuglingen im Alter von sieben bis neun Monaten bewährt hat, wird in ihrer jetzigen Form seit 1982 hergestellt. Man kann sie entweder in Packungen zu je sechs Stück bei der Ewing Foundation in Manchester oder in kleineren Stückzahlen beim Internationalen Beratungszentrum für hörgeschädigte Kinder in Zollikon bei Zürich bestellen.

Die Konstruktion der Hochton-Rassel

Die Hochton-Rassel ist ein einfaches und robustes Instrument, das sich – und das gilt in gleicher Weise auch für alle anderen bei Aussonderungsuntersuchungen (Screening Tests) für Säuglinge und Kleinkinder zum Einsatz gelangenden Geräte – in der Hand geschulten Personals sehr gut für die Aussonderung hörauffälliger Säuglinge eignet. Mit ihr kann man lediglich Frequenzen oberhalb von 6000 Hz erzeugen. Mit anderen Worten: wenn ein Säugling bei korrekter Handhabung auf diese Rassel in erwünschter Weise reagiert, dann kann man davon ausgehen, daß er in den für die Sprachwahrnehmung so wichtigen oberen Frequenzen über normales Hörvermögen verfügt.

Wie die Abbildung 72 zeigt, besteht die Hochton-Rassel aus drei Teilen: aus den beiden Halbkugeln (»Hemisphere 1« und »Hemisphere 2«) und aus dem Handgriff (»Handle«). In den beiden Halbkugeln befinden sich ungefähr 30

Perlen (»Beads«), von denen jede einen Durchmesser von etwa 0,8 mm hat. Seit 1982 handelt es sich um Perlen aus Zirkonium, das bevorzugt für elektrisch, thermisch und mechanisch hochbeanspruchte Geräte verwendet wird. Ein Aufbau von elektrostatischer Ladung ist bei diesen Perlen nicht möglich.

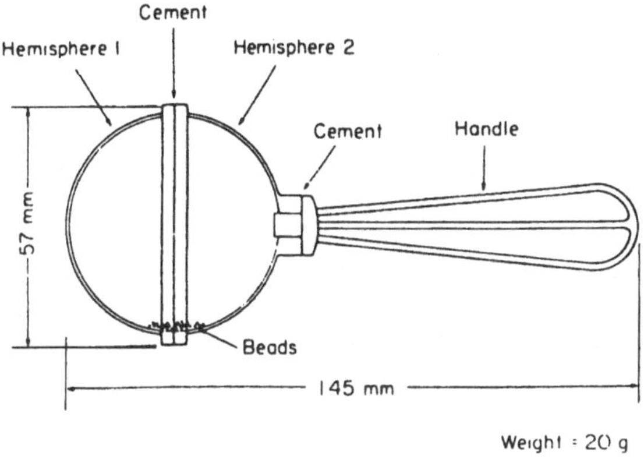

Abb. 72: Die Konstruktion der Manchester Hochton-Rassel

Der Frequenzbereich der Hochton-Rassel

Die Hochton-Rassel soll nur ganz sanft bewegt und keinesfalls kräftig geschüttelt werden. Das dadurch erzeugte Geräusch ist sehr leise, kann aber von einem Säugling mit normalem Gehör in einem ruhigen Untersuchungsraum aus einer Entfernung von 1 m noch gut wahrgenommen werden. Wenn man die Hochton-Rassel aus kürzerer Entfernung oder durch kräftiges Schütteln zum Erklingen bringt, wird die Lautstärke größer. Dann kann die Hochton-Rassel auch von Säuglingen mit leichten Höreinbußen im oberen Frequenzbereich noch wahrgenommen werden. Da es jedoch vor allem bei einfachen Hörprüfungen in der kinderärztlichen Praxis um die Aussonderung aller Kinder mit Höreinbußen geht, mögen diese auch nur leichtgradig sein, ist es wichtig, sich genau an die Testanweisungen zu halten. Wenn die Hochton-Rassel, wie vorgeschrieben, sanft bewegt wird, entsteht ein breites Band hochfrequenter Geräusche. Diese entstehen dadurch, daß die Perlen aneinanderstoßen und auch die innere Oberfläche der Rassel berühren.

Eine Spektralanalyse dieser Geräusche, die im »Centre of Audiology, Education of the Deaf, and Speech Pathology« der Universität in Manchester durchgeführt worden ist, hat ergeben, daß jeweils eine Serie von Geräuschen erzeugt wird, die alle im Frequenzbereich von 6000 bis 20000 Hz liegen. Obwohl bei kräftigem Schütteln der Hochton-Rassel auch einige Frequenzen unterhalb von 6000 Hz erzeugt werden, bleibt – erfreulicherweise – das Verhältnis zwischen den tiefen und den hohen Frequenzen substantiell dasselbe wie bei einer nur sanften Bewegung der Rassel.

Auf der Abbildung 73 ist das typische Frequenzspektrum der Hochton-Rassel zu sehen. Es wurde mit Hilfe eines KEMAR ermittelt. Dieses Wort dient in der Audiologie als Abkürzung für »Knowles Electronics Manikin for Acoustic Research«. Dieser »Manikin« ist ein auf einem Torso aufgesetzter Kunstkopf (in Größe eines Erwachsenenkopfes), der vor allem für in-situ-Messungen von Hörgeräten entwickelt worden ist. Ein in diesen Kunstkopf eingebauter Ohrsimulator ermöglicht die Durchführung von Messungen, die – im vorliegenden Fall – anzeigen, mit welchen Intensitäten und mit welchen Frequenzen das mit der Hochton-Rassel erzeugte Geräusch am Ohr eines Kindes ankommt. Aus einer Entfernung von 1 m wurde bei sanftem Bewegen der Rassel die untere, bei kräftigem Schütteln die obere Frequenzverlaufskurve ermittelt. Diese Meßergebnisse beweisen, daß mit der Hochton-Rassel wirklich das gemessen wird, was sie zu messen vorgibt.

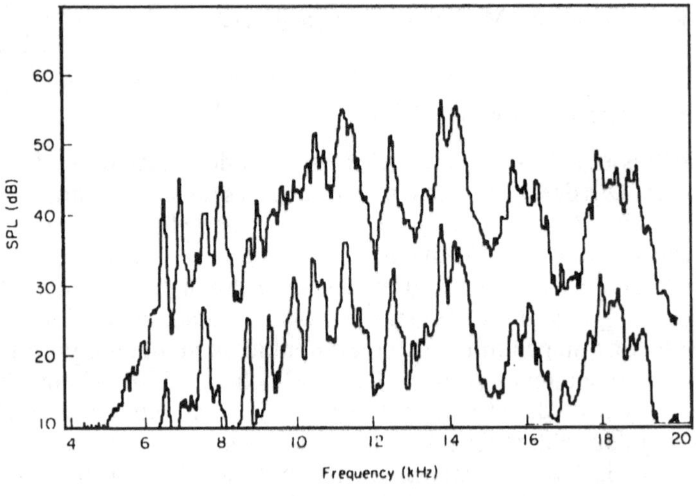

Abb.Nr. 73: Der Frequenzbereich der Hochton-Rassel

10.2 Schallpegelmesser

Überall dort, wo Hörprüfungen mit Stimme oder Sprache bzw. mit Geräuschen aus dem freien Schallfeld durchgeführt werden, sollte auch ein zuverlässig anzeigender und zugleich leicht ablesbarer Schallpegelmesser vorhanden sein. Man benötigt ihn nicht nur für die Prüfung und Bestimmung aller bei einer Aussonderungs- oder Bestimmungsuntersuchung (Verhaltens-Beobachtungs-Audiometrie zur Ermittlung der Hörreaktionsschwelle und der Aufblähkurve) nicht von einem Freifeldaudiometer angebotenen Schallreize, sondern auch für die Messung des Störschallpegels im Untersuchungsraum.

Für Aussonderungsuntersuchungen in der kinderärztlichen Praxis genügen einfache, zu einem verhältnismäßig niedrigen Preis erhältliche Geräte. Hier wäre vor allem an das nachstehend genannte Gerät zu denken, für das es im Hinblick auf Preis und Leistung kein Gegenstück gibt.

– *MEG Speech Level Indicator II*

Dieses britische Gerät wurde eigens für Hörprüfungen bei kleinen Kindern entwickelt. Es erfüllt darum in hohem Maße die Voraussetzungen zur Messung der Lautstärke stimmlicher oder anderer, aus dem freien Schallfeld einem Kinde zur Wahrnehmung angebotener Schallreize. Sein großer Vorteil gegenüber manchem anderem Gerät ist, daß es bereits Schallreize von 30 dB<A> an aufwärts anzeigt. Wie die Abbildung 74 zeigt, hat es drei Meßbereiche, nämlich den Meßbereich L (= low) von 30 bis 57 dB, den Meßbereich M (= medium) von 50 bis 77 dB und den Meßbereich H (= high) von 70 bis 97 dB. Für Aussonderungsuntersuchungen in der kinderärztlichen Praxis ist vor

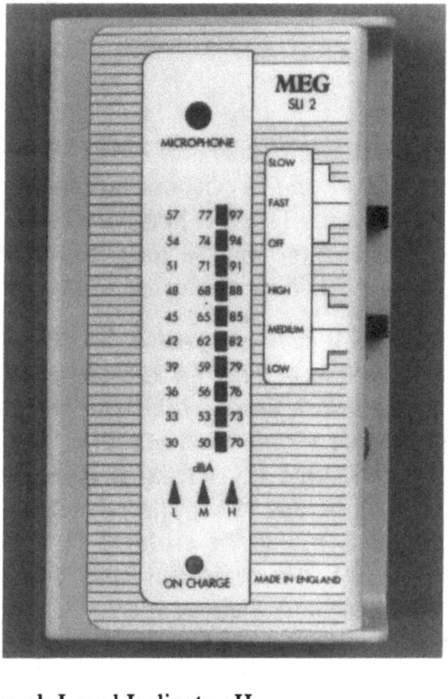

Abb. 74: Der MEG Speech Level Indicator II

allem der Meßbereich L wichtig. Lichtsignale zeigen in 3 dB Schritten die jeweils gemessene Lautstärke an. Wenn man die Anzeige auf »langsam« (»slow«) einstellt, bleibt die vom Lautstärkemesser ermittelte Intensität für etwa zwei bis drei Sekunden sichtbar beleuchtet. Das Gerät ist nur 13,0 x 7,5 x 3,3 cm groß und wiegt 170 Gramm. Es läßt sich sehr leicht in der Hand halten. Seine Energie bezieht es von Batterien, die mit einem dazugehörigen Ladegerät (= charger) schnell aufgeladen werden können. Das Ladegerät eignet sich übrigens auch für die anderen, weiter unten noch erwähnten MEG Instrumente. Man benötigt es also nur einmal.

– *DAWE D 1405 E digitaler Schallpegelmesser*

Dieses von der britischen Firma DAWE hergestellte und in Deutschland und in der Schweiz von der Firma Pieper vertriebene Gerät ist ein preisgünstiges und auch einfach zu handhabendes Meßgerät und eignet sich für Bestimmungsuntersuchungen mit Hilfe der Verhaltens-Beobachtungs-Audiometrie vortrefflich. Es wiegt nur 250 g und ist nur 25,8 x 7,0 x 2,1 cm groß. Mit ihm kann man Intensitäten von 30 bis 135 dB (A) messen. Die jeweils gemessene Intensität wird digital angezeigt, und das bei Einstellung auf Position »langsam« genügend lange, um den ermittelten Wert auch wirklich lesen zu können. Anders als bei herkömmlichen Schallpegelmessern mit Analoganzeige ist bei diesem Gerät somit ein exaktes Ablesen wirklich garantiert.

Bedienungshinweise

Ob man in der kinderärztlichen Praxis den »MEG Speech Level Indicator« oder in der klinischen Verhaltens-Beobachtungs-Audiometrie das erwähnte oder ein anderes von der Firma DAWE hergestelltes Gerät benützt, das jeweils verwendete Gerät kann nur dann die genaue Lautstärke anzeigen, wenn es angemessen eingesetzt wird. Was ist hierbei zu beachten ?

Bei Verwendung eines Schallpegelmessers für die in diesem Buch erwähnten Meßvorgänge muß man gedanklich davon ausgehen, daß dessen Mikrophon das Ohr des Kindes repräsentiert. Darum müßte es sich eigentlich auch jeweils an der Stelle befinden, wo das gerade eben geprüfte Ohr des Kindes ist. In der Praxis erweist sich eine derartige Forderung jedoch als nicht durchführbar. Als Kompromiß bietet sich an, das Mikrophon des Schallpegelmessers ebenso weit von der jeweiligen Schallquelle entfernt zu halten, wie das Ohr des Kindes von dieser entfernt ist. Auf der Abbildung 75 ist diese Situation angedeutet. Selbstverständlich kann man einwenden, daß das Schallfeld durch das in ihm sitzende Kind in einem geringen Grade beeinflußt wird und daß es darum zu gewissen Meßungenauigkeiten kommen kann. Diese sind jedoch so geringfügig, daß sie nicht ins Gewicht fallen und vernachlässigt werden können.

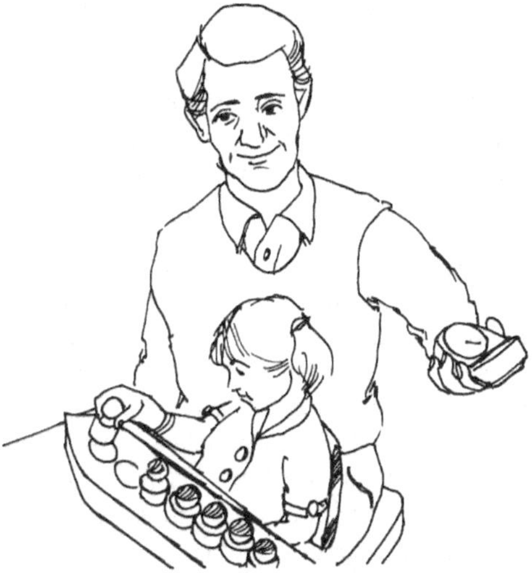

Abb. 75: Die Handhabung eines Schallpegelmessers

10.3 Tragbare Freifeldaudiometer

– *Hinweise auf ihren Einsatz*

Wenn bei einer Aussonderungsuntersuchung oder bei der Verhaltens-Beobachtungs-Audiometrie eines der nachstehend genannten oder ein anderes Freifeldaudiometer (in der englischsprachigen Literatur werden diese oft auch als pädiatrische Audiometer bezeichnet) zum Einsatz gelangt, dann wird für die Prüfung mit den damit abgegebenen Schallreizen selbstverständlich kein Schallpegelmesser benötigt. Die genaue Lautstärke dieser Schallreize kann an dem jeweils benützten Audiometer abgelesen werden. Beim Einsatz eines dieser Audiometer ist allerdings darauf zu achten, daß das Gerät jeweils genau in der dafür angegebenen Entfernung vom Ohr des Kindes gehalten wird (bei manchen Geräten ist dies 1,0 m, bei anderen 0,5 m). In diesem Zusammenhang sei vor allem für Berufsanfänger darauf aufmerksam gemacht, daß jede Halbierung des Abstandes bei gleichbleibender Lautstärkeeinstellung des Gerätes zu einem Lautstärkeanstieg von 6 dB führt. So erhöht sich z.B. ein aus 1,0 m Entfernung mit 50 dB abgegebener Schallreiz bei Verkürzung der Entfernung auf 0,5 m auf 56 dB und bei weiterer Reduzierung des Abstands auf nur noch 0,25 cm auf 62 dB. Gleiches gilt selbstverständlich auch für den Fall, daß sich ein Schallpegelmesser statt 1,0 m von der Schallquelle nur 0,5 m oder sogar nur 0,25 m von ihr entfernt befindet. Er zeigt dann eine um 6 dB oder sogar um 12 dB höhere Lautstärke an.

- *Wieviel Störschall kann beim Einsatz von Freifeldaudiometern noch toleriert werden?*

Zunächst muß davon ausgegangen werden, daß ein Raum, in dem Hörprüfungen durchgeführt werden sollen, sehr ruhig sein muß. Der darin vorkommende Störschallpegel darf gewisse Werte nicht übersteigen, da er sonst die bei der Untersuchung anzubietenden leisen Testreize überlagert und unhörbar macht.

Im Hinblick auf noch tolerierbaren Störschall ist zwischen vorübergehendem und andauerndem Störschall zu unterscheiden. Ein andauernder Störschall von 50 dB ist völlig unakzeptabel, während ein nur vorübergehend auftretender Störschallpegel von 50 dB durchaus toleriert werden kann. Es dürfte z.B. in kinderärztlichen Praxen nur in seltenen Ausnahmefällen einmal ein Raum zur Verfügung stehen, in dem nicht gelegentlich einmal ein Störschallpegel von etwa 50 dB vorkommt. Gleiches gilt auch für manche Hörprüfräume in Kliniken. Sollte ein solcher Störschallpegel nur in größeren zeitlichen Abständen auftreten und sollten zwischen diesen jeweils längere Pausen bestehen, dann bleibt genügend Zeit für eine weitgehend störschallfreie Durchführung der Hörprüfung.

Wenn ein Raum auf seine Brauchbarkeit für Hörprüfungen beurteilt wird, sollte man den darin vorkommenden Störschallpegel während der längeren ruhigeren Zeitabstände messen und nicht gerade dann, wenn ein vorübergehender kurzer Störlärm zu registrieren ist.

Nun ist Störschall nicht nur im Hinblick auf seine Intensität, sondern auch im Hinblick auf seine Frequenz, d.h. auf seine Tonhöhe, zu beurteilen. So ist es durchaus einmal denkbar, daß ein Raum mit einem Störschallpegel von 40/45 dB durchaus noch für Hörprüfungen mit Testreizen mit einer Intensität von 35 dB<A> geeignet ist. Diese an sich als unmöglich erscheinende Situation findet ihre Erklärung darin, daß Störschall im allgemeinen nur im tieffrequenten Bereich größere Intensitäten erreicht. Zuweilen genügt ein einfacher psychoakustischer Test, um herauszufinden, ob ein Raum trotz eines gewissen Störschallpegels für einfache Hörprüfungen noch geeignet ist. Man biete zu diesem Zweck in diesem Raum drei oder vier Erwachsenen mit normalem Gehör aus 1,0 m Entfernung mit einem Freifeldaudiometer reine oder gewobbelte Töne der Frequenzen von 500, 1000, 2000 und 4000 Hz mit etwa 35/40 dB Intensität an. Wenn sie diese Prüftöne trotz eines vorhandenen Störschallpegels von 40/45 dB wahrnehmen können, dann darf man davon ausgehen, daß dieser Raum sich für den gewünschten Zweck noch eignet.

- *Unterschiedliche Geräte*

Mehrere europäische Firmen bieten eigens für Aussonderungs- und Bestimmungsuntersuchungen bei Säuglingen und Kleinkindern entwickelte Freifeldaudiometer an. Die wichtigsten dieser Geräte werden nachstehend in alphabetischer Reihenfolge der Namen ihrer Hersteller kurz vorgestellt.

Interacoustics / Assens – Dänemark

Das als »pädiatrisches Freifeldaudiometer PA 2« bezeichnete Gerät der dänischen Firma Interacoustics ist, wie sein Name sagt, vor allem für die pädiatrische Praxis bestimmt. Dieses zu einem günstigen Preis erhältliche Gerät ist leicht zu handhaben. Es ist 18,0 x 8,0 x 6,0 cm groß und wiegt 350 Gramm. Mit ihm können Wobbeltöne der Frequenzen von 500, 1000, 2000 und 4000 Hz erzeugt werden. Bei einem Abstand von jeweils 0,5 m vom Ohr des Kindes lassen sich folgende Intensitäten abgeben: 20, 40, 60 und 80 dB. Bei Verringerung des Abstandes erhöhen sich bei gleicher Einstellung die Intensitäten um jeweils 10 dB, so daß auch Intensitäten von 30, 50, 70 und 90 dB dargeboten werden können. Gespeist wird das sehr robust gebaute Gerät von zwei auch ohne Werkzeug leicht auswechselbaren 9 Volt Batterien. Da diese Batterien nur beansprucht werden, wenn der Ton- oder der Lichtschalter gedrückt wird, haben sie eine lange Lebensdauer. Es kann bei diesem Audiometer überhaupt nicht vorkommen, daß man es auszuschalten vergißt.

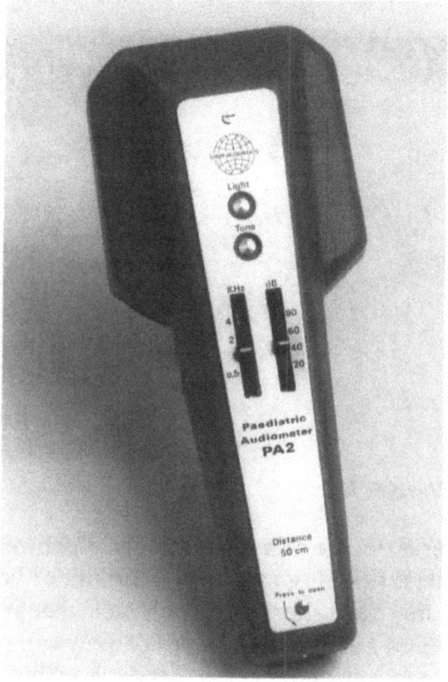

Abb 76: Das pädiatrische Audiometer der Firma Interacoustics

Das Lichtsignal ist für die sogenannte COR-Audiometrie bestimmt. Man kann es aber auch benützen, um mit ihm den Säuglingen, die auf einen Schallreiz mit einer Hinwendereaktion geantwortet haben, eine visuelle Belohnung anzubieten.

MEG Instrumentation / Sheffield – England

Diese britische Firma bietet zwei beachtenswerte und zudem auch noch sehr preiswerte pädiatrische Freifeldaudiometer mit folgenden Bezeichnungen an: »MEG Warbler II« und »MEG FF1«.

– *MEG Warbler II*

Dieses kleine Gerät (es wiegt 175 Gramm und ist 13,0 x 7,5 x 3,3 cm groß) versteht sich als »Screening Free Field Warble Tone Audiometer« und ist eigens für Aussonderungsuntersuchungen bei Säuglingen im Alter von sieben bis neun Monaten entwickelt worden. Mit ihm können Wobbeltöne (to warble = wobbeln, trillern) von 500, 2000 und 4000 Hz mit Intensitäten von 35, 40 und 50 dB<A> abgegeben werden. Außerdem kann für Kinder, die sich dieser Schallquelle zuwenden, eine visuelle Belohnung mit einem eingebauten Lichtsignal verabreicht werden. Das Gerät ist mit einer wiederaufladbaren Batterie bestückt. Für die Wiederaufladung kann das bereits genannte Ladegerät benützt werden.

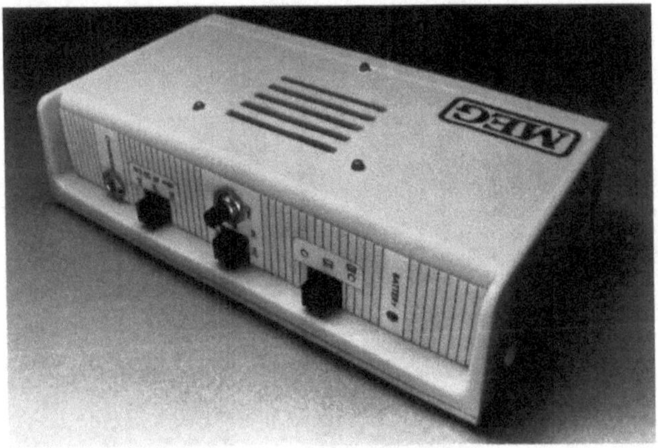

Abb.77: Der »MEG Warbler II«

Vor allem für Kinderärzte, die sich nicht mit der Hochton-Rassel und den im Ewing-Ablenkungstest für Säuglinge und Kleinkinder vorgesehenen stimmlichen Reizen oder mit dem allerdings auch nicht leicht zu praktizierenden BOEL-Test anfreunden können, bieten das pädiatrische Freifeldaudiometer PA 2 der Firma Interacoustics oder der »MEG Warbler II« der Firma MEG Instrumentation eine echte Alternative.

– *»MEG FF1«*

Das tragbare Freifeldaudiometer »MEG FF1« der Firma MEG Instrumentation ist ein vielseitig einsetzbares Gerät. Mit ihm lassen sich die folgenden akustischen Reize verabreichen: reine Töne, gewobbelte Töne, Schmalbandrauschen, Breitbandrauschen, Clicks und gefilterte Clicks für die ERA Messung sowie Sprache und gefilterte Sprache. Es besitzt auch eine Steckbuchse für den Anschluß eines Computers, so daß das Gerät, vom Computer gesteuert, auch automatisch arbeiten kann.

Mit diesem Freifeldaudiometer können folgende Frequenzen erzeugt werden: 250, 500, 1000, 2000, 4000, 6000 und 8000 Hz. Diese Frequenzen können in 5 dB Schritten von 0 bis 95 dB, bezogen auf einen Abstand von 0,5 m, abgegeben werden.

Das Freifeldaudiometer »MEG FF1« hat ein Gewicht von 3 kg und ist 27,0 x 14,5 x 14,0 cm groß. Seine wiederaufladbare Batterie hat eine Betriebsdauer von fünf Stunden. Die Wahl der gewünschten Frequenz und Intensität erfolgt durch bloße Berührung mit dem Zeigefinger, so daß keinerlei unerwünschte Nebengeräusche entstehen. Auch die Ablesbarkeit der jeweils eingestellten Frequenz und Intensität ist optimal verwirklicht. Diesem Gerät ist es anzusehen, daß es die Feuertaufe der Praxis wirklich bestanden hat. Seine einzige »Schwachstelle« ist, daß es keine Anschlußmöglichkeiten für Kopfhörer besitzt, so daß es z.B. für eine spielaudiometrische Untersuchung nicht verwendet werden kann (wohl aber für die Vorbereitung darauf).

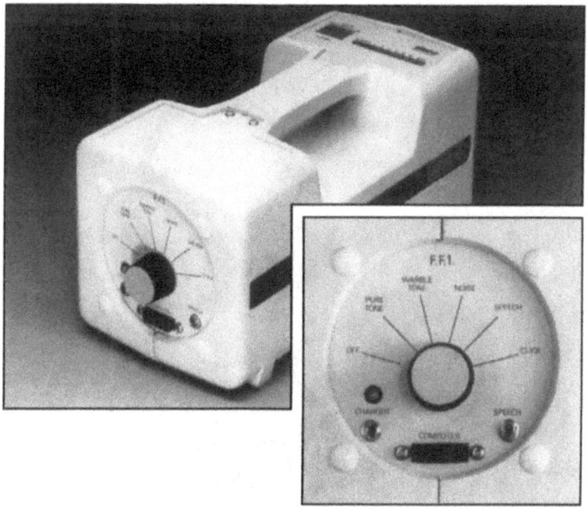

Abb. 78: Das MEG FF1 Freifeldaudiometer

Deutschland

Ein in deutschen kinderärztlichen Praxen weit verbreitetes Hörtestgerät ist das *»Screening Audiometer AT 205 Selector«*. Es ist nicht nur, wie die anderen, bereits genannten Geräte, mit einem Lautsprecher ausgestattet, sondern verfügt auch über Kopfhörer. Auf Wunsch wird es gegen einen beachtlichen Aufpreis auch mit Knochenhörer geliefert.

Der »Selector« verfügt über sechs Testfrequenzen, die als frequenzmodulierte Wobbeltöne in 5 dB Schritten bis zu folgenden maximalen Lautstärken abgegeben werden können:

	500	1000	2000	3000	4000	6000 Hz
Luftleitung	95	100	95	100	95	95 dB
Knochen-leitung	65	65	60	70	60	55 dB
Freifeld	90	80	80	85	85	80 dB

Die Freifeldlautstärken beziehen sich auf einen Abstand von nur 0,3 m vom Ohr des Kindes. Bei einem Abstand von 0,5 m liegen sie um etwa 5 dB niedriger.

Das Gerät wiegt ohne Kopfhörer 0,8 kg und ist 22,0 x 10,0 x 8,9 cm groß. Es ist mit zwei 9 Volt Batterien bestückt, die immer nur dann beansprucht werden, wenn die Tongebetaste gedrückt wird. Da der »Selector« mit Kopfhörern ausgestattet ist, eignet er sich nicht nur für Aussonderungs- und Bestimmungsuntersuchungen aus dem freien Schallfeld, sondern auch für die Durchführung der Spielaudiometrie.

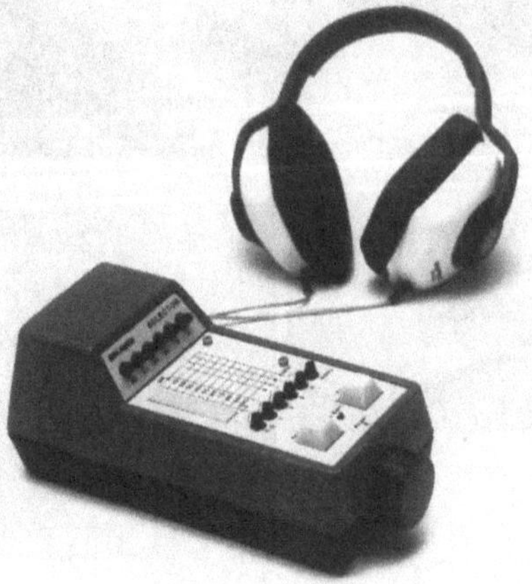

Abb. 79: Das Selector-Audiometer AT 205

Viennatone / Wien – Österreich

Unter der Bezeichnung »Baby-Reactometer Audiotest AT« bietet diese Firma drei sich nur wenig voneinander unterscheidende Geräte zur audiologischen Reaktionsprüfung von Säuglingen an. Diese Prüfgeräte empfehlen sich vor allem für Hörprüfungen bei Säuglingen, die noch nicht sitzen können. Wie die Abbildung 80 zeigt, bestehen sie aus jeweils zwei Lautsprecher-Einheiten zur Beschallung des rechten und des linken Ohres. Eine der Lautsprecher-Einheiten enthält die Batterie und die elektronische Schaltung, die einen ständig sich wiederholenden Ton gleitender Frequenz erzeugt. Der Frequenzbereich des Gleittones ist mit Hilfe eines in diese Einheit eingebauten Schalters beim Gerät »Audiotest AT 3« in drei Stufen umschaltbar (Stufe 1: ca. 500 – 1500 Hz; Stufe 2: ca. 1500 – 3000 Hz; Stufe 3: ca. 4000 – 7000 Hz). Ferner gehört zum Prüfgerät eine Fernbedienungs-Einheit. Mit ihr läßt sich einer der beiden Lautsprecher einschalten. Außerdem kann mit ihr die Lautstärke auf 40 oder auf 70 dB eingestellt werden. Diese Lautstärken sind jeweils dann stimmig, wenn die Lautsprecher genau 0,5 m vom Ohr des Kindes plaziert sind.

Die beiden Lautsprecher und die Fernbedienungs-Einheit werden in einer Tragetasche mit folgenden Abmessungen geliefert: 20,0 x 14,0 x 5,0 cm. Das Gesamtgewicht beträgt nur 660 Gramm. Gespeist wird das Prüfgerät von vier Stabzellen, die eine Lebensdauer von etwa 20 Stunden haben.

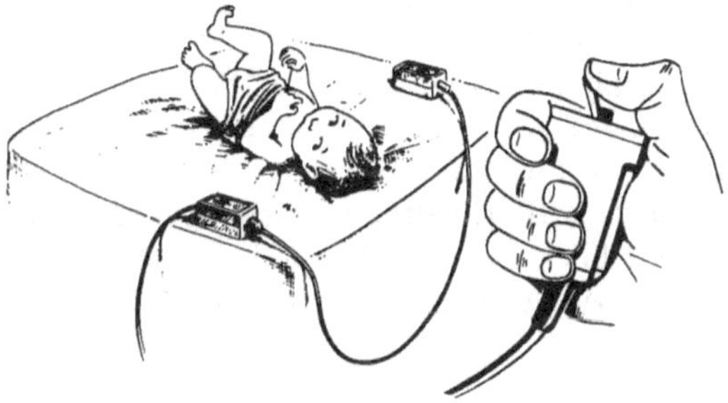

Abb. 80: Baby-Reactometer Audiotest AT 3

10.4 Schnelltest-Audiometer

Schnelltest-Audiometer werden u.a. von der Firma ascom unter der Bezeichnung Audiometer ST 20 und von der Firma viennatone unter der Bezeichnung VSC 2010 und VSC 2012 angeboten. Exemplarisch seien die Möglichkeiten des erstgenannten Gerätes genannt. Es besitzt acht Testfrequenzen von 250 bis 8000 Hz und eine Pegel-Einstellung in 5 dB-Stufen bis 90 dB (Lautsprecher) bzw. 100 dB (Kopfhörer). Die Aufzeichnung ist durch Lichtpunktanzeige im Audiogrammfeld nahezu irrtumsfrei möglich.

Schnelltest-Audiometer erlauben im allgemeinen nur Luftleitungs-Messungen. Dies gilt nicht für das Audiometer VSC2012. Mit ihm kann auch die Knochenleitung gemessen werden.

10.5 Ton- und Sprachaudiometer

Ton- und Sprachaudiometer für umfassende diagnostische Untersuchungen werden u.a. von folgenden Firmen angeboten: ascom/Berlin; HORTMANN/Neckartenzlingen; Interacoustics/Assens; Siemens;/Erlangen, STEINMEIER AUDIO-MED/Braunschweig; WESTRA Electronic/Wertingen. Die Funktionen fast aller dieser Geräte sind heute mikroprozessorgesteuert. Das ermöglichst eine leichte und sichere Bedienung. Im allgemeinen verfügen diese Audiometer über zwölf Prüffrequenzen von 125 bis 12000 Hz. Ihr Schalldruckpegel ist in 2,5 dB-Stufen bei Luftleitung bis 120 dB und bei Knochenleitung bis 70 dB einstellbar (mit dem von der Firma WESTRA angebotenen Audiometer CAD-03 ereicht man bei Luftleitungsmessungen, falls nötig, sogar einen maximalen Ausgangspegel von 135 dB (1000 Hz) und bei Knochenleitungsmessungen einen solchen von 75 dB). Moderne Tonaudiometer besitzen aber nicht nur Anschlußmöglichkeiten für Luftleitungs- und Knochenleitungshörer, sondern u.a. auch für ein oder zwei Lautsprecher (maximaler Ausgangspegel je nach Lautsprecher bis 120 dB), Kontrollhörer, externen Signaleingang und externen Mikrofoneingang (beide für Sprache). So aber können mit einem solchen Gerät alle Verfahren der Schwellenaudiometrie (Hörschwellentest für Luft- und Knochenleitung mit Vertäubungsgeräusch sowie Unbehaglichkeitsschwellentest zur Ermittlung der Gehördynamik) und der Sprachaudiometrie durchgeführt werden. Darüber hinaus sind sie aber auch für Messungen mit der überschwelligen Audiometrie ausgerüstet, die allerdings bei Kindern kaum zur Anwendung gelangen und darum in diesem Buch unbehandelt bleiben.

Besonders erwähnt sei an dieser Stelle das klinische Audiometer »Audiomaster CA 540« der Firma HORTMANN. Mit ihm lassen sich neben dem Standard-Audiometriebereich von 125 bis 8000 Hz bei Verwendung eines optional erhältlichen Einsteckhörers auch die Frequenz von 63 Hz und mit der ebenfalls erhältlichen Option Hochtonaudiometrie auch noch folgende Hochtonfrequenzen prüfen: 9000, 10000, 11200, 12500, 14000 und 16000 Hz.

10.6 Kinderaudiometrie-Arbeitsplätze

Einen kompletten Kinderaudiometrie-Arbeitsplatz für die COR-Audiometrie, die Visuelle-Verstärker-Audiometrie, die Spielaudiometrie und die Sprachaudiometrie (mit dem Mainzer Kindertest, den Mainzer Kinderliedern, dem Göttinger Kindertest und dem dichotischen Test von UTTENWEILER) haben die Firmen HORTMANN in Neckartenzlingen und WESTRA Electronic in Wertingen in ihrem Verkaufsprogramm. Diese Kinderaudiometrie-Tische erfüllen nahezu alle Wünsche, die ein Pädaudiologe an ein modernes Hörprüfgerät stellt, und empfehlen sich vor allem für größere kinderaudiologische Kliniken.

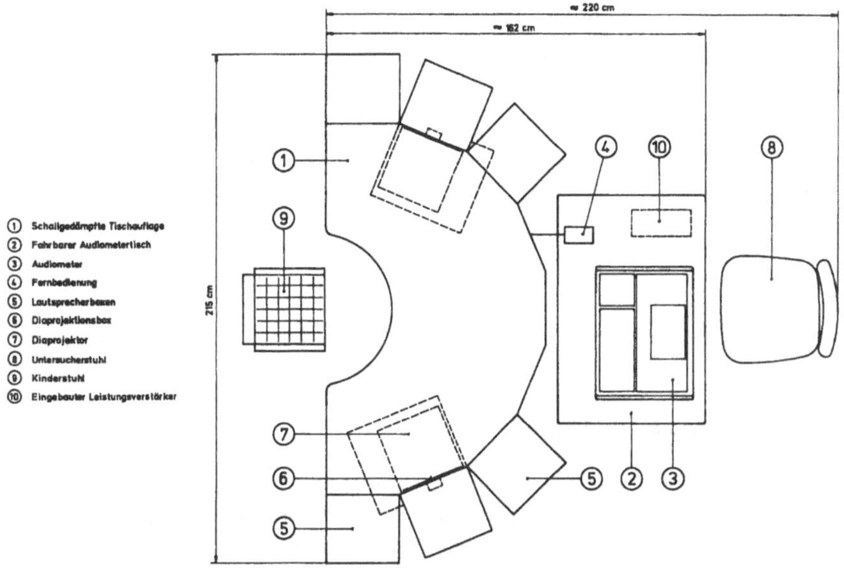

Abb. 81: Der Kinderaudiometrie-Arbeitsplatz der Firma HORTMANN (Aufbauanordnung)

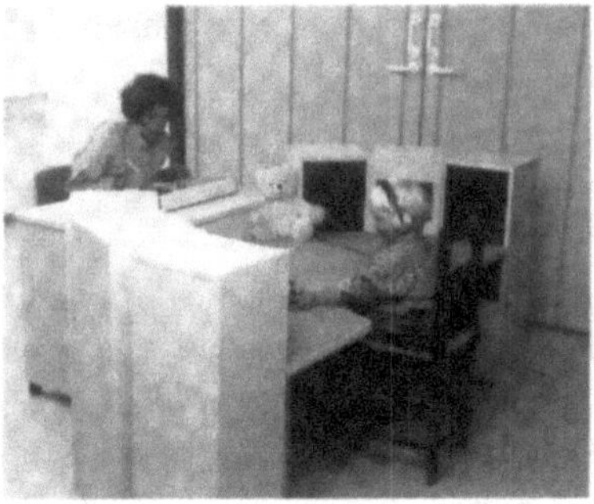

Abb. 82: Der Kinderaudiometrie-Arbeitsplatz der Firma HORTMANN

10.7 Kindersprachtests auf CD

Die bereits genannte Firma WESTRA Electronic bietet für die Kinderaudiometrie folgende Tests bzw. Geräusche, auf CD aufgespielt, an:

CD Nr. 4: Mainzer Kindertest Teil 1 – 3 (mit Bildmaterial), Mainzer Kinderlieder, Göttinger Kindersprachtest Teil 1 – 2 und verschiedene Umweltgeräusche.

CD Nr. 5: u.a. der dichotische Sprachtest für Kinder nach UTTENWEILER zur Diagnose von zentralen oder retrocochleären Hörstörungen.

CD Nr. 9: Altersangepaßte Geräusche für die Audiometrie, beginnend mit Geräuschen der pränatalen Hörerfahrung bis hin zu vielfältigen Signal-, Umgebungs-, Arbeits-, Verkehrs-, Tier- und Naturgeräuschen.

CD Nr. 12: Freiburger Sprachtest für Kinder, bestehend einerseits aus dem beidohrigen Zahlentest im Störgeräusch und andererseits aus einem Worttest für Vorschulkinder, einem Satztest mit Aufforderung zu einer Spielhandlung sowie dem modifizierten Freiburger Sprachverständnistest für Schulkinder.

10.8 Impedanz-Meßgeräte

In der Impedanzmessung kommen heute nur noch voll- bzw. halbautomatische Geräte zum Einsatz, mit denen die Mittelohrmobilität und der ipsi- und contralaterale Stapediusreflex schnell und sicher getestet werden können. Bei manchen Geräten kann man die Meßergebnisse sofort auf einem LCD-Display ablesen. Fast alle Geräte drucken sie jedoch über einen integrierten, leisen Thermodrucker unmittelbar nach Abschluß des Prüfvorganges aus.

Moderne Impedanz-Meßgeräte können u.a. von folgenden Firmen bezogen werden: ascom/Berlin; STEINMEIER/Braunschweig; WELCH ALLYN/Wallau. Technische Einzelheiten können den von diesen Firmen erhältlichen Prospekten entnommen werden.

10.9 ERA-Geräte

In Deutschland haben sich vor allem die Firmen HORTMANN in Neckartenzlingen und WESTRA Electronic in Wertingen auf die Produktion von ERA-Geräten spezialisiert. Da diese Audiometer in der Regel nur in kinderaudiologischen Kliniken oder Abteilungen von Kliniken sowie in kinderaudiologisch orientierten Praxen benötigt werden, wird hier nicht näher auf sie eingegangen.

10.10 OAE-Meßgeräte

Geräte zur Messung von otoakustischen Emissionen bietet die Firma HORTMANN an. Auch auf diese Geräte kann hier nur hingewiesen, nicht aber näher eingegangen werden.

11. Kliniken mit kinderaudiologischen Abteilungen zur Früherkennung von Hörschäden bei Säuglingen und Kleinkindern

Das folgende Verzeichnis medizinischer Einrichtungen mit kinderaudiologischen Abteilungen in Deutschland, in Österreich und in der Schweiz, an welche die von ihren Eltern oder von Kinder- und Ohrenärzten als hörauffällig vermuteten Kinder zur weiteren Abklärung und sicheren Diagnosefindung überwiesen werden können, wurde auf der Grundlage der den beiden Verfassern zugänglich gewesenen Informationen so gewissenhaft wie möglich zusammengestellt. Dennoch ist nicht auszuschließen, daß die eine oder die andere Klinik, die auch eine kinderaudiologische Abteilung besitzt, darin nicht aufgeführt ist. Sollte dies der Fall sein, dann ist dies aus Unkenntnis geschehen. Für eine entsprechende Benachrichtigung wären die Verfasser dankbar.

11.1 Deutschland

Aachen
Phoniatrie und Pädaudiologie der Abteilung für HNO-Krankheiten an der Rheinisch-Westfälischen Technischen Hochschule, Pauwelsstraße 30, 52057 Aachen.

Berlin
Abteilung für Audiologie und Phoniatrie, Klinikum Steglitz der Freien Universität, Hindenburgdamm 30, 12203 Berlin.

Audiologische Abteilung, Universitäts-HNO-Klinik, Humboldt-Universität, Hermann-Mattern-Straße 10, 10249 Berlin.

Bochum
Elisabeth-Hospital, Abteilung Phoniatrie und Pädaudiologie, Bleichstraße 15, 44788 Bochum.

Braunschweig
Stimm- und Sprachabteilung der HNO-Klinik am Städtischen Krankenhaus, Holweder Straße 16, 38118 Braunschweig.

Bremen
Zentralkrankenhaus St. Jürgenstraße, HNO-Klinik, Abteilung Audiometrie, St. Jürgenstraße, 28205 Bremen.

Chemnitz
Audiologische Abteilung der HNO-Kliniken, Scheffelstraße 110, 09120 Chemnitz.

Audiologisch-Phoniatrisches Zentrum, Friedrich-Hähnel-Straße 9, 09120 Chemnitz.

Cottbus
Audiologische Abteilung der HNO-Klinik im Krankenhaus, Thiemestraße 111, 03050 Cottbus.

Datteln
Vestische Kinderklinik, Institut für Phoniatrie und Pädaudiologie, Lloydstraße 5, 45711 Datteln.

Dresden
Audiologische Abteilung der HNO-Klinik an der Medizinischen Akademie, Fetscherstraße 74, 01307 Dresden.

Düsseldorf
Abteilung Phoniatrie und Pädaudiologie, Universitäts-HNO-Klinik, Moorenstraße 5, 40225 Düsseldorf.

Audiologisches Zentrum am Klinikum der Stadt Düsseldorf, Gräulinger Straße 120, 40625 Düsseldorf-Gerresheim.

Erfurt
HNO-Klinik der Medizinischen Hochschule, Nordhäuser Straße 74, 99089 Erfurt.

Beratungsstelle für Hörgeschädigte im Gesundheitsamt, Kartäuser Straße 26, 99084 Erfurt.

Erlangen
Abteilung für Phoniatrie und Pädaudiologie, Universitäts-HNO-Klinik, Waldstraße 1, 91054 Erlangen.

Frankfurt / Main
Universitäts-HNO-Klinik, Audiologische Abteilung, Theodor Stern Kai 7, 60590 Frankfurt.

Freiburg
Abteilung für Phoniatrie und Pädaudiologie, Universitäts-HNO-Klinik, Kilianstraße 5, 79106 Freiburg i.Br.

Göttingen
Universitäts-HNO-Klinik, Abteilung Phoniatrie und Pädaudiologie, Robert-Koch-Straße 40, 37075 Göttingen.

Greifswald
Audiologische Abteilung der Universitäts-HNO-Klinik, Walther-Rathenau-Straße 42, 17489 Greifswald.

Halle
Abteilung Phoniatrie der Universitäts-HNO-Klinik, Magdeburger Straße 12, 06112 Halle.

Hamburg
Abteilung für Hör-, Stimm- und Sprachkranke, Universitäts-HNO-Klinik, Martinistraße 52, 20251 Hamburg.

Abteilung für Stimm-, Sprach- und kindliche Hörstörungen, Werner-Otto-Institut, Alsterdorfer Straße 440, 22297 Hamburg.

Hannover
Klinik und Poliklinik für Phoniatrie und Pädaudiologie der Medizinischen Hochschule, Karl-Wiechert-Allee 9, 30625 Hannover.

HNO-Klinik an der Medizinischen Hochschule, Kanstanty-Gutschow-Straße 8, 30625 Hannover, in Verbindung mit dem

Cochlear Implant Centrum Hannover, Neue Landstraße 57, 30655 Hannover.

Heidelberg
Abteilung für Phoniatrie und Pädaudiologie, Universitäts-HNO-Klinik, Im Neuenheimer Feld 400, 69120 Heidelberg.

Phoniatrisch-logopädisches Zentrum der Stiftung Rehabilitation, Bonhoefferstraße 1, 69123 Heidelberg.

Jena
Audiologische Abteilung der Universitäts-HNO-Klinik, Lessingstraße 2, 07743 Jena.

Karlsruhe
Abteilung für Phoniatrie und Pädaudiologie, HNO-Klinik der Städtischen Krankenanstalten, Moltkestraße 14, 76133 Karlsruhe.

Kiel
Universitäts-HNO-Klinik, Audiologische Abteilung, Arnold Heller Straße 14, 24105 Kiel.

Köln
Universitäts-HNO-Klinik, Abteilung Audiologie und Pädaudiologie, Joseph Stelzmann Straße 9, 50931 Köln.

Leipzig
Audiologische Abteilung der Universitäts-HNO-Klinik, Liebigstraße 18a, 04103 Leipzig.

Ludwigshafen
Abteilung für Hör-, Stimm- und Sprachstörungen, HNO-Klinik der Städtischen Krankenanstalten, Bremserstraße 70, 67063 Ludwigshafen.

Lübeck
Universitäts-HNO-Klinik, Abteilung Phoniatrie und Pädaudiologie, Ratzeburger Allee 160, 23538 Lübeck.

Magdeburg
Audiologische Abteilung der Universitäts-HNO-Klinik, Leipziger Straße 44, 39120 Magdeburg.

Mainz
Universitätsklinik für Kommunikationsstörungen, Langenbeckstraße 1, 55131 Mainz.

Marburg
Abteilung für Phoniatrie und Pädaudiologie, Medizinisches Zentrum für HNO-Heilkunde, Deutschhausstraße 3, 35037 Marburg.

Meiningen
Rehabilitaationszentrum für Hörgeschädigte, Ernststraße 7-9, 98617 Meiningen.

Minden
Kinderklinik, Früherkennungszentrum, Portastraße 7-9, 32423 Minden.

München
Stimm- und Sprachabteilung, Universitäts-HNO-Klinik Innenstadt, Pettenkoferstraße 4a, 80336 München.

HNO-Klinik im Klinikum Großhadern, Marchioninistraße 15, 81377 München.

Kinderzentrum München, Abteilung für Phoniatrie und Pädaudiologie, Heiglhofstraße 63, 81377 München.

Münster
Audiologisches Zentrum der Universitäts-HNO-Klinik, Abteilung Phoniatrie und Pädaudiologie, Kardinal-von-Galen-Ring 10, 48149 Münster.

Neuruppin
Audiologische Abteilung der HNO-Klinik im Kreiskrankenhaus, Neustädter Straße 4, 16816 Neuruppin.

Regensburg
Universitäts-HNO-Klinik, Abteilung Audiologie, Franz Joseph Strauss Allee 11, 93053 Regensburg.

Rostock
Audiologische Abteilung der Universitäts-HNO-Klinik, Doberaner Straße 139, 18057 Rostock.

Saarbrücken
HNO-Klinik, Phoniatrie und Pädaudiologie, Caritasklinik St.Theresia, Rheinstraße 2, 66113 Saarbrücken.

Schwerin
Audiologische Abteilung der HNO-Klinik im Bezirkskrankenhaus, Werderstraße 30, 19055 Schwerin.

Stuttgart
Katharinen-Hospital, Abteilung Phoniatrie, Kriegsbergstraße 60, 70174 Stuttgart.

Olga-Hospital, Abteilung Phoniatrie und Pädaudiologie, Bismarckstraße 8, 70176 Stuttgart.

Tübingen
Abteilung für Phoniatrie und Pädaudiologie, Universitäts-HNO-Klinik, Silcherstraße 5, 72076 Tübingen.

Ulm
Phoniatrische Ambulanz der Universität Ulm, Frauensteige 14 a, 89075 Ulm.

Wiesbaden
HNO-Klinik der Städtischen Kliniken, Schwalbacher Straße 62, 65183 Wiesbaden.

Würzburg
Abteilung für Phoniatrie und Pädaudiologie, Universitäts-HNO-Klinik, Josef-Schneider-Straße 11, 97080 Würzburg.

11.2 Österreich

Feldkirch
Landeskrankenhaus, Pädaudiologische Ambulanz der HNO-Abteilung, Carinagasse 45, A – 6807 Feldkirch.

Graz
Universitätskliniken, Pädaudiologische Ambulanz, Auenbruggerstraße 2, A – 8200 Graz.

Innsbruck
Universitätskliniken, Abteilung für Stimm- und Sprachstörungen, Anichstraße 35, A – 6020 Innsbruck.

Klagenfurt
Landeskrankenhaus, Pädaudiologische Ambulanz der HNO-Abteilung, St.Veiterstraße 47, A – 9020 Klagenfurt.

Linz
HNO-Abteilung des Allgemeinen öffentlichen Krankenhauses, Krankenhausstraße 9, A – 4020 Linz.

Salzburg
Landeskrankenhaus, Laryngologische (Pädaudiologische) Ambulanz, Müllner Hauptstraße 48, A – 5020 Salzburg.

Wien
1.HNO-Klinik, Abteilung für Logopädie, Phoniatrie und Pädaudiologie, Lazarettgasse 14, A – 1090 Wien.

2.HNO-Klinik, Ambulanz für Stimm- und Sprachstörungen, Alserstraße 4, A – 1090 Wien.

11.3 Schweiz (nur deutscher Sprachbereich)

Aarau
Kantonspital, Kinderklinik, Audiologische Station, Buchserstraße, CH – 5000 Aarau.

Basel
Universitäts-HNO-Klinik des Kantonspitals, Audiologische Abteilung, Petersgraben 4, CH – 4031 Basel.

Bern
Inselspital, HNO-Klinik, Hör-, Stimm- und Sprachabteilung, Freiburgstraße 8, CH – 3010 Bern.

Luzern
Kantonspital, Ohren-Nase-Hals-Klinik, Audiologische Abteilung, Spitalstraße, CH – 6004 Luzern.

St. Gallen
Kantonspital, Klinik für Ohren-Nase-Hals-Heilkunde und Gesichtschirurgie, Abteilung für Gehör-, Sprach- und Stimmheilkunde mit Kinderaudiologie, Rorschacher Straße 95, CH – 9007 St.Gallen.

Zürich
Universitätsspital, ORL-Klinik, Phonaudiologische Abteilung, Rämistraße 100, CH – 8091 Zürich.

Universitätskinderklinik, ORL-Abteilung, Abteilung Pädaudiologie/Logopädie, Steinwiesstraße 75, CH – 8032 Zürich.

12. Zeitplan

12.1 Zeitliche Abfolge der pädaudiologischen Abklärung frühkindlicher Hörschäden

Erfolge in der frühen Hör-Spracherziehung eines hörgeschädigten Kindes hängen von vielen Faktoren ab. Manche von ihnen lassen sich kaum beeinflussen. Es gibt aber auch Faktoren, die von Eltern, Pädagogen, Therapeuten und Pädaudiologen nachhaltig positiv beeinflußt werden können. Zu ihnen zählt nicht zuletzt eine gründliche und umfassende differentialdiagnostische Abklärung der vorliegenden Hörbeeinträchtigung. Nur auf der Grundlage einer wirklich zuverlässigen Diagnose läßt sich eine optimale Therapie gestalten und ist eine maximale Nutzung des noch vorhandenen Hörvermögens möglich. Und da keine der in diesem Buch beschriebenen subjektiven und objektiven Bestimmungsuntersuchungen für sich allein ausreichende Anhaltspunkte für eine zuverlässige Diagnose bieten kann, ist immer an den Einsatz einer Batterie von pädaudiologischen Verfahren zu denken. Im Anschluß an Empfehlungen von »Auditory-Verbal International« (einer internationalen Organisation zur Förderung eines frühen hörgerichteten Sprachwerbs bei hörgeschädigten Kindern) seien nachstehend die für die unterschiedlichen Altersstufen hörgeschädigter Vorschulkinder zu berücksichtigenden pädaudiologischen Verfahren einer Testbatterie benannt.

Alter	*Unabhängig vom Alter des Kindes durchzuführende Maßnahmen*
	– Fallbeschreibung; Bericht der Eltern über ihre Beobachtungen bzgl. der Entwicklung des Kindes und seines Verhaltens im Alltag – Persönliche Beobachtung des Kindes im Umgang mit den Eltern und mit der fremden Umgebung sowie seiner Blickgerichtetheit. – Otomikroskopische Untersuchung – Impedanzmessung: Tympanometrie und Stapediusreflexmessung, ausgelöst durch Druckveränderungen im äußeren Gehörgang bzw. akustisch stimulierte Veränderungen am kleinen Stapediusmuskel (die Ergebnisse dieser Messung bedürfen einer vorsichtigen Interpretation, wenn das Kind noch nicht 6 Monate alt ist).

0 bis 6 Monate	*Reflexaudiometrie und/oder Verhaltens-Beobachtungs-Audiometrie* – Die sichtbaren Reaktionen des Kindes auf akustische Reize müssen zweimal reproduzierbar sein. *Brainstem Electric Response Audiometry (BERA)* Vorsicht: BERA allein sollte niemals Grundlage der Diagnose sein. Das Ausbleiben von Reaktionen beim BERA-Test muß nicht heißen, daß kein Hörvermögen vorhanden ist. Darum empfehlen sich als erste Option auch für hochgradig hörgeschädigte Kinder immer Hörgeräteversorgung und Hörerziehung, es sei denn, es ist mit Hilfe von Computer-Tomographie (CT Scan) oder der Kernspinresonanztomographie nachgewiesen, daß das Innenohr nicht angelegt ist. Bevor in allen anderen Fällen entschieden werden darf, daß kein verwertbares Restgehör vorhanden ist, muß mit der Verhaltens-Beobachtungs-Audiometrie geprüft und müssen über längere Zeit Hörgeräte ganztägig eingesetzt und eine optimale Hörerziehung angeboten worden sein.
6 Monate 2 Jahre	– *Verhaltens-Beobachtungs- und/oder Visuelle Verstärker-Audiometrie* – Reaktionen auf Stimme/Wobbeltöne und Schmalbandrauschen von 250 – 6000 Hz im freien Schallfeld. – Beurteilung der Entwicklung der Hörfertigkeiten in der Spielsituation.
2 – 5 Jahre	*Spielaudiometrie / Sprachaudiometrie* – Ermittlung der Reaktionen auf reine Töne von 250 – 8000 Hz über Kopfhörer (Luftleitung) und von 500 – 4000 Hz über Knochenleitung (von 3 1/2 Jahren an aufwärts auch mit Vertäubung schon möglich). – Sprachwahrnehmungsschwelle/Schwellengehör für Sprache mit Hilfe des LING-Tests (5 Sprachlaute); falls es der Sprachentwicklungsstand zuläßt: Testen des Sprachverständnisses (z.B. zeigen lassen von Körperteilen) und Ermittlung des Hörverlustes und des Diskriminationsverlustes für Sprache mit Hilfe eines geeigneten Sprachtests (z.B. Mainzer Kindersprachtest, Göttinger Kindersprachtest).
5 Jahre +	*Standard-Audiometrie* – Luft- und Knochenleitungsmessung; Ermittlung des Hörverlustes und des Diskriminationsverlustes für Sprache.

12.2 Maßnahmen zur Hörgerätekontrolle Einschätzung der erforderlichen Verstärkung

12.2.1 Durch elektroakustische Prüfung der Hörgeräte

- Am Tag der Erstanpassung
- In Abständen von 30 – 90 Tagen (Kurve der vom Kind benützten Einstellung und größter akustischer Ausgangsschalldruckpegel)
- Immer dann, wenn das Hörgerät einen Defekt hat.
- Immer dann, wenn die tägliche Überprüfung der Hörgeräte (Stetoclip, Batterieprüfer) oder das Verhalten des Kindes dazu Anlaß bieten.

12.2.2 Durch Funktionsprüfung beim Tragen der Hörgeräte

- Eltern und Therapeuten sollen das Kind im Rahmen der Hörerziehung schon früh anleiten, bei der täglichen Überprüfung der Geräte auf Stimme und den LING-Test (5 Sprachlaute) zu reagieren.
- Die Überprüfung des Hörens mit den Geräten sollte auch einschließen: Sprachwahrnehmungsschwelle; Identifizieren von bekannten Wörtern bei 55dB in ruhiger und, falls möglich, auch in unruhiger Umgebung; Reaktionen auf Wobbeltöne von 250 – 6000 Hz bei binauralem Hören bzw. bei monauralem Hören, um die Reaktionen beider Ohren zu vergleichen.

Hinweis: Es ist wichtig, die Hörreaktionen mit Hörgeräten mit denen ohne Hörgeräte zu vergleichen. Bei optimaler Verstärkung sollte die Aufblähkurve (= Hörschwelle im freien Schallfeld mit Hörgeräten) bei Kindern, die nur noch im Tieftonbereich eine Hörschwelle für tiefe Frequenzen aufweisen, bei den Frequenzen von 250, 500 und 1000 Hz bei etwa 35 – 45 dB liegen.

12.3 Häufigkeit der empfohlenen Maßnahmen

- Sobald die Diagnose endgültig und die Hörgeräteversorgung abgeschlossen ist, bis zum Alter von 3 Jahren einmal vierteljährlich.
- So früh wie möglich, jedoch spätestens mit 2 Jahren, sollte eine sichere Hörreaktionschwelle (ohne und mit Hörgeräten), im freien Schallfeld ermittelt, vorliegen.

- Bis zum Alter von etwa 3 Jahren können infolge von Wachstumsschüben neue Ohrpaßstücke in Abständen von 90 Tagen erforderlich werden.
- Im Alter von 4 bis 6 Jahren zweimal jährlich, sofern die Entwicklung zufriedenstellend ist.
- Nach dem 6.Lebensjahr alle 6 – 12 Monate. Dies gilt auch für die Neuanfertigung von Ohrpaßstücken.
- Wenn Eltern oder Betreuer eine Veränderung im Hören oder in der Hörgerätefunktion feststellen, ist eine erneute Untersuchung des Kindes und /oder Überprüfung der Geräte unverzüglich zu veranlassen.
- Ein Kind, das sein(e) Hörgerät(e) ablehnt, hat fast immer recht ! In einem solchen Fall ist abzuklären
- *vom Hörgeräte-Akustiker:*
    - Ist das Ohrpaßstück zu kurz oder zu lang ?
    - Ist es verschmutzt (Cerumen) oder zerbrochen ?
    - Sind Schlauch oder Winkelstücke defekt ?
    - Ist das Hörgerät nach der Reparatur wieder richtig eingestellt und in Funktion ? (Sind die Batterien verklebt oder leer ?)
- *vom Arzt:*
    - Ist der Gehörgang verletzt oder entzündet ?
    - Liegt ein starker Unterdruck vor ?
    - Liegt eine Mittelohrentzündung vor ?
    - Liegt ein Paukenerguß vor ?
    - Handelt es sich um eine chronische Otitis media ?
    - Entwickelt das Kind ein Cholesteatom ?

Hinweis: Dieser Zeitplan bedarf bei chronischen oder periodisch auftretenden Mittelohrerkrankungen sowie bei mehrfachbehinderten Kindern einer Modifizierung.

13. Firmenverzeichnis

Dieses Verzeichnis enthält – in alphabetischer Reihenfolge – die Anschriften nur derjenigen Firmen, welche die in diesem Buch genannten apparativen Hilfen für Hörprüfungen bei Kindern herstellen bzw. vertreiben. Es wurde nach bestem Wissen zusammengestellt. Eventuell vorgekommene Auslassungen sind unbeabsichtigt.

Ascom Audiosys GmbH,
Mariendorfer Damm 159, 12107 Berlin.
Angebot: Schnelltest-Audiometer, Klinische Audiometer, Impedanz-Meßgeräte

Dorn GmbH,
Rahlau 30, 22045 Hamburg.
Angebot: Kinderaudiometrieanlagen, Sprachtests.

Eckstein Bros., Inc.,
4807 W. 118th Place,
Hawthorne, California 90250, USA.
Angebot: Noise Stik Model EB-22

Ewing Foundation,
c/o Department Audiology, Education of the Deaf, and Speech Pathology, The University,
Manchester M13 9PL, England.
Angebot: Manchester Hochton-Rassel

Hortmann GmbH,
Robert Bosch Straße 6, 72654 Neckartenzlingen.
Angebot: Kinderaudiometrietische, BERA-Meßgeräte BERApc und Octavus-BERA, Systeme zur Messung von otoakutischen Emissionen (ILO 88, ILO 88DP, ILO 92)

Interacoustics AS,
Drejervaenget 8, DK 5610 Assens.
Angebot: Pädiatrisches Audiometer, Screening Audiometer, Klinische Audiometer usw.

Internationales Beratungszentrum
für Eltern hörgeschädigter Kinder,
Zollikerstraße 41, CH – 8702 Zollikon.
Angebot: Manchester Hochton-Rassel

MEG Instrumentation Ltd.,
P.O.Box 32, Sharrow Mills, Ecclesall Road,
Sheffield S11 8PL, England.
Angebot: Schallpegelmesser, Warbler, Freifeldaudiometer

Ingenieurbüro **Pieper** GmbH,
Binnerheide 8, D – 58239 Schwerte, und:
Industrie beim Bahnhof, CH – 5507 Mellingen.
Angebot: Schallpegelmesser

Reten Electronic,
Höhenstraße 23, D – 65520 Bad Camberg.
Angebot: Schallpegelmesser

Steinmeier-AUDIO-Med,
Audiometrische Technik,
Waisenhausdamm 6-1, 38100 Braunschweig.
Angebot: Audiometer und Tympanometer der dänischen Firma Interacoustics

Viennatone-Hörgeräte,
Fröbelstraße 28-30, A – 1164 Wien, oder:
Vahrenwalder Straße 219A, D – 30165 Hannover.
Angebot: Baby-Reactometer, Screening Audiometer, Quick-Check Audiometer

Welch Allyn GmbH,
Taunusstraße 12,
D – 65719 Hofheim/Taunus, Ortsteil Wallau.
Angebot: MicroTymp (Tympanometrie)

Westra Electronic GmbH,
Hettlinger Straße 5, D – 86637 Wertingen-Geratshofen.
Angebot: CD-Platten mit den verschiedenen Kindersprachtests, Kinderaudiometer, ERA-Geräte

14. Literatur

ALEXANDER, P., and COULLING, L. and R.: The Elks deaf detection and development program for early identification of the hearing impaired. In: MENCHER, G. (ed.): Early identification of hearing loss. Basel 1976, 114-121.

ALTMAN, M., et al.: Semi-objective method for auditory mass screening of neonates. In: MENCHER, G. (ed.): Early identification of hearing loss. Basel 1976, 114-121.

ANDERSEN, Ch.: Der Auro-palpebralreflex in der Neugeborenenaudiometrie. In: der kinderarzt, 15 (1984) 523-525.

ARLINGER, S. (ed.): Manual of practical audiometry. Volume 1. London 1989.

ARLINGER, S. (ed.): Manual of practical audiometry. Volume 2. London 1991.

ARNVIG, J.: On the aetiology of impaired hearing in about 500 children in Danish schools for the deaf in 1952. In: Groningen University (ed.): Proceedings of the International Course in Paedo-Audiology. Groningen 1953, 29-38.

AVI: Suggested protocol for audiological and hearing aid evaluation. In: The Auricle, Summer 1993, 5.

BALLANTYNE, H., MARTIN, M., and MARTIN, A. (eds.): Deafness. London, 5/1993.

BANGERT, H.: Probleme bei der Ermittlung des Diskriminationsverlustes nach dem Freiburger Sprachtest. In: Zeitschrift für Audiologische Akustik, 19 (1980) 166-170.

BARR, B.: Pure tone audiometry for pre-school children. In: Acta Oto-Laryngologica, Supp. 110 (1954) 89-101.

BARR, B.: Hördiagnostik bei 3 – 7 jährigen Kindern. In: Arch. Ohren- usw. Heilk. und Z. Hals- usw. Heilk., 180 (1962) 236-240.

BECKMANN, G.: Einfacher sprachaudiometrischer Bildtest für Vorschulkinder. In: HNO-Wegweiser, 6 (1957) 257.

BEGALL, K.: Akustisch evozierte Potentiale früher und mittlerer Latenz im Diagnostikprogramm zur Früherkennung hörgeschädigter Kinder (unter besonderer Berücksichtigung von Frühgeborenen). In: Mitteilungen NO-deutsche Gesellschaft für Otolaryngologie ..., o.J., 27-29.

BÉKÉSY, G. von: The recruitment phänomenon and difference limen in hearing and vibration sense. In: Laryngoscope, 57 (1947) 765-777.

BENCH, J.: Infant audiometry. In: Sound, 4 (1970) 72-74.

BENNETT, M.: The auditory response cradle: a device for the objective assessment of auditory state in the neonate. In: Symposia of the Zoological Society of London, 37 (1975) 291-305.

BENNETT, M.: Trials with the auditory response cradle 1 – neonatal responses to auditory stimuli. In: British Journal of Audiology, 13 (1979) 125-134.

BERGSTRÖM, L.: Congenital deafness. In: NORTHERN, J. (ed.): Hearing disorders. Boston 1976, 171-177.

BERLIN, Ch.: Superior ultra-audiometric hearing: a new type of hearing loss which correlates highly with unusually good speech in the »profoundly deaf«. In: Otolaryngology, 86 (1978) 111-116.

BERLIN, Ch.: Ultra-audiometric hearing in the hearing impaired and the use of upward-shifting translating hearing aids. In: Volta Review, 84 (1982) 352-363.

BERNDT, H.: Audiologie im Kindesalter. In: LEONHARDT, A. (Hrsg.): Einblicke und Ausblicke (Hörgeschädigtenpädagogik, Beiheft 29). Heidelberg 1992, 1-7.

BERTRAM, B.: Hannover – Hörtest. Hannover 1993.

biap: Empfehlung 02-1 für Klassifizierung von Hörschäden. Brüssel 1970.

BIESALSKI, P.: Durchführung und Beurteilung der Säuglingsaudiometrie. In: LAFON, J. (Hrsg.): Die Hörstörung im frühen Kindesalter. Besancon 1969, 164-170.

BIESALSKI, P.: Meßtechnische und diagnostische Fehlermöglichkeiten bei der Audiometrie hörgestörter Kinder. In: ZfHA, 9 (1970) Sonderheft, 8-15.

BIESALSKI, P. Stand der pädaudiometrischen Diagnostik. In: BIESALSKI, P. (Hrsg.): Pädaudiologie aktuell. Mainz 1984, 89-92.

BIESALSKI, P.: Die »leichte« Diagnose mit dem Rechner. In: Sprache – Stimme – Gehör, 9 (1985) 63-64.

BIESALSKI, P., et al.: Der Mainzer Kindersprachtest. Sprachaudiometrie im Vorschulalter. In: HNO, 22 (1974) 160-161.

BIESALSKI, P., et al.: Grundlagen einer effektiven Früherfassung hörgestörter Kinder. In: Sprache-Stimme-Gehör, 15 (1991) 67-72.

BILLICH, P.: Heidelberger CVC-Audiometrie. Heidelberg 1981.

BÖHME, G.: Stimm-, Sprach- und Hörstörungen. Jena 1969.

BÖHME, G., und WELZL-MÜLLER, K.: Audiometrie. Bern/Stuttgart 2/1988.

BORRILD, K.: Sound film audiometry for children. In: Proceedings of the 2nd International Course in Paedo-Audiology. Groningen 1961, 110-119.

BOOTHROYD, A.: Hearing impairments in young children. Englewood Cliffs, N.J. 1982.

BRAUN, A.: Hören als Lernproblem für resthörige Kinder im Vorschulalter und Schulalter. Kettwig 1969.

BREINER, H.: Erarbeitung der äußeren Seite der Sprache und kommunikative Hilfsmittel. In: JUSSEN, H., und KRÖHNERT, O. (Hrsg.): Pädagogik der Gehörlosen und Schwerhörigen. Berlin 1982, 141-163.

BREINER, H.: Die Grundlagen der Hörerziehung. In: BREINER, H. (Hrsg.): Neue Wege lautsprachlicher Förderung bei Hörsprachbehinderten. Frankenthal 1986, 157-219.

Bundesministerium für Arbeit und Sozialordnung (Hrsg.): Forschungsbericht »Rehabilitation neurogener Lernstörungen beim Spracherwerb Hörgeschädigter«. Bonn 1992.

CARDINAUX, H.: Das sogenannte taubblinde Kind. Erziehungswissenschaftliche Arbeit, Universität Freiburg/Üchtland 1972.

CARHART, R.: Monitored live-voice as a test of auditory acuity. In: J. Acoust. Soc. Amer., 17 (1946) 339-349.

CHILLA, R., et al.: Der Göttinger Kindersprachverständnistest I. In: HNO 24 (1976) 342-346.

CHILLA, R., et al.: Die Göttinger Kindersprachverständnistests. In: Die Sprachheilarbeit, 22 (1977) 1-10.

CHÜDEN, H.: Impedanz-Hörprüfung. München 1978.

CONNOR, L.: Early intervention. In: Volta Revue, 73 (1971) 270-271.

DALE, D. Applied audiology for children. Springfield 2/1967.

DAVIS, H., and SILVERMAN, R.: Hearing and deafness. New York 3/1970.

DIEROFF, H.: Die Zuwendungsaudiometrie und ihre Zuverlässigkeit bei der Erfassung kindlicher Hörstörungen. In: 7.Audio-Symposium. Zürich 1980, 243-251.

DIETZEL, K.: Sprachaudiometrische Einstufung schwerhöriger Kinder. In: Wiss.Z.Univ.Halle, 5 (1955/56) 1071-1074.

DILLER, G.: Frühförderung gehörloser Kinder nach den Grundsätzen der muttersprachlich-reflektierten Hörerziehung. In: Stiftung zur Förderung körperbehinderter Hochbegabter (Hrsg.): Aufgaben und Probleme der Frühförderung gehörloser und schwerhöriger Kinder unter dem Aspekt der Begabungsentfaltung. Vaduz 1990, 227-263.

DIX, M., and HALLPIKE, C.: The peep-show: a new technique for pure tone audiometry in young children. In: Brit. Med. Journal, 1947, 719.

DOWNS, M.: Organisation and procedures of a newborn infant screening program. In: Hearing and Speech News, 35 (1967) 26-36.

DOWNS, M.: Early identification of hearing loss. In: MENCHER, G. (ed.): Early identification of hearing loss. Basel 1976, 14-22.

DOWNS, M.: Report of the University of Colorade screening project. In: ebenda, 76-89.

DOWNS, M.: The hearing of Down's individuals. In: Seminars in Speech, Language and Hearing 1 (1980) 25-38.

DÖRING, W.H.: Die Bestimmung von Gehöreigenschaften durch die Messung akustisch evozierter Hirnstammpotentiale. In: Ntz-Archiv, Band 6 (1984) 273-286.

DÖRING, W.H.: Anforderungen an die BERA unter Routinebedingungen in Klinik und Praxis. In: HEINEMANN, M. (Hrsg.): Subjektive Audiometrie bei Kindern und akustisch evozierte Hirnstammpotentiale. Bingen 1990, 202-242.

DÖRING, W.H., und A. HILDMANN: Untersuchung zur Bestimmung audiometrischer Größen aus Ableitungen akustisch evozierter Hirnstammpotentiale bei Click-Reizung. In: Arch. Ohr-Nase-Kehlkopfheilkunde, 223 (1979) 293-294

ERBER, N.: Use of the auditory numbers test to evaluate speech perception abilities of hearing impaired children. In: JSHD, 45 (1980) 527-532.

ESSER, G.: Erfassung von Hörstörungen bei Risiko-Kindern. In: PLATH, P. (Hrsg.): Koordination und Rationalisierung bei der Früherkennung und Therapie von Hörstörungen bei Kindern in den ersten Lebensmonaten. Heidelberg 1984, 43-60.

EWING, A. : Hearing impaired children under five. Manchester 1971.

EWING, I. : Deafness in infancy and early childhood. In: Journal of Laryngology and Otology, 58 (1943) 137-142.

EWING, I. : Screening tests and guidance clinics for babies and young children. In: EWING, A.; (ed.): Educational guidance and the deaf child. Manchester 1957, 21-43.

EWING, I. and EWING, A. : The ascertainment of deafness in infancy and early childhood. In: Journal of Laryngology and Otology, 59 (1944) 309-338.

EWING, I. and EWING, A. : Opportunity and the deaf child. London 1947.

EWING, I. and EWING, A. : New opportunities for deaf children. London 1958.

FEINMESSER, M., and TELL, L.: Evaluation of methods for detecting hearing impairment in infancy and early childhood. In: MENCHER, G. (ed.): Early identification of hearing loss. Basel 1976, 102-113.

FEINMESSER, M., et al.: Follow-up of 40.000 infants screened for hearing defect. In: Audiology, 21 (1982) 192-208.

FIOR, R., und TAMBURINI, P.: Siebuntersuchungen mit dem BOEL-Test zur Frühdiagnose von Hörverlusten beim Kleinkind. In: Laryng. Rhinol. Otol. 64 (1985) 260-262.

FISCH, L.: Ascertainment and incidence of deafness among cerebral palsied children. In: EWING, A. (ed.): The modern educational treatment of deafness. Manchester 1960, 71/1-6.

FISCH, L.: Research in deafness in children. Oxford 1964.

FISCH, L.: The assessment of hearing in infants and small children. In: TALK, No. 52 (1969) 16-20.

FISCH, L.: Investigating hearing in children. London 1987.

FRASER, G.: The causes of profound deafness in children. Baltimore 1976.

FREELAND, A.: Deafness: the facts. Oxford 1989.

GABRIEL, P., et al.: Der Göttinger Kindersprachverständnistest II. In: HNO, 24 (1976), 399-402.

GALAMBOS, R., and R. DESPLAND: The auditory brainstem response (ABR) evaluates risk factors for hearing loss in the newborn. In: Pediat. Res., 14 (1980) 159-163.

GERBER, S., and MENCHER, G.(eds.): Early diagnosis of hearing loss. New York 1978.

GIEBEL, A.: Screeninguntersuchungen auf Hörstörungen bei Neugeborenen. In: Jahresbericht 1989 der Aktion Sonnenschein, Kinderzentrum München, 7-8.

GÖTZE, A., et al.: Wahre Habilitation hörgeschädigter Kinder. In: hörgeschädigte kinder, 20 (1983) 173-177.

GRIFFITHS, C.: Conquering childhood deafness. New York 1967.

GRIFFITHS, C., and EBBIN, J.: Effectiveness of early detection and auditory stimulation on the speech and language of hearing impaired children. Pasadena 1978.

GRIFFITHS, R.: The abilities of babies. London 1954.

GRZIWOTZ, P.: Tonale und verbotonale Hörbefunde der Schüler der Gehörlosenschule Neckargemünd. Heidelberg 1970.

HAHLBROCK, K.: Sprachaudiometrie. Stuttgart 2/1970.

HEINEMANN, M.: Subjektive Audiometrie bei Kindern und akustisch evozierte Potentiale. 1990.

HILDMANN, A.: Diagnostik kindlicher Hörstörungen. In: Therapiewoche, 29 (1979) 4397-4404.

HILDMANN, A., H. HILDMANN und Ch. MANDELARZT: Bedeutung der Impedanzaudiometrie bei Diagnostik ergußbedingter kindlicher Hörstörungen. In: Sprache – Stimme – Gehör, 4 (1984) 83-85.

HILDMANN, A., und H. HILDMANN: Der Paukenerguß im Kindesalter. In: Der Kinderarzt, 3 (1985) 377-381.

HILDMANN, A.: Der Paukenerguß. In: Allergologie, 14 (1991) 218-233.

HILDMANN, A., E. MACHTENS und H. HILDMANN: Observations on hearing development after early veloplasty. In: PFEIFER, A. (ed.): Craniofacial abnormalities and clefts of the lip. aveolus and palate. Stuttgart-New York 1991, 461-464.

HIRSCH, A., and KANKKUNEN, A.: High risk history in the identification of hearing loss in newborns. In: Scandinavian Audiology, 3 (1974) 177-182.

HOFMARKSRICHTER, K.: Audiologie und Taubstummenbildung. In: NBfT., 8 (1954) 161-164.

HOPPE, S.: Persönliche Mitteilung an Dr. Agnes HILDMANN.

HÜLSE, M., und LIPPERT, K.: Hirnstammaudiometrie in den ersten 3 Lebensjahren. In: BIESALSKI, P. (Hrsg.): Pädaudiologie aktuell. Mainz 1984, 69-77.

HUIZING, H.: The recruitment factor in hearing tests. In: Acta Oto-Laryngologica, 40 (1951/52) 297-306.

HUIZING, H.: Assessment and evaluation of hearing anomalies in young children. In: Proceedings ICPA, Groningen 1953, 88-97.

JERGER, J. (ed.): Pediatric audiology. San Diego 1984.

KAINZ, F.: Psychologie der Sprache. Band 4. Stuttgart 2/1954.

KANKKUNEN, A., und LIDEN, G.: Wie effektiv ist das High-Risk-Register in der Früherkennung schwerhöriger Kinder? In: SSG, 5 (1981) 39-41.

KAPUR, Y.P.: Ototoxic deafness,. Alarming increase – need for action. In: Hearing International, 2 (2/1993) 12.

KARPF, A.: Neurolinguistische Faktoren in der Entwicklung von Kindern im Vorschulalter. In: Stiftung ... (Hrsg.): Aufgaben und Probleme ... Vaduz 1990, 84-93.

KATER, C., und LÖWE, A.: Die moderne Fernsehtechnik in der Sonderschule. Neuburgweier 1971.

KELLER, F., et al.: Technische Hilfe bei der Rehabilitation Hörgeschädigter. Berlin 2/1980.

KEMP, D.: Stimulated acoustic emissions from the human auditory system. In: J. Acoust. Soc. Am., 64 (1978) 1386-1391.

KEMP, D., et al.: Otoacoustic emissions analysis and interpretation for clinical purposes. In: GRANDORI, F., et al. (eds.): Cochlear mechanisms and otoacoustic emissions. Advances in Audiology, 7 (1990) 77-98.

KESSLER, L., et al.: Hereditäre Hörstörungen. Leipzig 1977.

KETTLETY, A.: The Manchester high pitch rattle. In: British Journal of Audiology, 21 (1987) 73-74.

KIEFNER, G.: Hörmessungen bei bildungsschwachen Kindern unter besonderer Berücksichtigung mongoloider Kinder. Erziehungswissenschaftliche Arbeit, PH Heidelberg 1970.

KIETZ, H., und ZANGEMEISTER, H.: Einführung in die Audiometrie. Wiesbaden 1953.

KINLEY, P.: Algo-1 automated infant hearing screener: preliminary results. In: Seminars in Hearing, 8 (2/1987).

KLINGHAMMER, H.: Verfahren für eine Frühdiagnose. In: früherziehung für hörgeschädigte kinder (SH 1), Kettwig 1968, 17-23.

KLINKE, R.: Hörentwicklung beim Kleinkind. In: Stiftung ... (Hrsg.): Aufgaben und Probleme ... Vaduz 1990, 73-81.

KLOSTER-JENSEN, M.: SNAsAm – Ein Modell zur artikulatorischen Beschreibung von Stellungs- und Übergangsphasen im Redeablauf. In: Hamburger Phonetische Beiträge, 25 (1978) 201-220.

KLUGE, G.: Die Bedeutung der Fähigkeit, Farben zu erkennen, zuzuordnen und zu benennen, für die audiologische Untersuchung von sprachentwicklungsrückständigen Kindern. In: Sonderpädagogik, 3 (1973) 24-29.

LANCIONI, G., and HOOGLAND, G.: Hearing assessment in young infants by means of a classical conditioning procedure. In: Internat. J. of Pediatric Otorhinolaryngology, 2 (1980) 193-200.

LANCIONI, G., et al.: Hearing assessment in developmentally impaired children: classical conditioning as a supplement to brainstem-evoked response audiometry. In: International Journal of Pediatric Otolaryngology, 10 (1985) 221-28.

LANGENBECK, B.: Lehrbuch der praktischen Audiometrie. Stuttgart 3/1963.

LEHNHARDT, E.: Praxis der Audiometrie. Stuttgart 6/1987.

LIBERMAN, A.: A motor theory of speech production. In: Proceedings of Speech Communication Seminar. Stockholm 1963.

LIDEN, G., and KANKKUNEN, A.: Visual reinforcement audiometry. In: Acta Oto-Laryngologica, 67 (1969) 281-292.

LIDEN, G., and KANKKUNEN, A.: Visual reinforcement audiometry on the management of young deaf children. In: Internat. Audiology, 8 (1969) 99-106.

LINDNER, G.: Grundlagen der pädagogischen Audiologie. Berlin-Ost 1966.

LINDNER, G., und BRANDT, H.: Sprachperzeption durch Absehen mit Tastunterstützung. In: Die Sonderschule, 14 (1969).

LING, D.: The hearing impaired preschooler: family responsibility. In: Hearing and Speech News, 39 (1971) 8-13.

LING, D., and A. LING: Aural habilitation. The foundations of verbal learning in hearing impaired children. Washington, D.C. 1978.

LLOYD, L., SPRADLIN, J., and REID, M.: An operant audiometry procedure for difficult-to-test patients. In: JSHD, 33 (1968) 236-245.

LÖWE, A.: Die Aussonderungsuntersuchung. In: Neue Blätter für Tbstbldg., 14 (1960) 329-337.

LÖWE, A.: Die Bestimmungsuntersuchung. In: ebenda, 15 (1961) 13-18.

LÖWE, A.: Hausspracherziehung für hörgeschädigte Kleinkinder. Berlin 1/1962, 2/1965. (auch in französischer Sprache)

LÖWE, A.: Sprachfördernde Spiele für hörgeschädigte Kleinkinder. Berlin 1/1964, 5/1981. (auch in portugiesischer Sprache)

LÖWE, A.: Hörprüfungen bei Contergankindern. In: hörgeschädigte kinder, 2 (1965) 80-83.

LÖWE, A.: Nur einmal wieder eine Nacht ungestört durchschlafen können ... In: mehrfachbehinderte hörgeschädigte kinder. Kettwig 1966, 39-41.

LÖWE, A.: Hörenlernen im Spiel. Berlin 1/1966, 5/1990. (auch in polnischer, portugiesischer und russischer Sprache)

LÖWE, A.: Hörmessungen bei Kleinkindern. In: Neue Blätter für Tbstbldg., 23 (1969) 297-300.

LÖWE, A.: Hörmessungen bei tauben Kindern und deren Ergebnisse. In: ebenda, 24, (1970) 36-38.

LÖWE, A.: Früherfassung, Früherkennung, Frühbetreuung hörgeschädigter Kinder. Berlin 1/1970, 3/1992. (auch in spanischer Sprache)

LÖWE, A.: Pädoaudiologische Probleme bei der Betreuung geistigbehinderter Kinder. In: HARTMANN, N. (Hrsg.): Beiträge zur Pädagogik der Mehrfachbehinderten. Neuburgweier 1972, 59-64.

LÖWE, A.: Hörschäden und ihre Therapie bei Kindern mit infantiler Cerebralparese. In: Vierteljahresschrift für Heilpädagogik, 41 (1972) 241-249.

LÖWE, A.: Kinderaudiometrie. Berlin 1974. (auch in spanischer Sprache)

LÖWE, A.: Die pädagogische Audiometrie – unentbehrlicher Bestandteil der sonderpädagogischen Diagnostik. In: Der Sprachheilpädagoge, 9 (1977) 45-53.

LÖWE, A.: Einseitige Hörschäden. Ihre pädagogischen Auswirkungen und Wege zu ihrer Behebung. In: hörgeschädigte kinder, 15 (1978) 9-12.

LÖWE, A.: Früherkennung von Hörschäden. In: HEESE, G. (Hrsg.): Frühförderung behinderter und von Behinderung bedrohter Kinder. Berlin 1978, 87-96.

LÖWE, A.: Pädoaudiologische Probleme bei der Untersuchung und pädagogischen Förderung taubblinder Kinder. In: Hörgeschädigtenpädagogik, 34 (1980) 256-268.

LÖWE, A.: Das Aufspüren hörauffälliger Säuglinge in der Praxis des Kinderarztes. In: der kinderarzt, 16 (1985) 394-402.

LÖWE, A.: 75.000 Manchester Hochton-Rasseln im Einsatz. In: der kinderarzt, 19 (1987) 839-840.

LÖWE, A.: Hörprüfungen in der kinderärztlichen Praxis. Heidelberg 1989.

LÖWE, A.: Hörerziehung für hörgeschädigte Kinder: Geschichte-Methoden-Möglichkeiten. Heidelberg 1991.

LÖWE, A.: Alarmierende Zunahme ototoxischer Hörschäden vor allem in Entwicklungsländern. In: Hörakustik, 28 (9/1993) 18-19.

LÖWE, A., und BILLICH, P.: Hörhilfen für hörgeschädigte Kinder. Berlin 1979.

LÖWE, A., und HELLER, K.: Heidelberger Hörprüf-Bild-Test (HHBT). Villingen-Schwenningen 1972.

LUTMAN, M., and MCCORMICK, B.: Converting free-field A-weighted sound levels to hearing levels. In: J. of the Assoc. of Teachers of the Deaf, 11 (1987) 127.

MALESSA, R.: Audiovisuelle Sprachaudiometrie mit dem Heidelberger CVC-Wortmaterial. Erziehungswissenschaftliche Arbeit, PH Heidelberg 1980.

MARQUARDT, E., et al.: Hörschäden, ihre Untersuchung und Therapie bei thalidomidgeschädigten Kindern. In: Bundesministerium für Gesundheitswesen (Hrsg.): Monographie über die Rehabilitation der Dysmelie-Kinder. Bad Godesberg 1965, 138-144.

MARTIN, A.: Causes of deafness in the child. In: BALLANTYNE, J., et al. (eds.): London 5/1993, 126-140.

MARTIN, A.: Does the child have a hearing loss?: Diagnosis. In: BALLANTYNE, J., et al. (eds.): Deafness. London 5/1993, 141-158.

MARTIN, U.: Bedingungen des auralen Spracherwerbs bei hörgeschädigten Kindern und Jugendlichen. Unveröffentlichtes Manuskript. Bremen 1993.

MASON, S., et al.: The auditory brainstem response (ABR). In: Archives of Disease in Childhood, 63 (1988) 465-467.

MATHIS, A.: Psychologisch-audiologische Probleme reintonaudiometrischer Messungen bei cerebralbewegungsgestörten Kindern. In: Menschenbild und Menschenführung. Freiburg/Schweiz 1967, 360-382.

MATHIS, A.: Subjektive und »objektive« audiometrische Verfahren in der Kinderaudiologie. In. Vierteljahresschrift für Heilpädagogik, 40 (1971) 294-307.

MATHIS, A.: Bedeutung der Früherkennung und Frühbehandlung des hörgestörten Kindes. In: Phonak Focus, Nr. 9, 1982.

McCORMICK, B.: The toy discrimination test: an aid for screening the hearing of children above the mental age of two years. In: Public Health, 91 (1977) 67-73.

McCORMICK, B.: Screening for hearing impairment in young children. London 1988.

McCORMICK, B. (ed.): Paediatric audiology, 0-5 years. London 1988.

MEIER, H.: Deutsche Sprachstatistik. Hildesheim 1967.

MENCHER, G. (ed.): Early identification of hearing loss. Basel 1976.

MENCHER, G., and GERBER, S.(eds.): Early management of hearing loss. New York 1981.

MICHELS, J.: Frühe Spracherziehung für hörgeschädigte und sprachentwicklungsgestörte Kinder. Berlin 1973.

MJOEN, S., et al.: Auditory brainstem response (ABR) in high-risk neonates. In: Acta Paediatr. Scand., 71 (1982) 71-715.

MONTADON, P., et al.: Auditory nerve and brainstem responses in the newborn and in preschool children. In: Acta Otolaryngol., 87 (1979) 279-286.

MURPHY, K.: Development of hearing in babies. In: Child and Family, 1 (1962).

NAMJILMAA, Y.: News from Mongolia. Ulaanbaatar Child-Surdo-Audiological Center. In: Hearing International, 2 (3/1993) 16.

NICHOLAS, M.: Deaf or language disordered ? Differential diagnosis through diagnostic teaching. In: Proceedings ICED Stockholm 1970, Vol. 1, 464-467.

NIEMEYER, W.: Kleines Praktikum der Audiometrie für medizinische Assistenzberufe. Stuttgart 2/1972, 3/1979.

NORTHERN, J., and DOWNS, M.: Hearing in children. Baltimore/London 3/1984.

OVERGAARD, J.: Identification of the young deaf child: types of tests used at Danish Hearing Centres. In: Perspectives Pédagogiques de l'Education précoce et préscolaire des enfants déficients auditifs. Paris 1967, 135-145.

PACHLER, M.: Semiobjektive und objektive Methoden der Frühdiagnostik hörgeschädigter Kinder. In: HELLBRÜGGE, Th. (Hrsg.): Klinische Sozialpädiatrie. Berlin 1981, 356-361.

PARVING, A.: Hearing disorders in childhood: some procedures for detection, identification and diagnostic evaluation. In: International Journal of Paediatric Otorhinolaryngology, 9 (1985) 31-57.

PECHLER, M.: Semiobjektive und objektive Methoden der Frühdiagnostik hörgeschädigter Kinder. In: HELLBRÜGGE, Th. (Hrsg.): Klinische Sozialpädiatrie. Berlin 1981, 356-361.

PRÖSCHEL, U.: Evoked otoacoustic emissions in children in relation to middle ear impedance. In: Folia Phoniatrica, 45 (1993) 288-294.

RADÜ, H., und KAUFFMANN, G.: Telefonhörtest für Kinder, Jugendliche, Erwachsene. Münster o.J.

REDEMANN, E., und GIEBEL, A.: Evozierte otoakustische Emissionen bei Früh- und Neugeborenen. In: Sozialpädiatrie, 12 (1990) 508-513.

RELKE, W., und FREY, H.: Höruntersuchungen bei Neugeborenen mittels Hörreflexprobe. In: Z.f. Laryngologie und Rhinologie, 45 (1966) 706-721.

RENNER, B., und GIEBEL, A.: Hörbehinderungen und Sprachentwicklungsstörungen. In: WEITZEL, H. (Hrsg.): Behinderungen im Kindesalter: Praxis der Vorsorge. Frankfurt/Main 2/1992, 228-239.

RISBERG, A., and MÁRTONY, J.: A method for the classification of audiograms. In: SCAPD, Washington 1972, 135-139.

ROESER, R., and DOWNS, M.: Auditory disorders in school children. Stuttgart/New York 1981.

ROSSI, P., and GUIDOTTI, E.: Problems asociated with the early diagnosis of deafness in newborn babies. In: MENCHER, G. (ed.): Early identification of hearing loss. Basel 1976, 90-101.

SCHÄMANN-GRIMM, M.: Persönliche Mitteilung an Frau Dr. Agnes HILDMANN;.

SCHAUSEIL-ZIPF, U., und von WEDEL, H.: Hörscreening mittels akustisch evozierter Hirnstammpotentiale bei Neugeborenen und Säuglingen. In: Klinische Pädiatrie, 20 (1988) 324-329.

SCHLUMPP, I.: Audiovisuelle Sprachaudiometrie mit dem Heidelberger CVC-Wortmaterial bei schwerhörigen Kindern. Erziehungswissenschaftliche Arbeit, PH Heidelberg 1980.

SCHMID-GIOVANNINI, S.: Sprich mit mir! Berlin 1976.

SCHMID-GIOVANNINI, S.: Eine ganzheitliche Lautsprachmethode. Heft 1; Heft 2; Heft 3. Zollikon 1985, 1986, 1987.

SCHORN, K.: Die Früherfassung der kindlichen Schwerhörigkeit. In: Deutsches Ärzteblatt, 90 (41/1993) 1818-1823.

SCHRÖDER, K., und RELKE, W.: Probleme der Kinderaudiometrie – dargestellt an der Methode des bedingten Orientierungsreflexes. In: Z. f. Laryngologie und Rhinologie, 41 (1962) 682-688.

SCHULMAN-GALAMBOS, C., and R. GALAMBOS: Brainstem evoked response audiometry in newborn hearing screening. In: Arch. Otol., 105 (1979) 86-90.

SCHULMAN-GALAMBOS, C., and R. GALAMBOS: Assessement of hearing. In: FIELD, T. (ed.): Infants born at risk. 1979, 91-120.

SCHÜRENBERG, B.: Diagnostik kindlicher Hörstörungen. In: KITTEL, G. (Hrsg.): Phoniatrie und Pädaudiologie. Köln 1989, 150-154.

SCHULZE, A.: Sprachanbildung und Hörsprecherziehung bei Geistigbehinderten. Bonn 1972.

SIMMONS, F.: Automated hearing screening test for neonates. In: MENCHER, G. (ed.): Early identification of hearing loss. Basel 1976, 171-180.

SIMMONS, F., and RUSS, F.: Automated newborn hearing screening, the crib-o-gram. In: Archives of Otolaryngology, 100 (1974) 1-7.

SPILLMANN, Th., und DILLIER, N.: Zuverlässigkeit der objektiven Hörschwellenmessung im Kindesalter. In: BIESALSKI, P. (Hrsg.): Pädaudiologie aktuell. Mainz 1984, 52-68.

STANGE, G. et al.: Pädaudiologische Untersuchungen beim Neugeborenen und Kleinkind. In: PLATH, P. (Hrsg.): Koordination und Rationalisierung bei der Früherkennung und Therapie von Hörstörungen bei Kindern in den ersten Lebensmonaten. Heidelberg 1984, 25-38.

STEIN, L., et al.: Follow-up of infants screened by auditory brainstem response in the neonatal intensive care unit. In: Pediatrics, 103 (1983) 447-453.

STEINBAUER, H.: Warum audiometrieren wir in unseren Schulen? In: NBfT., 12 (1958) 305-308.

STENSLAND-JUNKER, K.: Selective attention in infants and consecutive communicative behavior. Stockholm 1972.

STENSLAND-JUNKER, K.: Functional contact test for babies as screening method. In: International Symposium on Speech Communication Ability and Profound Deafness. Washington, D.C. 1972, 27-36.

STENSLAND-JUNKER, K.: BOEL. Eine Methode zur Früherkennung von Kommunikationsstörungen und ihre Bedeutung für Kleinkinder. In: Sozialpädiatrie, 8 (1986) 10-18.

STOCKARD, J., et al.: Prognostic value of brainstem auditory evoked potentials in neonates. In: Arch. Neurol., 40 (1983) 360-365.

STOCKARD, J., et al.: Auditory brainstem respone variability in infants. In: Ear Hear, 4 (1/1983) 11-23.

SUZUKI, T., and OGIBA, Y.: A technique of pure tone audiometry for children under 3 years of age: conditioned orientation reflex (COR) audiometry. In: Revue Laryng., 81 (1960) 33.

TAKAGI, J.: Screening test for hearing among infants less than one year of age by means of neometer. In: dsh-Abstracts, XII (1972) 1583.

TAYLOR, J.: Neurological mechanisms of hearing and speech in children. Manchester 1964.

TAYLOR, J.: Familial hearing loss. In: Research Report, Department of Audiology and Education of the Deaf, University of Manchester 1974, 3.

TAYLOR, J.: Medicine and education. In: Journal of the British Asociation of Teachers of the Deaf, 5 (1981) 134-143.

THORNTON, A., et al.: Automated neonatal hearing screening using the auditory brainstem response. Unpublished paper, Erlangen 1985.

TREMMEL, A.: Der Münchner Hörtest. In: BDT (Hrsg.): Arbeitstagung für Hörerziehung, Burg Feuerstein 1968/69, o.S.

TUCKER, I., and NOLAN, M.: Educational audiology. London 1984.

TWEEDIE, D.: Videoaudiometry: a possible procedure for »difficult-to-test« populations. In: Volta Review, 77 (1975) 129-134.

UDEN, A. van: Gehörlosen- und Schwerhörigenschule als besondere Schultypen. In: NBfT, 14 (1960) 161-173.

UDEN, A. van: Die reine Lautsprachmethode im Lichte neuer Erkenntnisse. In: schulbildung für gehörlose kinder (SH3), Kettwig 1969, 4-12.

UDEN, A. van: Das gehörlose Kind: Fragen seiner Entwicklung und Förderung. Heidelberg 1980.

UPFOLD, L.: Children with hearing aids in the 1980s: etiologies and severety of impairment. In: Ear and Hearing, 9 (1988) 75-80.

UTTENWEILER, V.: Hörprüfungen bei Neugeborenen über Knochenleitung. In: Stimme-Sprache-Gehör, 5 (1981) 86-87.

UTTENWEILER, V.: Derzeitiger Stand der Neugeborenendiagnostik. In: BIESALSKI, P. (Hrsg.): Pädaudiologie aktuell. Mainz 1984, 78-88.

VEIT, P.: Contribution à une méthodologie du dépistage précoce. In: LAFON, J. (ed.): La surdité du premier age. Besancon 1969, 182-194.

VOORHOEVE, H.: Screening auf Gehörfunktionsstörungen bei Säuglingen. In: der kinderarzt, 17 (1986) 565-569.

WEDENBERG, E.: Auditory training of severely hard of hearing pre-school children. Stockholm 1954.

WEDENBERG, E.: Auditory test on new-born infants. In: Acta Oto-Laryngologica, 46 (1956) 446-461.

WESTON, P., and J. MANSON: Auditory brainstem evoked response as a hearing test in infants and children: a follow-up study. In: Aust. Paediatr. J., 21 (1985) 85-89.

WILDER, J.: Modern psychophysiology and the Law of Initial Value. In: Am. J. Psychotherapy, 12 (1958) 199-221.

WILSON, W., and THOMPSON, G.: Behavioral audiometry. In: JERGER, J. (ed.): Pediatric Audiology. San Diego 1984, 1-44.

ZOROWKA, P.: Untersuchungen zur klinischen Anwendung transitorisch evozierter otoakustischer Emissionen in der Pädaudiologie. Habilitationsschrift, Fachbereich Medizin, Universität Mainz, 1993.

ZWICKER, E., and K. SCHORN: Delayed evoked otoacoustic emissions – an ideal screening test for excluding hearing impairment in infants. In: Audiology, 29 (1990) 241-251.

15. Personenregister

FSC
www.fsc.org
MIX
Papier | Fördert
gute Waldnutzung
FSC® C083411

Kolibri 360 GmbH
Ferdinand-Jühlke-Straße 7
99095 Erfurt, Deutschland
produktsicherheit@kolibri360.de

Druck:
CPI Druckdienstleistungen GmbH
im Auftrag der
Kolibri 360 GmbH
Ferdinand-Jühlke-Str. 7
99095 Erfurt